診断力のつく
セファログラム読みとりのテクニック

市川 和博 監修
村松 裕之 著

クインテッセンス出版株式会社　2010

QUINTESSENCE PUBLISHING

Berlin | Chicago | Tokyo
Barcelona | London | Milan | Paris | Prague | Seoul | Warsaw
Beijing | Istanbul | Sao Paulo | Zagreb

監修のことば

　矯正歯科界の先人たちは一枚のエックス線フィルムから，果汁を絞り出すように多くの情報を抽出し，臨床の世界に恩恵を残していってくれた．

　1986年，わが国の宮下邦彦先生は膨大な数の私蔵のドライスカルを駆使して『カラーアトラス　X線解剖学とセファロ分析法』（クインテッセンス出版）を著し，たくさんの分析法の論拠を解剖学的見地から紐解いてくれた．世界中の大学歯学部・歯科大学　矯正科の医局に必ず置かれている珠玉の書である．

　そして本書は，フレッシュマンたちを数字と幾何学の無機質な世界から，臨床のダイナミズムにあふれた世界に導いてくれるものとなるに違いない．

　また矯正歯科に専門に従事することを目指す者にとっては，読解力・診断力を再確認するための手引きともなるであろう．

　たくさんの分析法のなかから症例の特徴に応じて適宜選択し，治療評価の解説へと至る記述は，著者の密度の高い，かつ多種多様な臨床経験と，弛むことのない研鑽によるものと言っても過言ではない．ともすれば，ひとつのセオリーでシステム化した臨床に安住してしまうのが，日常の臨床の慣れである．彼の先人の足跡に真摯に向き合う姿勢には心から敬意を表したい．

　30年に亘りパートナーとして共に診療に従事し，また地域医療に邁進する傍ら，これから続く者たちの水先案内をこのような形で務めてくれたことに，上司である前に一臨床医として深く感謝する．

2010年4月

市川　和博

はじめに

　側面頭部エックス線規格写真(lateral cephalometric radiograph)，通称セファロは矯正歯科治療を志す者にとって，ワイヤーベンディング技術とともに，その読影・トレーシングならびに分析技術は"なくてはならないもの"とされている．歯科矯正治療にかかわる技術は多岐にわたり，昨今 CT，MRI などの高度な画像診断機器も導入されているが，それでもなお臨床現場での有用性において揺るぎないポジションを維持している．それは側面頭部エックス線規格写真が成長発育の把握，不正咬合診断，治療方針の立案，治療結果の評価，予後の判定などの際に，ほぼ100％の登場場面を有しているからではないだろうか．

　一方で，「セファロは数値でなく，パターンで理解せよ」と言われたり，ベテランの歯科医師には「フィルムを見ればわかる！　いちいちトレースしたり数字を見たりしないよ．」と切り捨てられたりすることもある．この両者は一見矛盾するようであるが，いずれも"真"である．つまり，前者は研究レベルでの利用や症例の厳密な評価・比較などに必要なツールとなり，後者は治療に際してのひらめきやヒントを導くアイコンとなるからである．

　本書は，この２つの立場をつなぐ臨床の手引きとなることを目指して著した．側面頭部エックス線規格写真と頭蓋骨との解剖学的対応や，分析法の詳細を記した著書や，歯科矯正学全般のなかで側面頭部エックス線規格写真を扱っている書籍は多々あるが，本書は側面頭部エックス線規格写真の分析，診断，治療方針の立案，治療結果の評価について，より臨床に近づいた立場から書き下ろした．

　側面頭部エックス線規格写真分析法は，考え方や目的の違いにより，それぞれに特徴のあるものが多々あるが，共通の計測項目，名称は異なるが共通である計測項目，名称も計測部位も違うが意味するところは同一の計測項目などをそれぞれに含んでおり，混乱することもある．また，それぞれの分析法で参照される平均値，偏差値は研究対象集団の違いから，同じ計測項目でも一標準偏差(1 S.D.)のなかに収まったり，外れたりすることなども混乱に拍車をかける．しかしながら，日常臨床の場では基本項目を押さえ，また標準偏差からのズレも，大局的に判断すれば一喜一憂することはない．

　そこで本書では，基本となる計測点，基準平面を分析法によらず一括して掲載し，分析法の紹介および症例の記述にあたっては６つの分析法別に説明，解釈した．１つの分析法に固執せず，それぞれの計測項目のもつ意味を相対的に理解し，多角的に見る目を身につけることで，個々の症例に応じた分析法の選択能力と，診断や治療方針の立案能力が向上すると確信している．頭部エックス線規格写真には，より詳細な分析や舌・気道・頚椎などの分析もあるが，まずは前者が育たなければ後者の情報を生かすことができない．

　また，日本矯正歯科学会の認定医や臨床指導医を取得する際に提出する症例記録簿においては，側面頭部エックス線規格写真が占めるウエートが非常に高い．問題点・診断・治療方針・治療結果・予後の記載とトレース・重ね合わせ図・模型・写真との整合性が厳しく問われるので，それらにも十分応用できるよう配慮してある．側面頭部エックス線規格写真を深く理解し，新たな知見を得るくらいまで活用の幅を広げられれば，術者・患者双方にとって福音となろう．

2010年 春

村松 裕之

CONTENTS

第1章　側面頭部エックス線規格写真分析法

1 側面頭部エックス線規格写真のトレースと分析　10

- ●側面頭部エックス線規格写真を読む・トレースする・分析する　10
- ●計測点・基準平面，計測項目を知る　12
  - 1-1　計測点・基準平面　12
- ●いろいろな分析法と計測項目を知る　14
  - 1-2　ダウンズ(Downs')分析　14
  - 1-3　ツイード(Tweed)分析　15
  - 1-4　スタイナー(Steiner)分析　17
  - 1-5　リケッツ(Ricketts)分析　18
  - 1-6　プロポーション分析　20

2 パターンで理解するとは？　20

- 2-1　ウィッツ分析による側面頭部エックス線規格写真分析における上顎歯槽基底と下顎歯槽基底の相対的位置関係の把握　20
- 2-2　マクナマラ分析　23

3 側面頭部エックス線規格写真分析と咬合および治療目標　26

- ●側面頭部エックス線規格写真分析と咬合　26
- ●側面頭部エックス線規格写真分析の平均値と治療目標　26

第2章　側面頭部エックス線規格写真による比較検討

1 正常像の把握，症例との比較　28

- ●正常像の把握　28
  - 1-1　正常像とトレース　28

- ●側面頭部エックス線規格写真分析の平均値と標準偏差　32
  - 1-2　平均値と計測値との数値的比較　32
- ●症例と平均値との比較　32

2 トレースの重ね合わせ　33

- ●重ね合わせの原則　33
  - 2-1　成長発育・治療による変化と側面頭部エックス線規格写真　33
- ●重ね合わせの平面と基準点／見るべき要点と留意すべきポイント　34
  - 2-2　側面頭部エックス線規格写真トレースの重ね合わせの実際　38

3 成長予測と側面頭部エックス線規格写真　40

第3章　診断・治療方針をどのように導くか

1 アーチレングスディスクレパンシーと側面頭部エックス線規格写真との関連および治療目標との結びつき　42

- ●アーチレングスディスクレパンシー　42
- ●現実的な目標値を求めるために：スタイナー分析の活用　44

2 歯列の条件による目標値の変更　46

- ●大臼歯関係がⅠ級でないときの条件設定の変更　46
- ●個々の歯の要件による条件設定の変更　47

3 側面頭部エックス線規格写真分析における骨格性の問題をどう変えていくか　47

- ●骨格系が平均値（±1S.D.）と異なるとき　47
- ●平均値の方向に導くことが不可能かつ外科矯正治療ができないケース　48

4 その他の条件　48

第4章　典型的な不正咬合症例をとおして学ぶ
　　―臨床においてよく見る症例の診断，治療目標の設定，治療評価について―

1 アングルⅠ級不正咬合　50

　●成人症例（症例1）　50

2 アングルⅡ級不正咬合　57

　●成人期の治療（症例2）　57
　●ヘルマン分類ⅢA期の早期治療（症例3）　66
　●ヘルマン分類ⅢB〜ⅢC期の治療（症例4）　74
　●ヘルマン分類ⅣA期の治療（症例5）　85

3 アングルⅢ級不正咬合

　●早期診断（症例6）　93
　●成長終了後の症例（外科併用矯正治療とのボーダーライン症例）（症例7）　104

4 開咬や過蓋咬合など上下顎の垂直的な問題に対する診断　113

　●開咬症例（症例8）　113
　●開咬症例：垂直的顎関係を評価するには（参考症例1，2）　120

参考文献　126

第1章

側面頭部エックス線規格写真分析法

1 側面頭部エックス線規格写真のトレースと分析
　●側面頭部エックス線規格写真を読む・トレースする・分析する　10
　●計測点・基準平面，計測項目を知る　12
　●いろいろな分析法と計測項目を知る　14

2 パターンで理解するとは？　20

3 側面頭部エックス線規格写真の分析と咬合および治療目標
　●側面頭部エックス線規格写真分析と咬合　26
　●側面頭部エックス線規格写真分析の平均値と治療目標　26

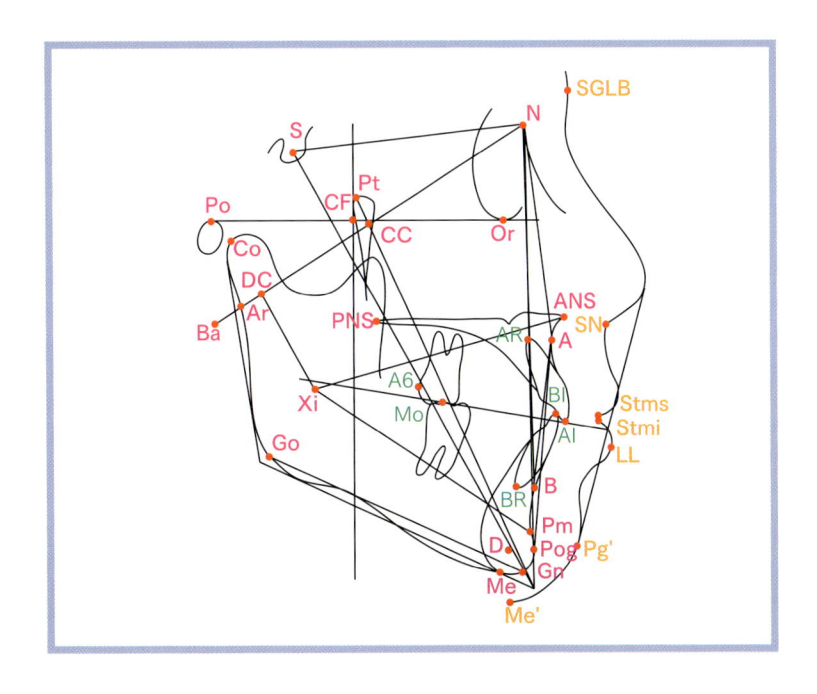

1 側面頭部エックス線規格写真のトレースと分析

●側面頭部エックス線規格写真を読む・トレースする・分析する

> **分析のまえに**
> ❶質の良い側面頭部エックス線規格写真を準備する
> →現像処理・フィルム管理等，日常のメインテナンスをきちんと手がける．
> ❷エックス線システムで撮影した最高のサンプル画像を参考に，エックス線機器の照射条件などのセッティング．パソコン上での画像処理パラメータセッティングなどを決める．
> ❸デジタルエックス線では規格写真の"規格に則した"画像をプリントする．
> ❹質の良い側面頭部エックス線規格写真が得られたら，それを眺め，トレース・分析する．
> →フィルム画像またはプリント画像をトレーシングペーパー上に3Hの鉛筆でトレース（分析法に合致したトレース）ができるように訓練しておく．

フィルム画像をトレーシングペーパー上に鉛筆で正確にトレースできることが基本中の基本

トレース・分析は，デジタル化された画像では分析ソフトによって自動的に計測点が入力されたり，パソコンのディスプレイ上で計測点を入力できたりする場合もある．しかし側面頭部エックス線規格写真は**経年的に変化を比較できることが大きな特徴**であり（後述），計測点の自動入力やディスプレイ上での入力ではその特徴を生かしきれないことがある．

治療前と治療後の比較など，機械任せにしたとしか思えないデータが発表されていることがある．これでは治療による数値・トレース変化と解釈のつじつまが合わず，審査等の場では失点となってしまう．

トレースは分析法と不可分
→分析法に合致したトレースを行う必要がある

側面頭部エックス線規格写真分析法は考え方や目的の違いにより何種類もあって，それぞれに特徴がある．トレースする部位は分析法によって異なり，場合によっては同じ名称のポイントでも異なる場所をトレースする必要がある．所属している大学やスタディグループ，友人らと同様の分析法を用いると，

表1-1 頭部エックス線規格写真の代表的計測項目の分析結果．日本矯正歯科学会 専門医申請に用いる課題症例記録簿の一部．

		第1期治療開始時または本格治療 ○○歳○○か月	第2期治療開始時 ○○歳○○か月	動的治療終了時 ○○歳○○か月	保定中または保定後 ○○歳○○か月
骨格系	SNA				
	SNB				
	ANB				
	Facial angle				
	Y-axis				
	FMA				
	SN-MP				
	Gonial angle				
	NB to Pog(mm)				
歯系	Occ. Plane to SN				
	Occ. plane to AB plane				
	U1 to SN				
	IMPA(L1 to MP)				
	FMIA				
	Interincisal angle				
	U1 to A-Pog(mm)				
	L1 to A-Pog(mm)				
軟組織	Upper Lip to E-line (mm)				
	Lower Lip to E-line (mm)				
模型	Overjet				
	Overbite				

他の計測項目は空欄にご記入ください．

表1-2　年代別，治療ステージ別の「側面頭部エックス線規格写真分析の使用頻度」と「分析法の使用頻度」．

	1-5	6-10	11-15	16-20	21-25	26+
Pretreatment	69.7%	68.8%	74.4%	75.9%	78.5%	75.9%
Progress	6.7	9.3	11.0	12.0	10.3	14.0
Post-treatment	31.5	31.4	28.0	25.0	26.2	30.1
Alabama	0.0	1.2	1.2	0.0	0.0	0.0
Alexander	3.4	1.2	3.7	1.9	0.9	2.4
Burstone	3.4	0.0	1.2	0.9	1.9	1.4
Downs	5.6	15.1	9.8	12.0	12.1	11.2
Eastman	1.1	0.0	0.0	1.9	0.0	0.0
Holdaway	1.1	4.7	2.4	4.6	5.6	5.9
Jarabak	4.5	1.2	1.2	1.9	12.1	4.9
McNamara	6.7	11.6	9.8	12.0	9.3	10.5
Northwestern	0.0	1.2	0.0	0.9	0.9	1.7
Ricketts	9.0	17.4	18.3	17.6	22.4	26.9
Sassouni	0.0	5.8	4.9	3.7	4.7	3.8
Steiner	23.6	37.2	35.4	38.9	35.5	32.2
Tweed	10.1	22.1	17.1	16.7	16.8	18.2
Viazis	0.0	1.2	1.2	0.0	0.9	0.3
Wits	20.2	26.7	14.6	23.1	23.4	18.2
"Eyeball"	21.3	19.8	24.4	13.9	15.9	15.7
Ownanalysis	31.5	26.7	14.6	29.6	19.6	21.0
Manualtracing	20.2	16.3	19.5	27.8	30.8	37.8
Computerized tracing	50.6	41.9	45.1	49.1	47.7	31.1
Computerimaging and analysis	21.3	22.1	34.1	23.1	21.5	16.1
Templates	0.0	3.5	1.2	3.7	0.9	2.4
VTO	2.2	0.0	3.7	1.9	6.5	4.9

Routine Use of Cephalometric Analyses by Years in Practice[3]（P.701，Table 23を改変）

アドヴァイスが得られたり，意見交換や比較もしやすい．また日本矯正歯科学会の認定医，専門医資格審査に必要な課題症例記録簿に記載すべき計測部位も習得の1つの目安となる（表1-1）．これらは世界的に見ても比較的普遍性の高い計測部位であり，**ダウンズ（Downs）分析**[1]ないしは**ノースウェスターン（Northwestern）分析（＝グレーバー分析）**[2]，**スタイナー（Steiner）分析**と呼ばれる分析法にその多くが包含されている．

また'Journal of Clinical Orthodontics'誌が2008年6月に行った全米を対象とした郵送による調査（10,523通送付のうち，有効回答とされた808通の分析）のなかに，臨床医が使用する分析法の頻度に関する調査が掲載されている[3]（表1-2）．これによれば**スタイナー（Steiner）分析，リケッツ（Ricketts）分析，ツイード（Tweed）分析，ウィッツ（Wits）分析などの使用頻度が高い**ことが伺える．

（本書で用いる平均値や標準偏差などの数値は極力，日本人を対象とした研究資料により得られたものを採用したが，一部にやむなく白人を対象とした基準値も含む．）

最近の側面頭部エックス線規格写真

　最近は側面頭部エックス線規格写真も，デジタル化されパソコンのディスプレイ上で読影するタイプが増えている．管理面，環境面では，省スペースであることや薬品の排泄がないなどの利点があるが，データのバックアップ，画像の印刷などの作業が必要となる．

　デジタルエックス線写真は普及が進んできたとはいえ，それぞれの機器，パソコンの条件などが千差万別で，セッティングには熟考を要する．デジタルであれば，すぐにすばらしい画像が得られるように誤解されがちだが，実際には試行錯誤を要する．暗かったり，ハレーションを起こしていたり，コントラストが不良だったりして，質の良い画像がすぐに得られるものではない．

　そのため導入にあたっては，そのエックス線システムで撮影した最高のサンプル画像を参考にしながら，
①エックス線機器の照射条件などのセッティング
②パソコン上での画像処理パラメータセッティング
③側面頭部エックス線規格写真の"規格に則した"画像の印刷，さらに印刷と同サイズのデータ出力をできるようにすること（これはエックス線機器を設計するエンジニアの方々にもお願いしたい）

など，一連の作業をエックス線機器メーカー，納入業者，医院担当者らがスクラムを組んで取り組まなければ，後に禍根を残すことになる．**デジタルであれば，後からいくらでも修正できるなどと，けっして考えないでほしい．**

第1章　側面頭部エックス線規格写真分析法

●計測点・基準平面，計測項目を知る

1-1　計測点・基準平面

> 計測点・基準平面は分析法の提唱者によって定義が微妙に異なる[4]．

たとえば Gnathion のように
- **下顎骨上の点を取る場合** と
- **facial plane と mandibular plane の交点のような作図上の点を取る場合**とがある．

（本書では，細かな差異にはあまりこだわるべきではないと考え，一般的に理解されている範囲で述べることとし，必要な場合は分けて解説する．）

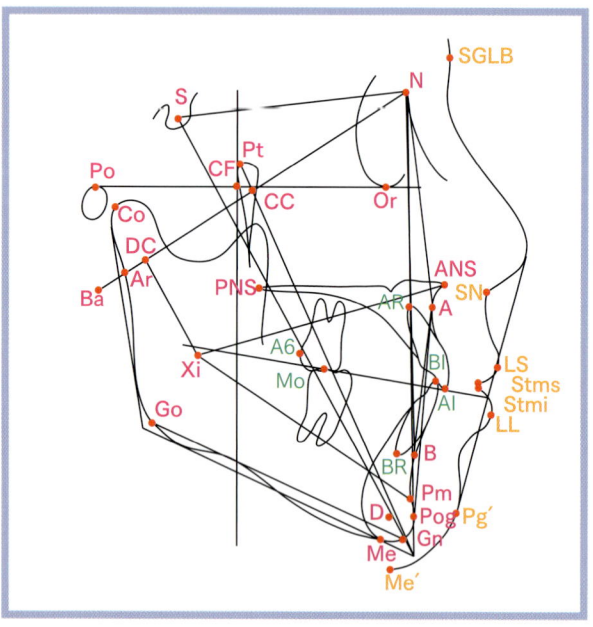

図1-1　側面頭部エックス線規格写真で使用する代表的な計測点．

骨組織上の計測点（作図により得られた点も含む）

N（Nasion）：前頭鼻骨縫合の最前点
S（Sella turcica）：トルコ鞍の中心点
Or（orbitale）：左右側眼窩下縁の最下点の平均化した点
Po（Porion）：外耳道の頂点
Point A：Prosthion（上顎中切歯間歯槽突起最先端点）とANS（前鼻棘）との間の正中矢状面における最深点．上顎歯槽基底の前方限界点
Point B：Infradentale（下顎中切歯間歯槽突起最先端点）とPogonion との間における正中矢状面における最深点．下顎歯槽基底の前方限界点
ANS（Anterior nasal spine）：前鼻棘の尖端
PNS（Posterior nasal spine）：後鼻棘の尖端
Pm（Protuberance menti）：Symphysis の前方境界においてPoint B と Pogonion の間の凸状から凹状に変化する点
Pog（Pogonion）：オトガイ隆起の最前方点
Gn（Gnathion）：Facial plane と Mandibular plane とのなす角の二等分線がオトガイと接する点（特にこれを anatomical Gnathion と呼ぶことがある）．Mandibular plane と Facial plane の交点を取ることもある（例：Facial axis の定義ではこちらの点を取る）
Me（Menton）：Symphysis 正中矢状面の最下方に位置する点
D（Point D）：Symphysis の中心点
Go（Gonion）：下顎下縁平面と下顎枝後縁平面のなす角の二等分線が下顎角部と交わる点
Pt（Pterygoid point）：翼口蓋窩後壁と正円孔下縁との交点．正円孔が不明な場合，翼口蓋窩を時計に見立てて11時の位置に設定する
CC（Center of cranium）：Ba-N line と Facial axis の交点
CF（Center of face）：FH plane と PTV の交点
Ba（Basion）：大後頭孔前縁上で正中矢状面での最下方点
Xi：下顎枝の幾何学的中心[*1]

[*1]：Xi ポイントの設定法（図1-6（P.18）参照）：
① 筋突起前縁最後方点 R1 を取り，F-H plane に平行な線を引く．
② 下顎切痕の最下点 R3 を取り，PTV に平行な線を引く．
③ 描いた2本の直線と下顎枝後縁ならびに下顎下縁との交点をそれぞれ R2, R4 とする．
④ PTV に平行で R1, R2 を通る2本の直線と，F-H plane に平行で R3, R4 を通る2本の直線で長方形が作られ，その対角線の交点が Xi となる．

DC：Ba-N plane が関節突起と交わる部分の線分を二等分する点
Ar(Articulare)：関節突起後縁と Ba-N plane との交点（関節突起後縁と頭蓋底との交点という取り方もあるが，本書では上記で統一）
Co(Condylion)：左右下顎頭の平均像の最後上方の点

歯上の計測点

A6：上顎第一大臼歯冠最遠心点
AI：もっとも突出した上顎中切歯の切端
AR：もっとも突出した上顎中切歯の根尖
BI：もっとも突出した下顎中切歯の切端
BR：もっとも突出した下顎中切歯の根尖
Mo：上下第一大臼歯咬合面の重なりの中点

軟組織上の計測点

SGLB(Soft tissue glabella)：上眼窩縁の高さで前頭の正中矢状面の最前方点
SN(Subnasale)：正中矢状面で鼻の下縁と上唇の起始点とが交わる点
LS(Labial Superius)：上唇の最前方点
Stms(Stomion superior)：上唇の最下方に位置する点
Stmi(Stomion inferior)：下唇の最上方に位置する点
LL(Lower lip)：下唇の最前方点
Pg´(Soft tissue Pogonion)：正中矢状面で軟組織オトガイの最突出点
Me´(Soft tissue Menton)：軟組織オトガイの最下方点

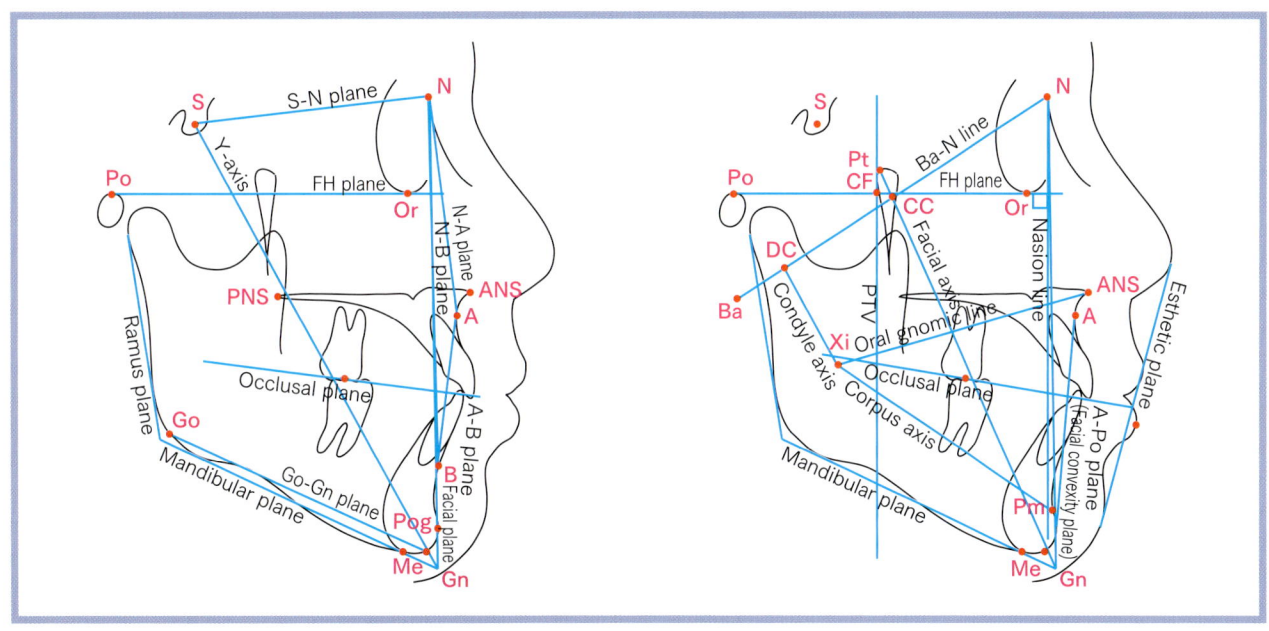

図1-2 A, B　側面頭部エックス線規格写真分析で設定する代表的な基準平面．

基準平面

S-N plane：Sella turcica と N とを結んだ平面
FH plane(Frankfort horizontal plane)：左右の Porion と左側 Orbitale とを結ぶ水平面
N-A plane：N と Point A とを結んだ平面
N-B plane：N と Point B とを結んだ平面
Go-Gn plane：Gnathion と Gonion とを結んだ平面．通常の Mandibular plane と異なりスタイナー分析やノースウェスタン分析独自の設定である．
Y-axis：Sella turcica と Gnathion とを結んだ平面
Mandibular plane：下顎結合部(symphysis)の側面像と下顎角部とに接する平面
Ramus plane：Articulare と下顎枝後縁の接線
Facial plane：Nasion と Pogonion とを結んだ平面
A-B plane：Point A と Point B とを結んだ平面
Occlusal plane：Mo と AI,BI の中点とを結んだ線
※：上下切歯に過度な垂直的位置異常がある場合には，ダウンズ分析[1]でも，つぎに提示する functional occlusal plane を利用するとしている

Functional occlusal plane：Mo と小臼歯咬頭頂中点を結んだ平面．Ricketts 分析や中切歯の萌出が完了していない場合などに用いる
Nasion line：N を通り FH plane に垂直な線
Facial axis：Pt と Gnathion とを結んだ平面
Esthetic plane：鼻尖と soft tissue Pogonion とを結んだ平面
A-Po plane(ダウンズ分析においては Facial convexity plane と呼ぶ)：Point A と Pogonion とを結んだ平面
N-D plane：N と D とを結んだ平面(図1-2中からは省いてある)
PTV(Pterygoid Root Vertical)：翼口蓋窩後縁の接線で FH plane に垂直な平面
Ba-N plane：Basion と Nasion とを結んだ平面
Corpus axis：Xi と Pm とを結んだ平面
Oral gnomic line：Xi と ANS を結んだ平面
Condyle axis：Xi と DC とを結んだ平面

第1章　側面頭部エックス線規格写真分析法

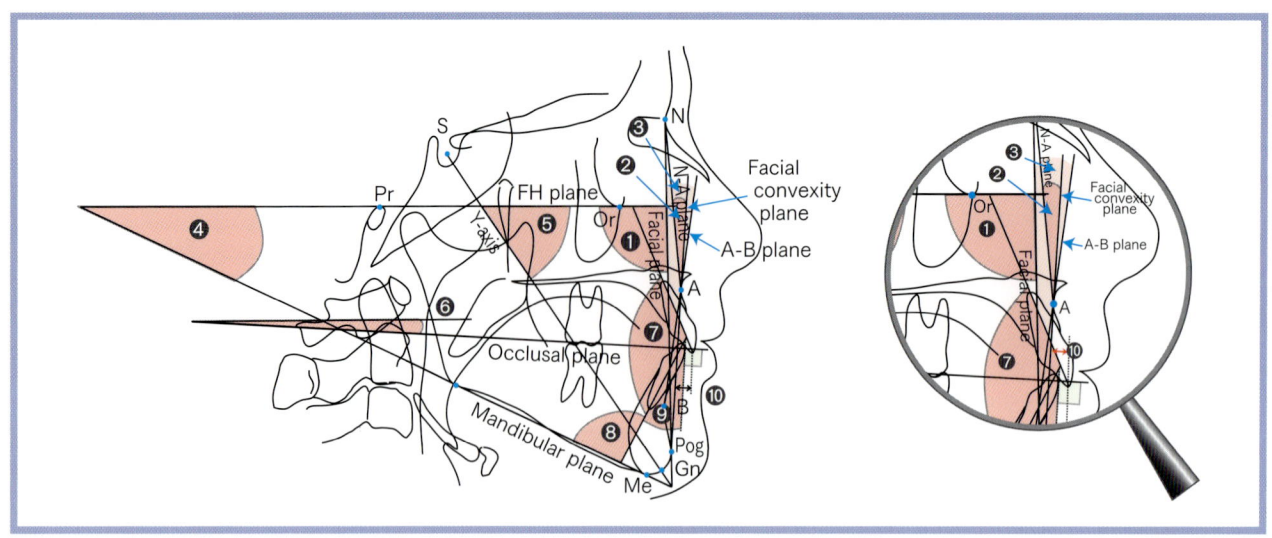

図1-3　ダウンズ分析.

表1-3　ダウンズ分析の計測項目と，日本人における平均値と標準偏差.

骨格系計測項目	性別	男子	女子
❶ Facial angle	平均値	85.07	84.83
	S.D.	5.67	3.05
❷ Angle of convexity	平均値	5.60	7.58
	S.D.	4.33	4.95
❸ A-B plane to facial plane	平均値	−5.10	−4.81
	S.D.	3.28	3.50
❹ Mandibular plane angle	平均値	26.25	28.81
	S.D.	6.34	5.23
❺ Y-axis to frackfort plane	平均値	65.71	65.38
	S.D.	3.27	5.63
歯系計測項目			
❻ Cant of occlusal plane	平均値	9.52	11.42
	S.D.	4.01	3.64
❼ Interincisal angle	平均値	129.66	124.09
	S.D.	8.99	7.63
❽ Lower 1 to mandibular plane angle	平均値	4.67	6.33
	S.D.	7.21	5.78
❾ Lower 1 to occlusal plane angle	平均値	21.69	23.84
	S.D.	6.03	5.28
❿ Distance upper 1 to facial convexity plane A-P（mm）	平均値	7.86	8.92
	S.D.	2.31	1.88

日本人男子50名（平均年齢23歳7か月），女子50名（平均年齢19歳7か月）

●いろいろな分析法と計測項目を知る

1-2　ダウンズ（Downs'）分析

　Downsは下顎が"突出も後退もしていない"と思われる，臨床的に正常咬合とみなされた12～17歳の白人男女各10人ずつの側面頭部エックス線規格写真を分析し，平均値，標準偏差を算出した[1]（図1-3）．本書では飯塚らの咬合の正常な日本人男子50名（平均年齢23歳7か月），女子50名（平均年齢19歳7か月）を対象とした研究からの数値を参照した[5]（表1-3）．

骨格系計測

❶**Facial angle**：FH plane と Facial plane のなす角度．
オトガイの突出度を表す

❷**Angle of convexity**：N-A plane と Facial convexity plane のなす角度．
上顎の突出度を表す

❸**A-B plane to facial plane**：A-B plane と Facial plane のなす角度．上下顎歯槽部のそれぞれの関係を表す．Facial plane より Point A が前方にある平均的な場合がマイナス符号であることに注意

❹**Mandibular plane angle**：FH plane と Mandibular plane のなす角度．

❺**Y-Axis**：Y-axis と FH plane のなす角度．
脳頭蓋に対する顔面の成長発育の方向を示す

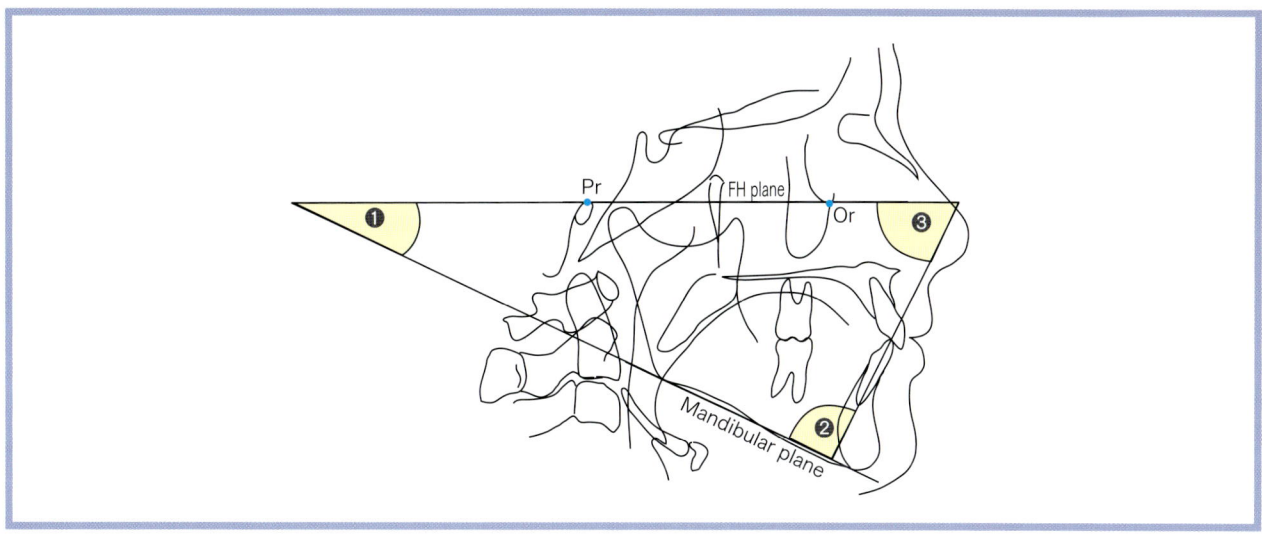

1 側面頭部エックス線規格写真のトレースと分析

図1-4 ツイード分析.

表1-4-1 ツイード分析の計測項目と，日本人における平均値と標準偏差.

計測項目		
❶ FMA	平均値	27.28
	S.D.	3.13
❷ IMPA	平均値	95.50
	S.D.	3.06
❸ FMIA	平均値	57.22
	S.D.	3.90

良好な調和のとれた顔貌をもつ日本人正常咬合者
(20名：男子14名，女子6名)

表1-4-2 TweedによるFMAの範囲からみた各計測値の目標範囲.

	by Tweed		by 岩澤（日本人）	
FMAのレンジ	FMIAの目標	IMPAの目標	FMIAの目標	IMPAの目標
≦20°	68−80°	94°≧		98°≧
20−30	72−65°		57°	
30≦	65°		55−58°	

歯系計測

❻ Cant of occlusal plane：Occlusal planeとFH planeのなす角度（P.13基準平面の項の ※注を参照）
❼ Interincisal angle：上下顎中切歯のなす角度
❽ Lower 1 to mandibular plane angle：下顎中切歯歯軸とMandibular planeのなす角度（後上方を計測し90°を引いた数値で示す．プラスは90°より唇側傾斜していることを示す．）

❾ Lower 1 to occlusal plane angle：Occlusal planeと下顎中切歯歯軸のなす角度（下前方を計測し90°を引いた数値で示す．プラスは唇側傾斜方向に振れていることを示す．）
❿ Distance upper 1 to facial convexity plane A-P：上顎中切歯切縁からPoint AとPogonionを結んだ線までの距離

1-3 ツイード(Tweed)分析（図1-4，表1-4-1）

Tweedは，非抜歯矯正治療を行った患者が20%しか成功していなかったので，第一小臼歯抜歯により再治療を行ったと述べている．また不正咬合がなく審美的に良好な顔貌を示す100症例を選択して"ツイードの三角"（Tweed Triangle）の平均値を3群に分けて算出した（表1-4-2）．そして，最終的に75〜80%が抜歯による矯正治療になったと報告した[6]．TweedはFMA 25°，IMPA 90°，FMIA 65°を正常像と描いていた[7]が，基準に従って治療された症例でも長期的研究により下顎前歯の叢生の再発が報告されている[8]．

本書ではIwasawaら[9]による良好な調和のとれた顔貌をもつ19〜24歳の日本人正常咬合者20名（男子14名，女子6名）を対象とした研究からの数値を参照する．

ツイードの三角
FMA：Mandibular planeとFH planeのなす角度
IMPA：下顎切歯歯軸とMandibular planeのなす角度
FMIA：下顎切歯歯軸とFH planeのなす角度

第1章 側面頭部エックス線規格写真分析法

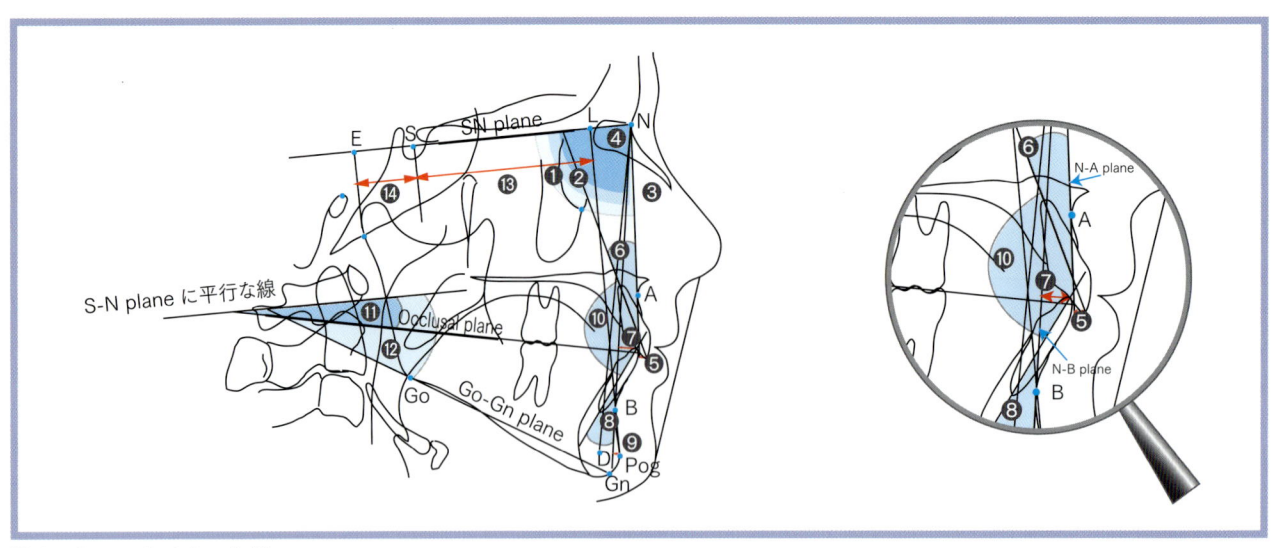

図1-5 スタイナー分析.

表1-5 スタイナー分析の計測項目と，日本人における平均値と標準偏差.

計測項目	年齢	10歳9か月*		成人**	
	性別	男子	女子		
❶ SNA	平均値	81.0	81.5	平均値	81.5
	S.D.	3.1	3.4	S.D.	3.5
❷ SNB	平均値	76.2	77.2	平均値	77.6
	S.D.	3.1	3.0	S.D.	3.7
❸ ANB	平均値	4.9	4.1	平均値	3.7
	S.D.	1.7	1.8	S.D.	1.9
❹ SND	平均値	72.8	73.9	平均値	75.3
	S.D.	3.2	3.1	S.D.	3.7
❺ Upper 1 to NA(mm)	平均値	5.5	6.2	平均値	5.4
	S.D.	1.7	1.9	S.D.	2.2
❻ Upper 1 to NA	平均値	23.5	24.7	平均値	22.1
	S.D.	4.7	5.2	S.D.	7.0
❼ Lower 1 to NB(mm)	平均値	7.8	7.8	平均値	7.4
	S.D.	1.7	2.4	S.D.	2.4
❽ Lower 1 to NB	平均値	31.5	31.0	平均値	29.5
	S.D.	4.5	6.6	S.D.	5.5
❾ Pog to NB(mm)	平均値	0.44	0.43	平均値	1.9
	S.D.	1.4	1.2	S.D.	1.5
❿ Interincisal angle	平均値	120.3	120.3	平均値	124.7
	S.D.	5.8	10.2	S.D.	8.8
⓫ Occlusal plane to SN	平均値	21.0	19.2	平均値	15.1
	S.D.	3.8	3.7	S.D.	4.8
⓬ Go-Gn to SN	平均値	36.4	36.1	平均値	30.4
	S.D.	4.3	4.6	S.D.	6.3
⓭ SL(mm)	平均値	40.1	41.9	平均値	46.4
	S.D.	5.5	6.2	S.D.	8.2
⓮ SE(mm)	平均値	21.6	20.6	平均値	24.4
	S.D.	3.3	2.7	S.D.	3.3

*日本人 男子40名，女子50名，平均年齢10歳9か月の正常咬合者を対象とした研究
**日本人男女96名　年齢23〜27歳の正常咬合およびアングルⅠ級を対象とした研究

1-4　スタイナー（Steiner）分析（図1-5，表1-5）

多くの側面頭部エックス線規格写真分析が世に出されるようになり，研究や臨床面での発展におおいに寄与したが，若干の混乱をまねいたことも否定できなかった．そこでSteinerは，最小限の計測項目を用いて最大の臨床的情報をもたらすと考えられる分析法を作成した[10,11]．

本書では成長期に関しては三浦ら[12]による日本人90名（男子40名，女子50名），平均年齢10歳9か月の正常咬合者を対象とした研究から，成人に関しては宍倉による日本人男女96名　年齢23～27歳の正常咬合およびアングルⅠ級を対象とした研究[13]からの数値を参照した（表1-5）．

> スタイナー分析では，
> 目標とするANB値とその値に対応する審美性の良い側貌をもたらすUpper 1 to NA
> およびLower 1 to NBの値を参照する

症例の数値をいかに参照値に近づけられるかを検討することが，すなわち治療法となる仕組みになっている．この過程では

下顎歯列の配列スペースに影響する項目：
- アーチレングスディスクレパンシー（Arch length discrepancy），
- 下顎第一大臼歯のアップライト量，
- Spee湾曲の深さ，
- E-space，
- Ⅱ級エラスティックの使用による大臼歯の移動量

などの数値を加算減算する．そしてLower 1 to NB距離の目標値に鑑みて，抜歯が必要かどうかもわかる仕組みになっている．方法については第3章①で詳述する．

下顎前歯の位置づけ目標から歯の移動方法を組み立てていく手法はRootのレベルアンカレッジシステム（Level anchorage system）[14]，Rickettsのバイオプログレッシブセラピー（Bioprogressive therapy）でも，下顎前歯の目標位置が歯の移動を決める際のスタートポイントとなっている．両手法では治療ステップごとのメカニクスとも結びつけて，トータルな治療計画を組み上げるシステムとして確立されている．

❶ **SNA**：S-N plane と N-A plane のなす角度．上顎歯槽基底部の前後的な関係を評価する
❷ **SNB**：S-N plane と N-B plane のなす角度．下顎歯槽基底部の前後的な関係を評価する
❸ **ANB**：N-A plane と N-B plane のなす角度．上顎歯槽基底部と下顎歯槽基底部の前後的な関係を表す
❹ **SND**：S-N plane と N-D plane とのなす角度．頭蓋に対する下顎の前後的な位置を評価する．SNBより正確に表現している
❺❻ **Upper 1 to NA**：距離（mm）と角度の各項目がある．N-A line に対する上顎前歯歯軸とのなす角度および上顎前歯切縁までの垂直距離．上顎歯槽基底部に対する上顎前歯の前後的な位置ならびに傾斜度を評価する
❼❽ **Lower 1 to NB**：距離（mm）と角度の各項目がある．N-B line に対する下顎前歯歯軸とのなす角度および下顎中切歯切縁唇側面までの垂直距離．下顎歯槽基底部に対する下顎中切歯の前後的な位置ならびに唇側・舌側傾斜を評価する
❾ **Pogonion to NB**：Pogonion から N-B line までの垂直距離
❿ **Interincisal angle**：上顎中切歯歯軸と下顎中切歯歯軸とのなす角度
⓫ **Occlusal plane to SN**：Occlusal plane と S-N plane とのなす角度
⓬ **Go-Gn to SN**：Go-Gn plane と S-N plane とのなす角度
⓭ **SL**：Sella turcica から L までの距離．下顎骨体前部の前後的な位置を評価する
⓮ **SE**：Sella turcica から E までの距離．下顎頭の前後的な位置を評価する
Steiner's S-line（軟組織計測）：Soft tissue pogonion から鼻部下縁のS字型ラインの中央を結ぶ S-line と口唇の相対的位置関係

第1章 側面頭部エックス線規格写真分析法

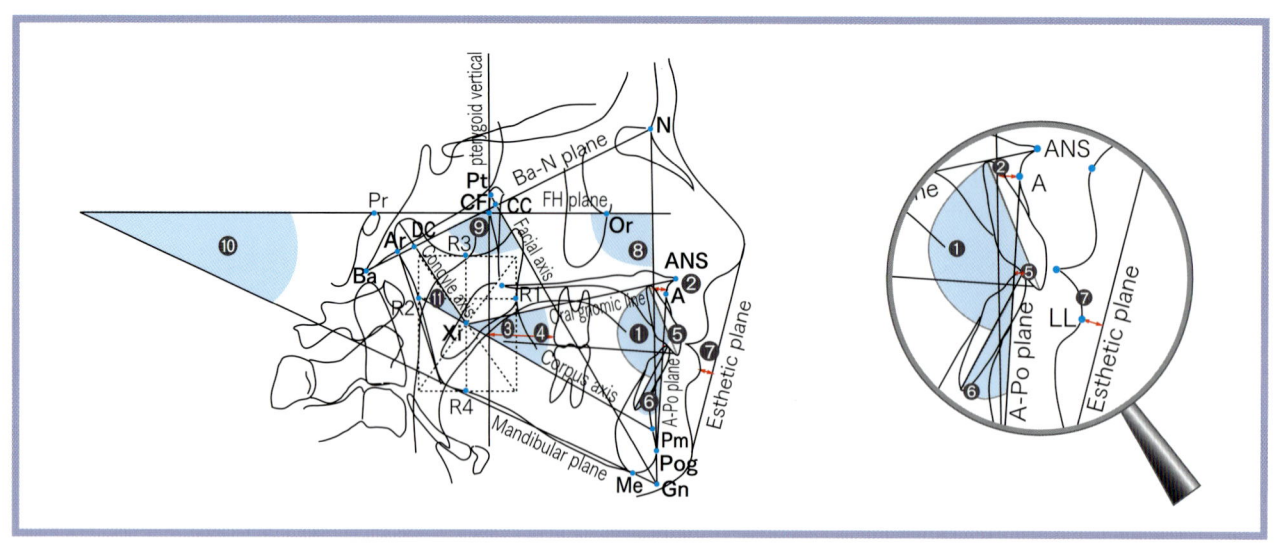

図1-6 リケッツ分析．

表1-6-1 リケッツ分析の計測項目と，日本人における9〜20歳の臨床的平均値と臨床的標準偏差．

計測項目	性別・年齢		7	8	9	10	11	12	13	14	15	16	18	20
Field I　歯に関する問題														
❶ Interincisal angle	男子	平均値	124.5	124.5	124.5	124.5	124.5	124.5	124.5	124.5	124.5	124.5	124.5	124.5
		C.D.	6.0	6.3	5.9	6.0	6.0	5.6	6.0	5.9	6.1	6.0	6.0	6.3
	女子	平均値	124.5	124.5	124.5	124.5	124.5	124.5	124.5	124.5	124.5	124.5	124.5	124.5
		C.D.	6.4	6.1	5.9	5.3	6.2	5.9	6.1	6.0	6.1	6.0	6.0	5.8
Field II　上下顎の関係														
❷ Convexity of point A	男子	平均値	5.9	5.8	5.6	5.4	5.3	5.1	5.0	4.8	4.6	4.4	4.7	4.5
		C.D.	3.0	2.9	3.1	3.1	2.9	3.1	3.0	3.4	3.0	3.0	3.0	3.0
	女子	平均値	5.9	5.9	5.6	5.4	5.3	5.1	5.0	4.8	4.7	4.7	4.7	4.7
		C.D.	3.1	2.4	2.9	3.1	3.0	3.0	3.0	3.1	2.4	2.9	3.0	3.7
❸ Lower facial height	男子	平均値	48.6	48.6	48.6	48.6	48.6	48.6	48.6	48.6	48.6	48.6	48.6	48.6
		C.D.	3.8	3.9	4.0	3.7	3.9	4.0	4.0	4.2	4.0	4.3	4.0	2.9
	女子	平均値	48.6	48.6	48.6	48.6	48.6	48.6	48.6	48.6	48.6	48.6	48.6	48.6
		C.D.	4.2	4.0	3.9	3.8	4.2	3.9	4.2	4.1	4.0	4.1	4.2	4.1
Field III　歯と骨格の関係														
❹ Upper molar to PTV	男子	平均値	11.3	12.2	13.0	13.9	14.8	15.7	16.3	17.2	18.2	18.9	18.2	19.2
		C.D.	4.0	3.2	3.0	2.9	3.1	3.0	3.1	2.9	2.2	3.0	3.1	3.1
	女子	平均値	11.3	12.1	13.0	13.9	14.7	15.5	16.3	17.4	18.0	18.0	18.0	18.0
		C.D.	3.0	3.0	3.4	3.2	3.1	2.9	3.4	3.0	3.0	3.0	2.7	2.7
❺ Mandibular incisor protrusion	男子	平均値	3.6	3.6	3.6	3.6	3.6	3.6	3.6	3.6	3.6	3.6	3.6	3.6
		C.D.	2.2	2.4	2.3	2.4	2.2	2.4	2.2	2.3	2.4	2.3	2.3	1.7
	女子	平均値	3.6	3.6	3.6	3.6	3.6	3.6	3.6	3.6	3.6	3.6	3.6	3.6
		C.D.	2.2	2.4	2.2	2.3	2.2	2.3	2.0	2.0	2.2	2.4	2.4	2.8
❻ Mandibular incisor inclination	男子	平均値	23.5	23.5	23.5	23.5	23.5	23.5	23.5	23.5	23.5	23.5	23.5	23.5
		C.D.	4.0	4.1	4.0	4.0	4.0	4.0	3.9	3.9	4.0	4.0	4.0	4.1
	女子	平均値	23.5	23.5	23.5	23.5	23.5	23.5	23.5	23.5	23.5	23.5	23.5	23.5
		C.D.	3.1	4.2	4.0	3.8	4.1	3.0	4.0	4.1	3.8	4.2	4.0	4.4
Field IV　審美性に関する問題														
❼ Lower lip to E-plane	男子	平均値	2.9	2.7	3.9	3.8	4.1	4.0	3.8	4.0	4.2	4.0	3.9	4.0
		C.D.	1.6	1.9	2.5	2.3	2.1	1.9	1.8	1.6	1.4	1.2	1.4	1.2
	女子	平均値	2.9	2.7	2.5	2.3	2.1	2.1	1.8	1.6	1.5	1.4	1.4	1.4
		C.D.	2.1	2.0	2.1	2.0	1.7	2.0	2.0	2.0	1.8	2.1	2.1	2.0
Field V　頭蓋と顔面の関係														
❽ Facial depth	男子	平均値	86.6	86.6	87.0	87.3	87.5	87.7	87.9	88.1	88.4	88.6	88.5	88.6
		C.D.	3.0	3.0	3.4	2.9	1.0	3.0	3.0	3.1	3.0	3.1	2.9	2.9
	女子	平均値	86.6	86.6	87.0	87.3	87.4	87.6	87.9	88.2	88.2	88.3	88.3	88.3
		C.D.	3.1	3.2	3.1	3.2	3.1	2.8	3.0	3.1	3.1	3.0	3.1	3.0
❾ Facial axis	男子	平均値	85.9	85.9	85.9	85.9	85.9	85.9	85.9	85.9	85.9	85.9	85.9	85.9
		C.D.	4.5	3.9	3.8	4.0	5.0	3.7	4.0	3.8	3.9	4.0	3.9	4.0
	女子	平均値	85.9	85.9	85.9	85.9	85.9	85.9	85.9	85.9	85.9	85.9	85.9	85.9
		C.D.	4.0	3.0	4.0	3.7	4.1	4.0	3.8	4.0	4.3	4.0	3.3	4.1
❿ Mandibular plane angle	男子	平均値	26.9	26.6	26.4	26.1	25.8	25.6	25.4	25.1	24.8	24.6	24.9	24.6
		C.D.	6.5	5.1	4.9	4.8	6.1	5.8	5.8	6.0	5.7	5.8	6.2	6.9
	女子	平均値	26.9	26.5	26.4	26.1	25.9	25.6	25.4	25.1	25.0	24.9	24.9	24.9
		C.D.	6.5	5.9	6.1	6.0	5.8	6.1	6.3	6.1	6.0	6.3	6.4	5.9
Field VI　内部構造														
⓫ Mandibular arc	男子	平均値	25.3	25.7	26.0	26.3	26.7	27.1	27.3	27.7	28.1	28.4	28.1	28.5
		C.D.	4.3	4.2	3.6	4.0	4.1	4.0	4.0	4.0	4.8	3.0	3.9	3.6
	女子	平均値	25.3	25.7	26.0	26.4	26.7	27.0	27.3	27.7	27.9	28.0	28.0	28.0
		C.D.	4.1	4.2	4.0	4.1	4.0	4.0	4.7	3.9	4.2	3.8	4.4	4.0

1-5　リケッツ(Ricketts)分析（図1-6，表1-6-1, 2）

　リケッツ分析には51の計測項目があり，それぞれに意味があるが，複雑多岐にわたるため，代表的な11の計測項目が用いられている．リケッツ分析の特徴は，頭蓋骨それぞれの解剖学的所見の特徴や機能を熟慮したうえで考えられた計測点・基準平面および計測項目にあり，それらを駆使して約2,000症例の記録から成長予測法を確立した．まだそれほどコンピュータが普及していなかった1980年代初頭にヒ

表1-6-2　リケッツ分析の計測項目と，日本人における3～10歳の各年齢の臨床的平均値と臨床的標準偏差．

計測項目	年齢	3歳	4歳	5歳	6歳	7歳	8歳	9歳	10歳
Field I　歯に関する問題									
❶ Interincisal angle	平均値	138.5	142.7	140.1			120.7	120.4	118.3
	C.D.	10.0	9.9	7.9			8.6	7.8	6.7
Field II　上下顎の関係									
❷ Convexity of point A	平均値	5.0	4.6	4.4	4.7	4.3	3.8	3.9	4.2
	C.D.	1.6	1.9	1.7	1.7	2.1	2.1	2.2	2.6
❸ Lower facial height	平均値	47.3	46.3	46.7	47.6	47.2	47.5	48.2	47.7
	C.D.	2.7	2.4	2.7	3.2	3.2	3.4	3.8	3.0	3.7
Field III　歯と骨格の関係									
❹ Upper molar to PTV	平均値	15.6	16.3	18.2			10.3	11.5	12.6
	C.D.	2.2	1.7	2.0			2.8	2.7	2.7
❺ Mandibular incisor protrusion	平均値	2.0	1.2	1.8			4.1	4.7	5.1
	C.D.	1.7	1.5	1.5			2.4	1.7	2.3
❻ Mandibular incisor inclination	平均値	17.2	15.2	16.1			24.3	25.0	26.2
	C.D.	6.5	6.3	4.1			5.6	4.4	3.7
Field IV　審美性に関する問題									
❼ Lower lip to E-plane	平均値								
	C.D.								
Field V　頭蓋と顔面の関係									
❽ Facial depth	平均値	83.8	84.6	84.5	84.5	84.2	84.5	85.7	84.7
	C.D.	2.5	2.4	2.4	3.0	2.6	3.0	2.7	2.6
❾ Facial axis	平均値	87.6	87.4	87.2	87.1	85.4	84.6	84.7	83.4
	C.D.	2.8	2.8	2.8	2.7	3.7	3.2	3.6	3.0
❿ Mandibular plane angle	平均値	28.9	26.9	28.2	27.9	28.9	30.0	29.0	29.3
	C.D.	2.8	3.8	3.7	3.4	4.7	4.5	3.7	4.1
Field VI　内部構造									
⓫ Mandibular arc	平均値	27.3	29.7	28.3	28.7	29.1	27.4	29.0	27.7
	C.D.	3.5	4.6	2.7	2.9	3.5	4.3	3.3	4.4

いわゆる正常咬合を有する3～10歳の221例（男子129例，女子92例）の横断的資料
注）3～5歳では ❶ Interincisal angle は乳前歯を ❹ Upper molar to PTV は第二乳臼歯を用いている

トの顎顔面成長に関するデータベースを確立し，それらの数値を症例分析，治療目標の立案に応用したことは特筆に値する．

（本書では藤井ら[15]による3～10歳の日本人平均値，宮下の著書より各年齢における日本人男女の平均値を引用した[16]．）

Field I　歯に関する問題
❶ Inter incisal angle：上下顎中切歯歯軸のなす角度

Field II　上下顎の関係
❷ Convexity of point A：Facial plane に対する Point A からの距離．Point A の突出度を表す．成長期では年齢にともない年間0.2mm ずつ減少する
❸ Lower facial height：Oral gnomic line と Corpus axis のなす角度．成長による口腔の広がりを表す．成長による変化はなく一定

Field III　歯と骨格との関係
❹ Upper molar to PTV：PTV から上顎第一大臼歯遠心面までの距離．成長期では年齢にともない年間0.9mm ずつ増加する
❺ Mandibular incisor protrusion：下顎切歯切縁から A-Po plane までの距離．上下顎槽基底部に対する下顎切歯の位置を表す．年齢による変化はなく一定
❻ Mandibular incisor inclination：下顎切歯歯軸と A-Po plane のなす角度．成長による変化はなく一定

Field IV　審美性に関する問題
❼ Lower lip to E-plane：LL から Esthetic plane までの距離．年齢による変化はなく一定

Field V　頭蓋と顔面との関係
❽ Facial depth：Facial plane と FH plane のなす角度．オトガイ部の前後的位置を評価する．成長期では年齢にともない年間0.5°大きくなる
※ この計測項目はダウンズ分析の Facial angle と同一だが，平均値や標準偏差は異なった集団からの値を用いているため，"Facial Depth"と記したときはリケッツ分析の値と読みとってほしい．
❾ Facial axis：Ba-N plane と Facial axis のなす角度．オトガイ部と大臼歯の成長方向を評価する．成長による変化はなく一定
❿ Mandibular plane angle：FH plane に対する Mandibular plane のなす角度．骨格的開咬ないしは骨格的過蓋咬合の程度を示す．成長期では年齢にともない年間0.2°小さくなる

Field VI　内部構造
⓫ Mandibular arc：Condyle axis と Corpus axis のなす角度．開咬や下顎後退症の傾向を示す．成長期では年齢にともない年間0.3°大きくなる

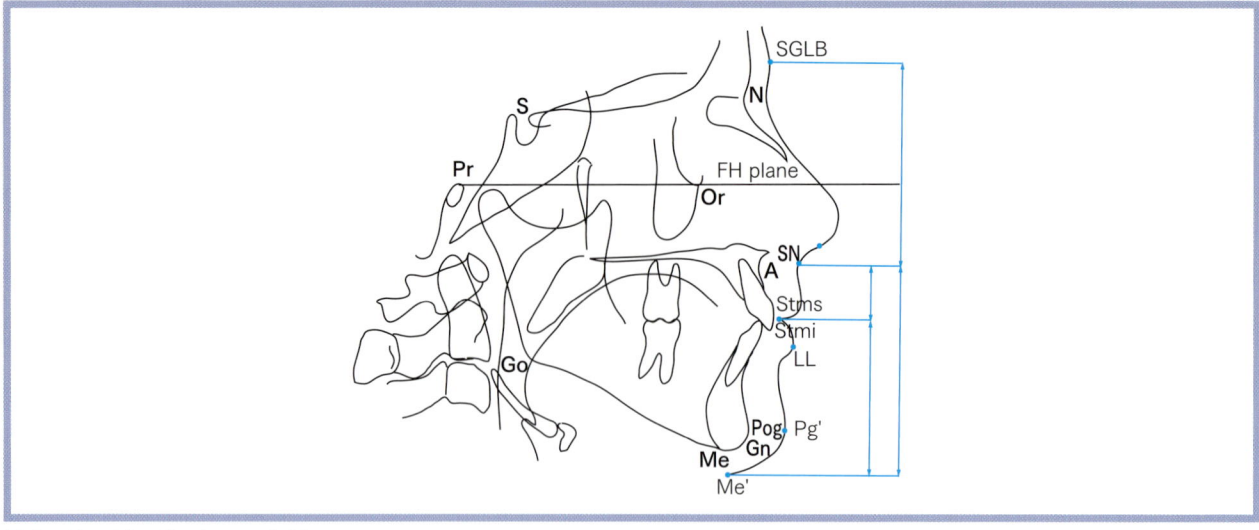

図1-7 プロポーション分析.

1-6 プロポーション分析（図1-7）

　軟組織側貌を見るときには口唇の突出度だけではなく，顔面高径のプロポーション（比率）も参照される．前方部のプロポーションはG（前頭骨のもっとも隆起した部分：SGLB）からSubnasale（鼻下点：SN）およびSubnasaleからSoft tissue Menton（Me'）までの距離をフランクフルト平面に垂直に計って比率を求める．また，さらにSubnasaleからStms（上口唇最下点）およびStmi（下口唇最上点）からSoft tissue Mentonまでの距離を同様に計って比率を求める．これは軟組織の背景にある上顎骨と下顎骨の垂直高径の比率を表現しているため，とくに成長期の機能的顎矯正治療や外科矯正治療において改善の指標となる．以下の比率を基準とする[17]．

SGLB-SN : SN-Me' = 1 : 1
SN-Stms : Stmi-Me' = 1 : 2

2 パターンで理解するとは？

　側面頭部エックス線規格写真分析では「個々の数値にとらわれずパターンで理解せよ」と言われることがしばしばある．例を挙げれば，ある計測値が1S.D.を外れて大きかった，あるいは小さかったとき，それが全体のバランスから見て妥当なのかどうか，治すべき事であるのかどうかを考えよ，と言い換えてもいいだろう．あるいは多くの計測値が1S.D.から外れていたとして，それらは互いに相関していることも多いので，問題の本質はどの部分にあるのかを見極めよ，と言い換えることもできる．
　そこでこの項では，側面頭部エックス線規格写真を読むということをさらに掘り下げて考えてみる．

2-1 ウィッツ分析による側面頭部エックス線規格写真分析における上顎歯槽基底と下顎歯槽基底の相対的位置関係の把握

　Riedel[18]が紹介したANB angleは上顎歯槽基底と下顎歯槽基底の前後的関係を表す計測値として多用される．松浦[19]によれば，良好な側貌をもつ日本人成人正常咬合者のANB値は3.53°±2.35であることが提示されている．しかしTaylor[20]はN点が前方に位置するとANBが小さくなり，後方に位置すると大きくなることを示し，ANBだけに頼ることには警鐘を与えた．Jenkins[21]は咀嚼領域を評価する基準平面は機能的咬合平面であると主張し，Point Aから咬合平面への垂線を基準にとり（ここでは犬歯お

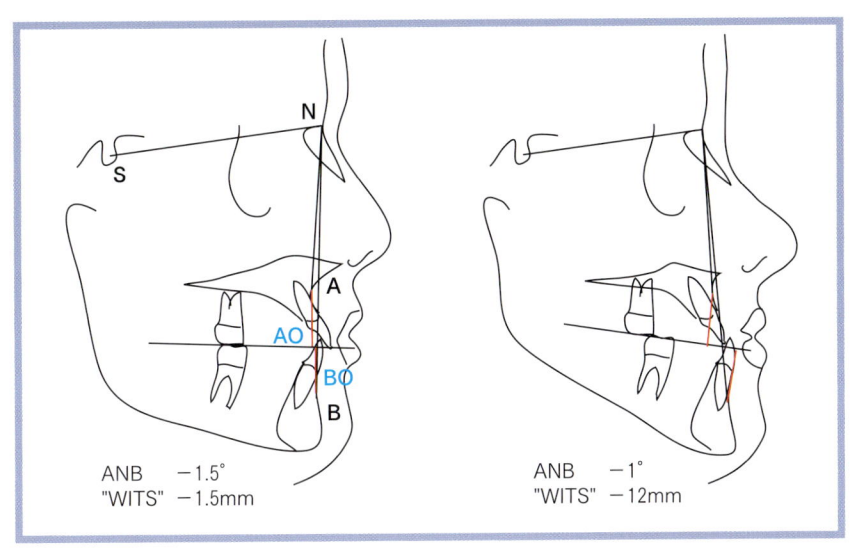

表1-7 ウィッツ分析による計測項目と，平均値と標準偏差．

計測項目		男子	女子
AO-BO	平均値	−1.17	−1.10
	S.D.	1.90	1.77

良好な咬合をもつ南アフリカ人成人．
（男子21名，女子25名）

◀図1-8 ウィッツ分析．

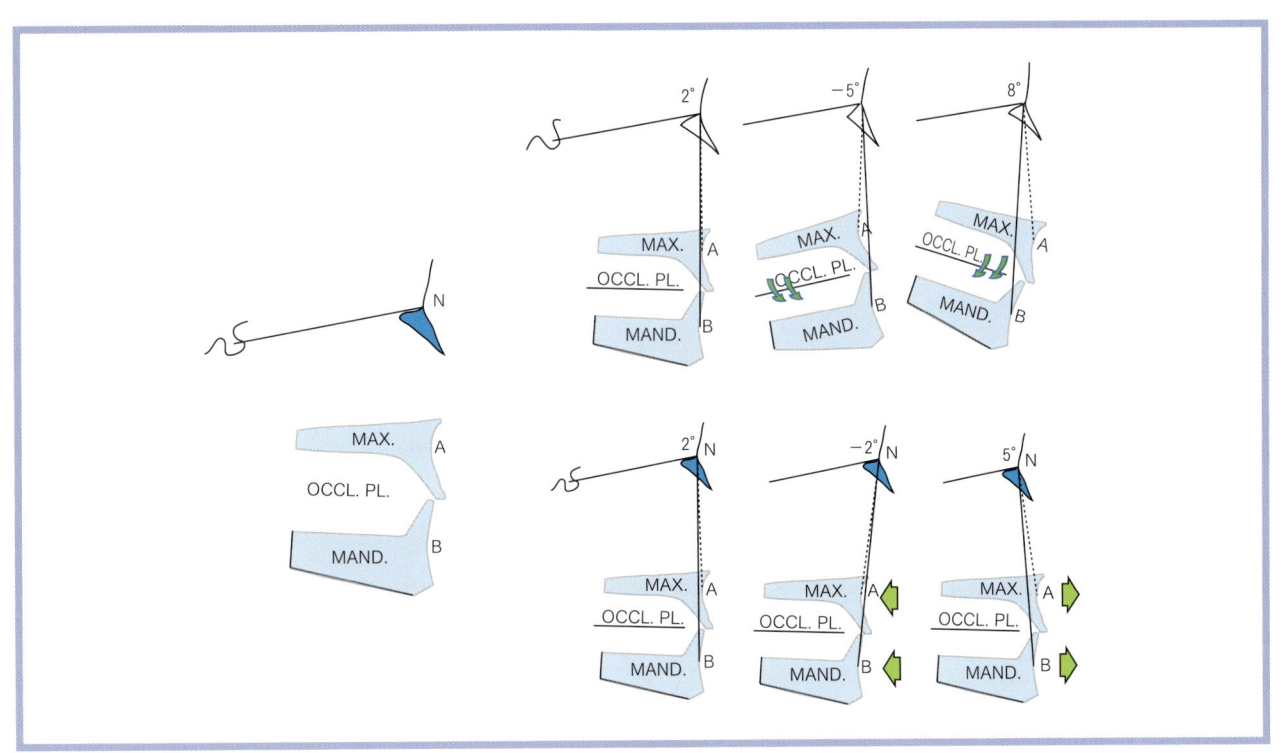

図1-9 顎間関係とANB値の変動：左図をオリジナルの顎間関係としてそれを保持したまま，上図は回転を，下図は前後に移動させている．顎間関係は同一（ウィッツ分析の値は同一）でもANB値は変化する．

よび第一小臼歯を含む，いわゆる機能的咬合平面を基準としている），この基準平面からのPoint B, Gnathion, Pogonionの距離により，不正咬合の分類なども試みている．

同様にJacobson[22]もPoint AおよびPoint Bから咬合平面に垂線を下ろして，その交点をそれぞれAO，BOとし，AO-BO間の距離を計るウィッツ分析法を提唱した（図1-8，表1-7）．Jacobsonは同じようなANB値であっても，上下顎の対咬関係がまったく異なる場合があるとし，それをウィッツ分析法が的確に表すことを示した（図1-8）．またNasionに対して上顎骨と下顎骨の対咬関係を維持したまま前後させたり回転させたりして，AO-BOの値が同一でもANB値が変動することを明らかにした（図1-9）[*2]．

*2：これらを臨床的に解釈すると，審美性を考慮しなければANB値はいかにあっても，AO-BOが標準に近ければ正常咬合をつくりやすいといえる．

第1章 側面頭部エックス線規格写真分析法

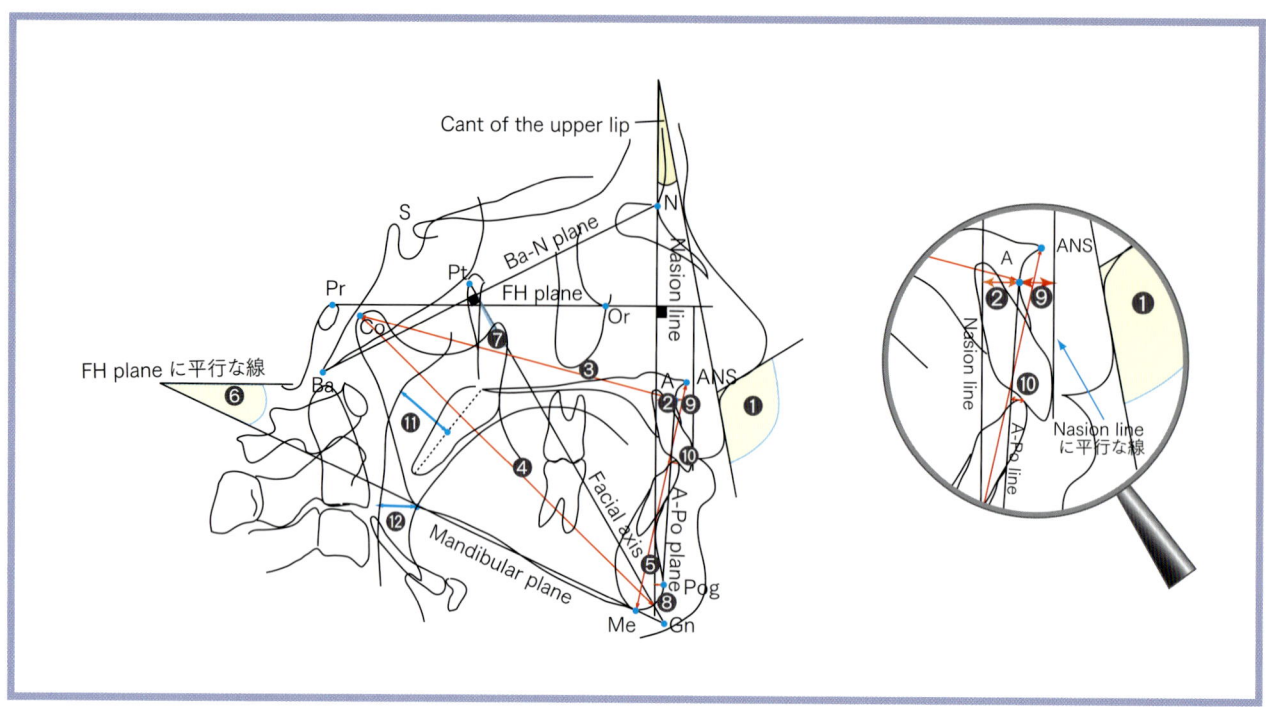

図1-10 マクナマラ分析．

表1-8 マクナマラ分析の計測項目と，日本人における各年齢の平均値と標準偏差．

計測項目	年齢	8	10	12	成人	
軟組織および頭蓋底に対する上顎の位置	性別				男子	女子
❶ Nasolabial angle	平均値	103.73	102.87	101.07	93.4	99.0
	S.D.	9.01	8.56	10.07	11.7	9.0
❷ Nasion perpendicular to point A(mm)	平均値	−0.86	−1.19	−0.60	−0.3	−0.7
	S.D.	2.78	2.52	2.68	3.2	3.2
上下顎の関係						
❸ Midfacial length(Co-A)(mm)	平均値	82.14	84.94	89.25	96.9	91.5
	S.D.	3.31	3.78	3.72	4.1	4.7
❹ Mandibular length(Co-Gn)(mm)	平均値	101.43	106.01	113.29	130.4	121.5
	S.D.	3.59	3.86	4.79	4.8	5.5
Max./Mand. Differential(mm)	平均値	19.29	21.06	24.04	33.6	30.0
	S.D.	2.63	2.77	3.52	3.0	3.6
❺ Lower anterior facial height(ANS-Menton)(mm)	平均値	63.68	65.44	69.15	74.8	71.0
	S.D.	3.69	3.64	3.98	4.6	4.6
❻ FH plane to mandibular plane angle(degree)	平均値	31.44	31.66	30.64	25.1	26.5
	S.D.	4.14	4.30	4.44	4.1	6.2
❼ Facial axis(Ba-Pt-Gn)(degree)	平均値	−5.79	−6.27	−6.27	−3.7	−3.4
	S.D.	3.69	3.54	3.97	2.9	3.7
頭蓋底に対する下顎の位置						
❽ Nasion perpendicular to Pog(mm)	平均値	−10.61	−10.54	−9.14	−6.8	−7.3
	S.D.	4.43	4.52	5.41	5.4	6.7
歯　列						
❾ U1 to point A perpendicular(mm)	平均値	1.87	3.74	4.93	5.5	5.3
	S.D.	2.40	1.91	2.27	1.7	2.2
❿ L1 to A-Po(mm)	平均値	3.38	3.91	4.70	4.2	4.9
	S.D.	1.97	2.00	2.25	1.6	2.7

正常咬合を有する日本人小学生の経年的側面頭部エックス線規格写真を対象とした研究（男子24名，女子23名．年齢8歳，10歳，12歳時）．右端，成人のデータはANB 2～5°，大臼歯関係アングルⅠ級，アーチレングスディスクレパンシー 2 mm以下，オーバーバイト＋1.0～4.0 mm，オーバージェット＋1.0～4.0 mmで第三大臼歯を除いて欠損がなく，矯正治療の既往，補綴歯のない男子25名（平均年齢25.1歳±2.7歳），女子24名（平均年齢23.6歳±1.3歳）を対象とした研究．審美性は考慮されていない．

2-2 マクナマラ分析(図1-10, 表1-8)

ウィッツ分析法では，一部の側面頭部エックス線規格写真分析の計測値を見ただけでは判断を誤ることが示され，「パターンで理解する」という言葉の意味も少しばかり見えてきたことと思う．そこでNa-sion を基準とした上下顎の前後的位置判定を含め，顎顔面の形態分析を包括的に行おうとの考えを示したマクナマラ分析は，「パターンで理解する」ために必要な項目が網羅されている．

> **マクナマラ分析の特徴**
> ❶これまでの分析法は最初に下顎前歯を基準に見る → マクナマラ分析では上顎の位置を最初に見る
> ❷上顎の実質的な長さ(Midfacial length)，下顎の実質的な長さ(Mandibular length)，前下顔面高径(Lower anterior facial height)のバランスを見ることを提唱 → 患者の年齢や性別に関係なく対応していることが重要
> ❸マクナマラ分析表は上・下顎径・前下顔面高径の標準的組み合わせが距離計測で示されているので，個々の患者の分析にダイレクトに応用できる利点がある
>
> マクナマラ分析が発表された1984年頃は，機能的顎矯正装置や外科矯正治療法が普及し始めた時代で，顎骨自体を三次元的に変化されることが一般的となってきたことに応える分析法である．

特徴の1つとして，これまででてきた分析法が最初に下顎前歯を基準に見てきたのに対し，マクナマラ分析では上顎の位置を最初に見ている点にある．これを後述の Nasion perpendicular to point A と鼻唇角(Nasolabial angle)あるいは上唇の突出度(Cant of the upper lip[*3])により判断する．これにより，「上顎の骨格と歯をどのように治療したらよいか」の大まかな方向性が示される．また日本人ではⅢ級不正咬合者の割合が高いが，Nasion を基準とした判定をすることで，この種の不正咬合の本質を判断する方法としても有効である．

次ぐ特徴として，上顎の実質的な長さ(Midfacial length)，下顎の実質的な長さ(Mandibular length)，前下顔面高径(Lower anterior facial height)のバランスを見ることを提唱している点が挙げられる(図1-11,表1-9)．McNamara は「**上顎の実質的な長さと下顎の実質的な長さは，患者の年齢や性別に関係なく対応していることが重要**である」と述べている．この表は距離計測で示されているので，個々の患者の分析にダイレクトに応用できる利点がある．**表1-9**の数値は白人を対象としたデータ(Ann Arbor資料，Burlington Orthodontic Research Center 所蔵の経年的資料，Bolton Standard[23]から得られた資料をまとめたものと記載されている)であるため，日本人に完全に適応することは問題があるが，参考にはなろう．

「**側面頭部エックス線規格写真分析においては，垂直的な上下顎関係の把握が重要である**」という指摘があるが，マクナマラ分析はウィッツ分析法で解説されているような顎骨自体の傾斜(回転というべきか)を加味していることにもなり(図1-11)，その指摘に対する的確な答えとなろう．

本書で用いるデータは，成長期は池上ら[24]による8〜12歳の日本人正常咬合者(男子24名，女子23名)の経年的な資料を対象とした研究からの数値を参照した(数値は公表されていないので池上富雄，小山勲男両先生のご厚意によりデータをご提供いただき掲載した)．成人期は Ioi ら[25]による ANB 2〜5°，大臼歯関係 アングルⅠ級，アーチレングスディスクレパンシー 2 mm 以下，オーバーバイト＋1.0〜4.0 mm，オーバージェット＋1.0〜4.0mm で第三大臼歯を除いて欠損がなく，矯正治療の既往，補綴歯がないという条件で審美性を考慮せず選択した男子 25名(平均年齢25.1歳±2.7歳)，女子24名(平均年齢23.6歳±1.3歳)のデータを用いた．

(五百井秀樹先生のご厚意により，文献中の数値に加筆訂正いただいたものを掲載した)

[*3]：Nasion line と上唇のなす角度で計測項目に入っていないが，上唇のラインが垂直な場合や後方へ傾斜していた場合は上顎骨や上顎歯列を後方に移動することは禁忌．平均的な角度は An Arbor 資料によれば，女子13.7°，男子8.4°．

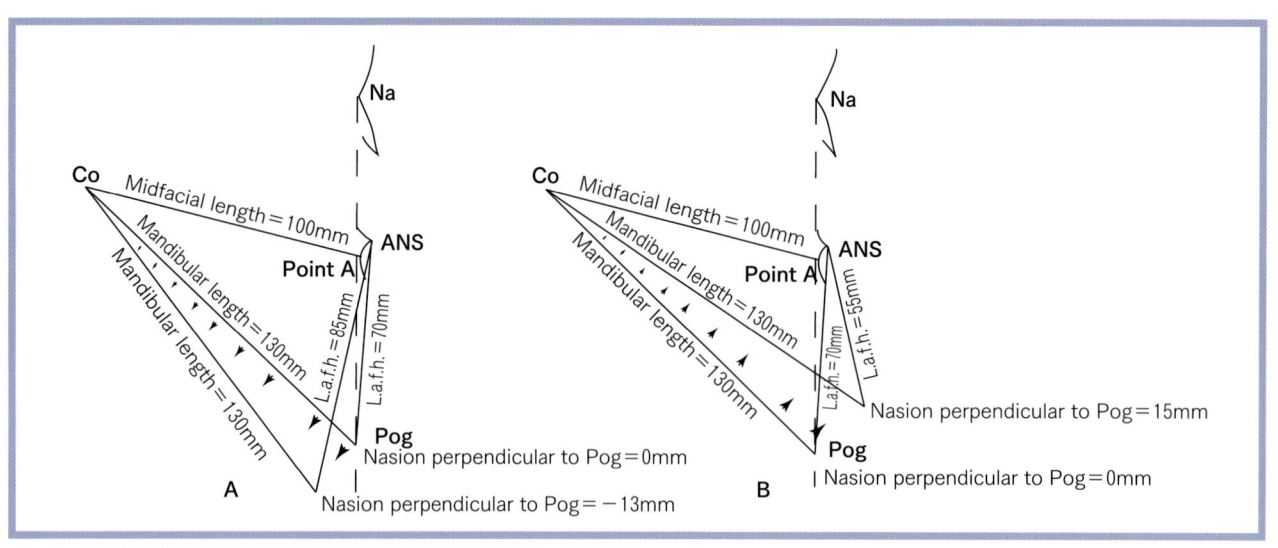

第1章 側面頭部エックス線規格写真分析法

図1-11 前下顔面高（Lower anterior facial height：L.a.f.h.）の増減が Pogonion の位置に与える影響．
増加するとA図のように下顎が後退し上顎前突・開咬傾向になる．
減少するとB図のように下顎が前進し下顎前突・過蓋咬合傾向になる．

表1-9 Ann Arbor 資料*，Burlington Orthodontic Research Center からの経年的資料と Bolton Standards**から得られた資料をまとめた Midfacial length と Mandibular length, Lower anterior facial height の平均的対応を示す表．

Midfacial length	Mandibular length	Lower anterior facial height
80	97 - 100	57 - 58
81	99 - 102	57 - 58
82	101 - 104	58 - 59
83	103 - 106	58 - 59
84	104 - 107	59 - 60
85	105 - 108	60 - 62
86	107 - 110	60 - 62
87	109 - 112	61 - 63
88	111 - 114	61 - 63
89	112 - 115	62 - 64
90	113 - 116	62 - 64
91	115 - 118	63 - 64
92	117 - 120	64 - 65
93	119 - 122	65 - 66
94	121 - 124	66 - 67
95	122 - 125	67 - 69
96	124 - 127	67 - 69
97	126 - 129	68 - 70
98	128 - 131	68 - 70
99	129 - 132	69 - 71
100	130 - 133	70 - 74
101	132 - 135	71 - 75
102	134 - 137	72 - 76
103	136 - 139	73 - 77
104	137 - 140	74 - 78
105	138 - 141	75 - 79

* Ann Arbor 資料：調和のとれた顔貌と良好な咬合をもつ111名の未治療成人のセファログラム計測値（女子：73名，男子：38名）．
** Broadbent B H Sr, Broadbent B H Jr and Golden W H. Bolton standards of dentofacial developmental growth. St.Louis：C V Mosby, 1975[23].

軟組織および頭蓋底に対する上顎の位置

❶ **Nasolabial angle**：鼻基底部接線と上口唇接線がなす角度．
上顎歯槽基底部の突出度を表している
❷ **Nasion perpendicular to point A**：Point A から Nasion line までの距離．
－：Nasion line より前方がプラス，後方がマイナス
混合歯列期で0mm，成人では1mmとなる．成長期では年齢にともない年間平均0.1mm増加する

上下顎の関係

❸ **Midfacial length(Co-A)**：Condylion から Point A までの距離
❹ **Mandibular length(Co-Gn)**：Condylion から Gnathion までの距離
Max./Mand. Differential：Co-Gn マイナス Co-A.
この値により上下顎の大きさの不調和を検証する
❺ **Lower anterior facial height**：ANS から Menton までの距離．
本計測値と Co-A，Co-Gn の三辺で構成される三角形により上下顎の水平的，垂直的位置関係を把握する
❻ **Mandibular plane angle**：FH plane と Mandibular plane のなす角．
成長期では年齢にともない3〜4年で−1°変化する
❼ **Facial axis**：Ba-N plane と Facial axis のなす角度．
ただしリケッツ分析と異なり，角 BaPtGn を計測し90°を減じる（リケッツ分析との混同を避けるため，90°を減じたオリジナルの数値を用いた）．プラスの値は下顎の前方成長の傾向．マイナスの値は下顎の下方成長の傾向．成長による変化はなく一定である

頭蓋底に対する下顎の位置

❽ **Nasion perpendicular to Pog**：Pogonion から Nasion line までの距離．
－：Nasion line より前方がプラス，後方がマイナス
成長期では年齢にともない年間平均0.5mm増加する

歯列

❾ **U1 to point A perpendicular**：上顎切歯唇面と，Nasion line に平行な Point A を通る線との垂直距離．
成長による変化はなく一定である
❿ **L1 to A-Po**：下顎切歯唇面と A-Po line との垂直距離．
成長による変化はなく一定である
※ 本計測項目はリケッツ分析の Mandibular incisor protrusion と同一であるが，平均値や標準偏差は異なった集団からの値を用いているため，"L1 to A-Po"と記したときはマクナマラ分析の値との比較を記述したものである．

気道

⓫ 上咽頭：PNS から軟口蓋の尖端までの距離を2等分する点から咽頭後壁までの最短距離．
気道障害の可能性を評価する．成長期では年齢にともない増加する．5mm 以下では気道障害の可能性がある
⓬ 下咽頭：舌根部表面と下顎下縁との交点から咽頭後壁までの最短距離．
舌の前方偏位（習慣性舌前方位や扁桃肥大による）を評価する．成長による変化はなく一定である．平均値は11〜14mmであり，18mm 以上は扁桃肥大，習慣性舌前方位の可能性がある[26]

そのほかの計測項目

計測項目	性別		成人
① FH to SN *	男子	平均値	5.8
		S.D.	2.8
	女子	平均値	6.9
		S.D.	2.4
② U-1 to SN plane[19]	男子	平均値	103.71
		S.D.	6.99
	女子	平均値	103.63
		S.D.	4.75
③ Gonial angle *	男子	平均値	120.7
		S.D.	7.0
	女子	平均値	123.2
		S.D.	6.6
④ Maxillary incisor protrusion (mm)：U1 to A-Pog[16]	男子	平均値	7.1
		C.D.	2.2
	女子	平均値	7.1
		C.D.	2.2
⑤ Z angle：PG'LL to FH **		平均値	69.1
		S.D.	1.62
⑥ Upper lip to E-Plane(mm)[16]***		値	−1〜−4

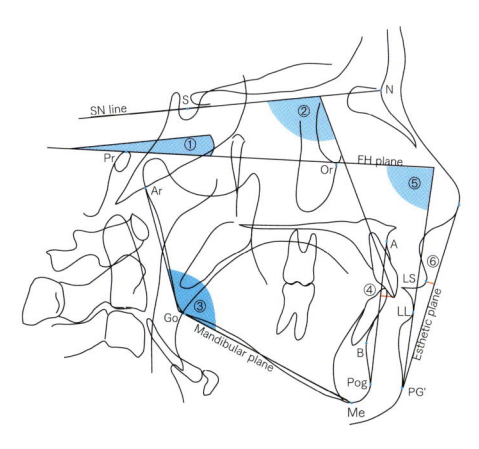

*山内 積，石原勝利，白土祥樹，佐藤寧至，三谷英夫．最近の日本人正常咬合者の顎顔面形態について．日矯歯誌 1995；54：93-101．
**新井一仁，ほか．新しい歯科矯正学 第3版．京都：永末書店，2012：82-105．
***UCLA 資料より引用

3 側面頭部エックス線規格写真分析と咬合および治療目標

●側面頭部エックス線規格写真分析と咬合

> 側面頭部エックス線規格写真分析において
> ・静的咬合関係を表す計測項目：Incisor overjet, Incisor overbite, Interincisal angle (axial inclination of upper and lower incisors) が主なもの．
> ・動的咬合 (咬交とも呼ばれる) の解析は現在 ME 機器に取って代わられている．

　しかしながら，閉口路において最初に上下歯が接触した顎位と咬頭嵌合位が一致していない，すなわち咬頭干渉があるときは分析時に一考を要する．咬頭干渉が生じると干渉に引きずられて顎位が偏位してしまうことがあるので，偏位する前の顎位で側面頭部エックス線規格写真を撮影する考え方がある．また咬頭嵌合位と中心位に差がある場合，下顎が中心位にあるときに撮影された計測値に変換する目的で，下顎の変化量を種々の方法で計測し，咬頭嵌合位で撮影された側面頭部エックス線規格写真の計測値を変換する CO-CR conversion という方法もある．

　さらに Roth らの考え方[27]は，一定期間スプリントを装着した後の顎位において撮影された側面頭部エックス線規格写真が真の顎顔面形態を表すと考えている．いずれにしても歯と歯，歯と骨格の位置関係，骨格構造などの側面頭部エックス線規格写真の計測値をそれらの平均値と比較することに始まり，計測値をいかに平均値に近づけるかという共通の思考回路に変わるところはない．

●側面頭部エックス線規格写真分析の平均値と治療目標

> 側面頭部エックス線規格写真分析の平均値は
> 個性正常咬合者の平均値　あるいは
> 審美的に良好と主観的に判断された者の平均値
> あるいはその両者を満たす者の平均値である．

　それでは矯正治療により患者個人の計測値が平均値に近づけば咬合の安定が保証されるのか，というと，残念ながら著者らの渉猟した限りにおいてこれについて言及したものはない．ある患者では多くの計測値が平均値 ± 1 S.D. 以内に収まっていたとしても不正咬合である例もあれば，またその逆もあるのである．

　Leth Nielsen は，1880 年に Kingsley が "矯正治療後の新しい位置に歯が安定するかどうかを決定するもっとも有力な要因は，歯の咬合状態にある" と述べていることを引用し，"このことは若干の修正を加えれば依然として現在でも真実であるといえる" と述べている[28]．したがって，

> 側面頭部エックス線規格写真分析の平均値を咬合の安定性を逸脱してまで治療目標に据える必要はない
> →分析の平均値は矯正歯科治療目標の方向性を示すものとして読み込んでいくべき

　もちろん "咬合の安定性" ということについても，さまざまな議論があることは周知のとおりであり，結局は側面頭部エックス線規格写真分析から治療目標を導くことについて，また安定をもたらす咬合様式そのものについて，どちらも十分なエビデンスが得られていないなかで治療をしているのが実状である．この事実の前にわれわれは謙虚にならねばならないが，その状況をふまえながらもなお，側面頭部エックス線規格写真を矯正歯科臨床の指針として読み込んでいく必要があるだろう．

　次章以降に具体例を挙げながら，側面頭部エックス線規格写真の読み方を解説していく．

第2章

側面頭部エックス線規格写真による比較検討

1 正常像の把握，症例との比較
- ●正常像の把握　28
- ●側面頭部エックス線規格写真分析の平均値と標準偏差　32
- ●症例と平均値との比較　32

2 トレースの重ね合わせ
- ●重ね合わせの原則　33
- ●重ね合わせの平面と基準点／見るべき要点と留意すべきポイント　34

3 成長予測と側面頭部エックス線規格写真　40

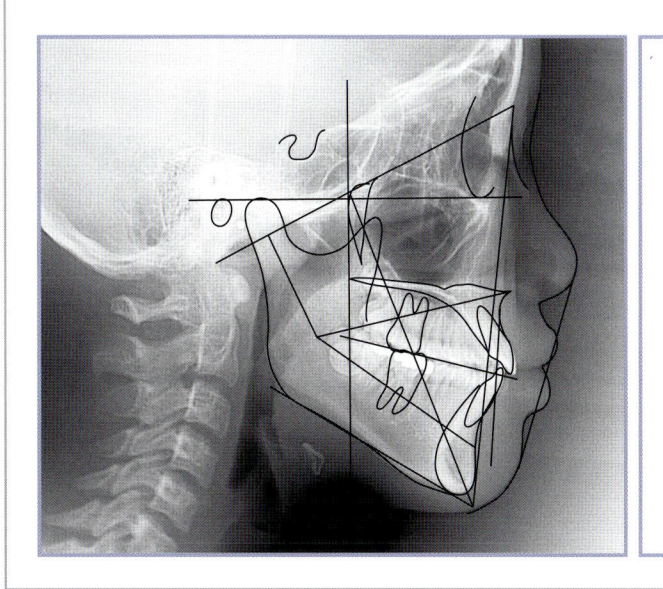

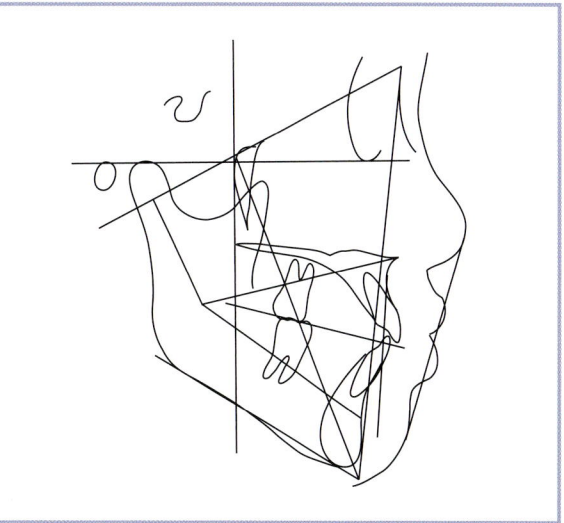

第2章　側面頭部エックス線規格写真による比較検討

　第1章ではさまざまな側面頭部エックス線規格写真の分析法を紹介し，それぞれの特徴や分析値のとらえ方を解説した．第2章では作図されたトレースの見方を学習する．トレースは分析値をだすためだけに行うのではなく，比較するためにも必要なツールとなる．比較対象は正常像であったり，当該患者の経時的資料であったり他の症例であったりする．

　正常像との比較は，計測値での比較所見を視覚的に把握するために重要となる．経時資料との比較は，成長や治療による変化を把握するために必要となる．本章では正常像を把握することと，比較のための基礎となる方法を学習する．

1　正常像の把握，症例との比較

●正常像の把握

1-1　正常像とトレース

　以下に正常像の例として2枚の側面頭部エックス線規格写真を示す．
①成人男子（図2-1A），②思春期女子（図2-2A）

　①，②とも，前歯部捻転の部分的矯正歯科治療をしたが，その後は経過観察を続けており，計測値はほぼ平均値に近い症例である．

正常像の例：正常像を把握する

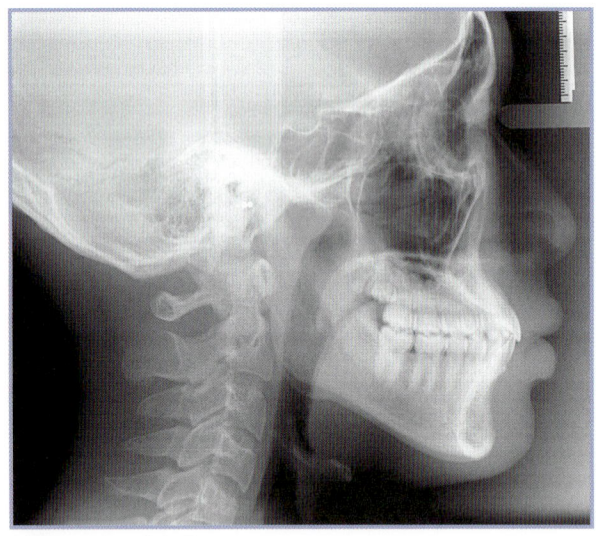

図2-1A　成人男子．

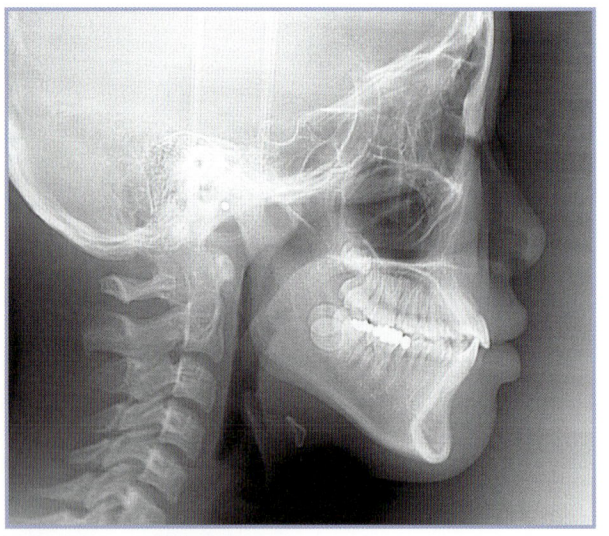

図2-2A　12歳女子．

〈第1例：成人男子（図2-1A〜D）〉

　下顎の過成長傾向，上下歯軸の唇側傾斜傾向があるが，日本人の成長期を終えた男子の正常像として参考になるだろう．トレースをBに，トレースと側面頭部エックス線規格写真の重ね合わせをCに，口腔内および顔面写真をDに示した．

〈第2例：12歳女子（図2-2A〜D）〉

　Speeの湾曲がやや強いが，思春期女子の正常像として参考になるだろう．トレースをBに，トレースと側面頭部エックス線規格写真の重ね合わせをCに，口腔内および顔面写真をDに示した．
　こうした例を頭に入れておくことは数値比較によらず，定性的な評価を行う目を養う意味合いもある．

1 正常像の把握，症例との比較

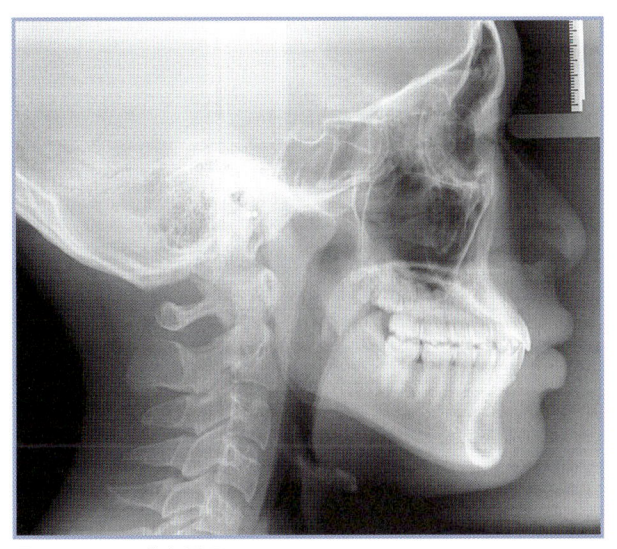

図2-1A 成人男子セファロ．

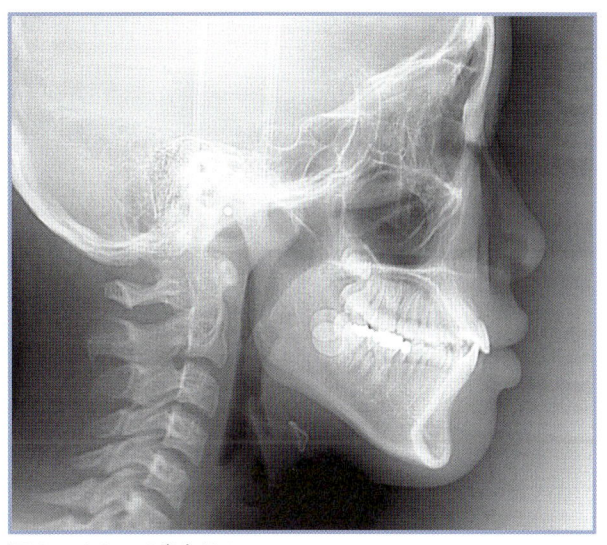

図2-2A 12歳女子セファロ．

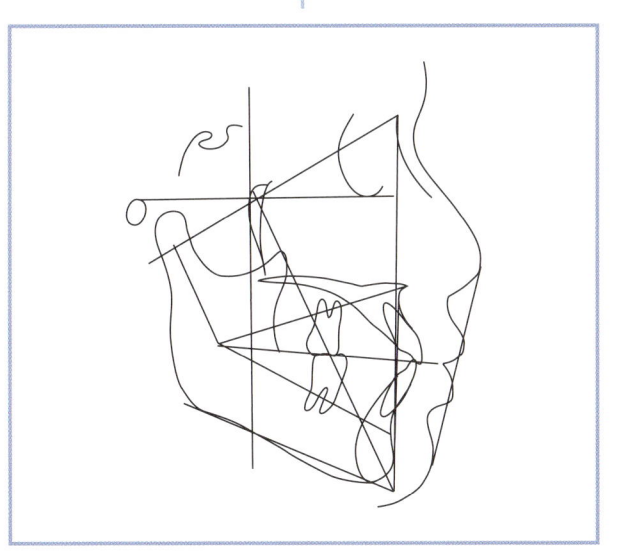

図2-1B 成人男子トレース．

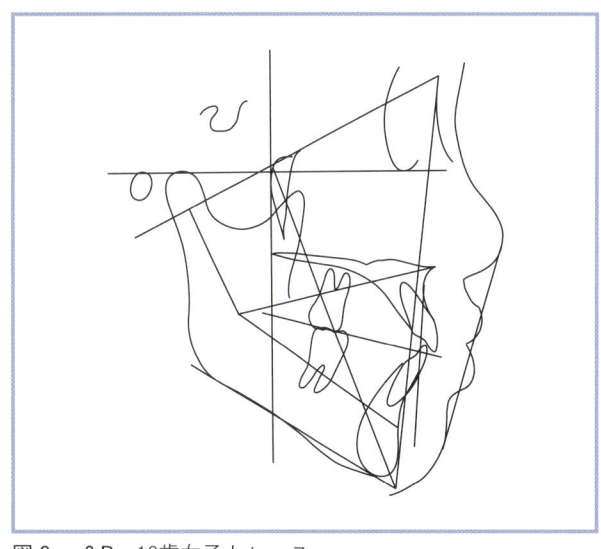

図2-2B 12歳女子トレース．

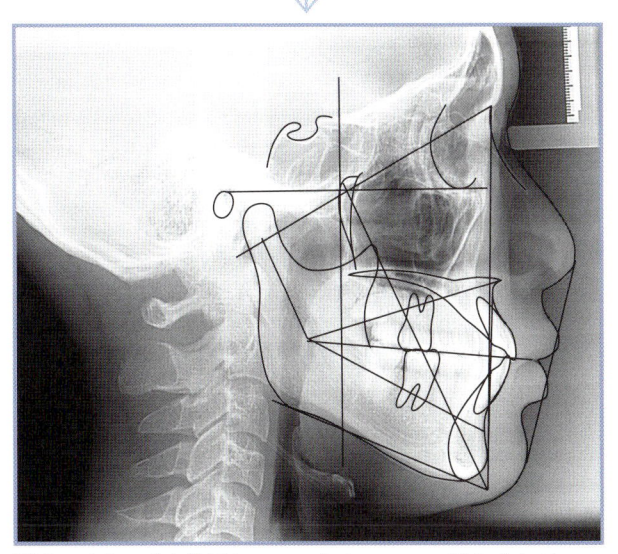

図2-1C 成人男子セファロとトレースの重ね合わせ．

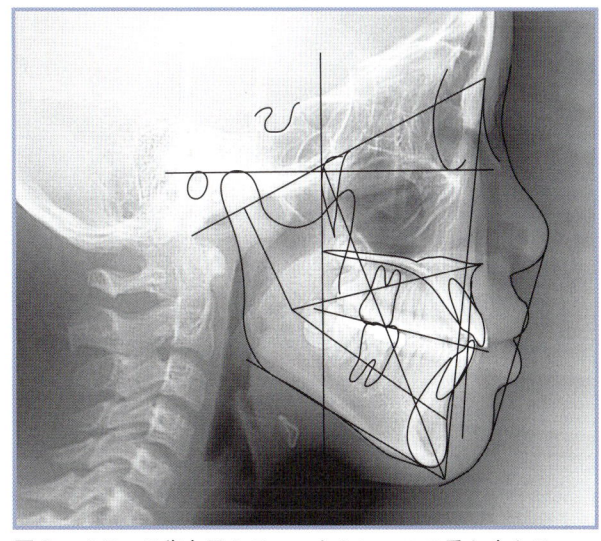

図2-2C 12歳女子セファロとトレースの重ね合わせ．

29

第2章　側面頭部エックス線規格写真による比較検討

〈第1例：成人男子〉

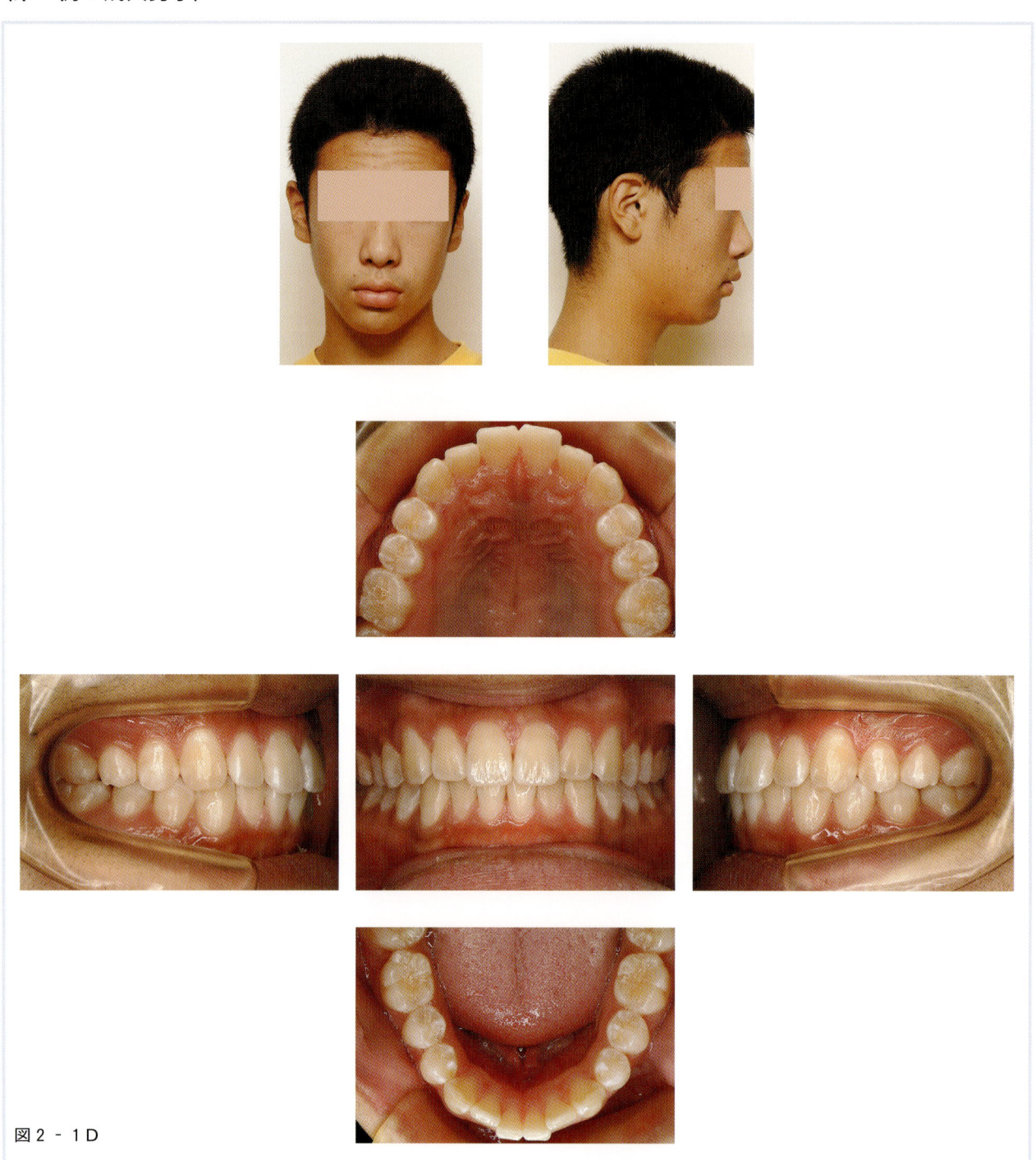

図2-1D

1 正常像の把握，症例との比較

〈第 2 例：12歳女子〉

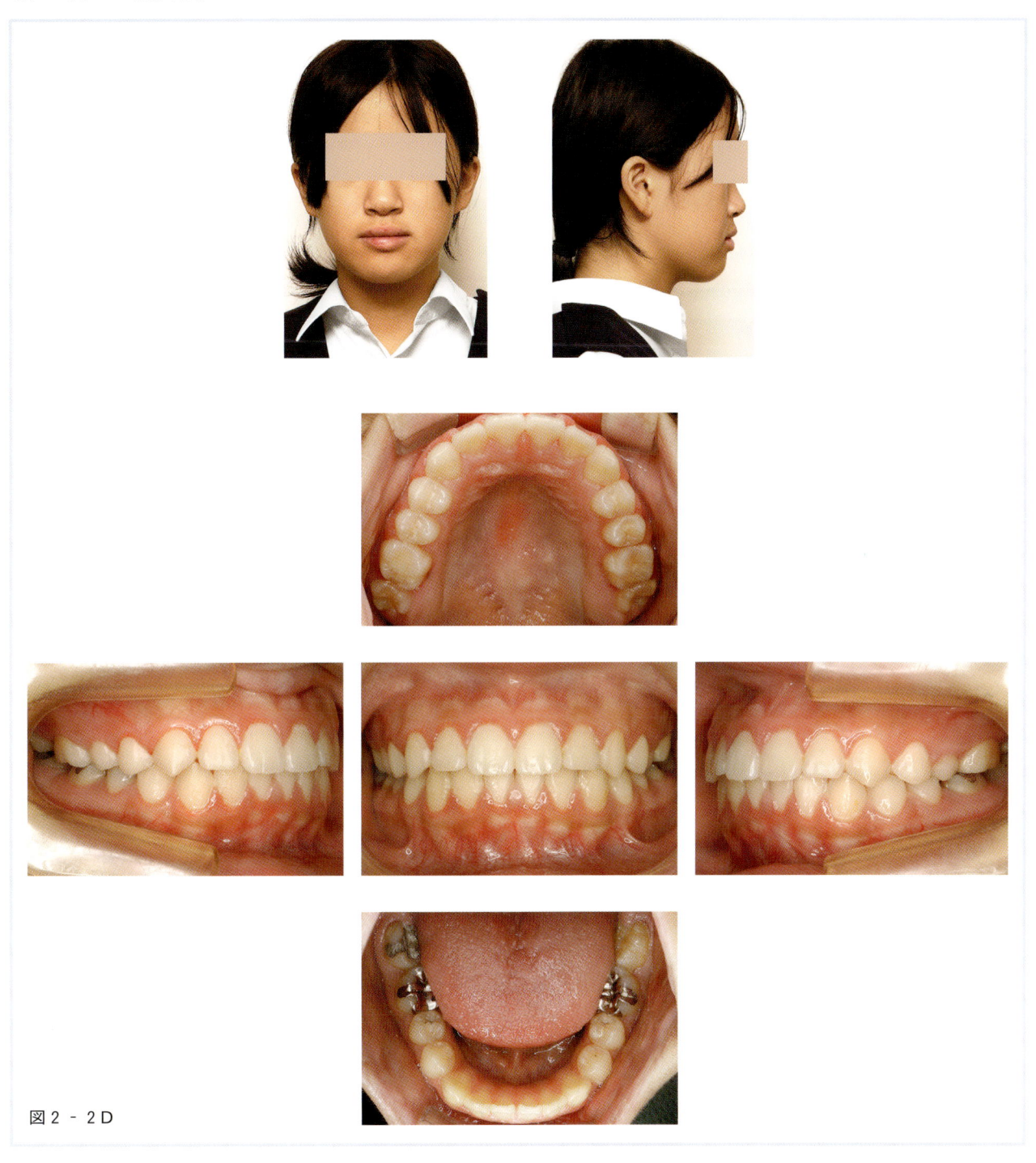

図 2 - 2 D

第2章　側面頭部エックス線規格写真による比較検討

●側面頭部エックス線規格写真分析の平均値と標準偏差

1-2　平均値と計測値との数値的比較

多くの側面頭部エックス線規格写真分析における平均値および標準偏差は

> ❶遺伝的・系統的疾患がない個体で
> ❷大規模補綴物がなく
> ❸第一大臼歯関係がⅠ級の個性正常咬合を有し
> ❹かつ顔貌の調和のとれたもの

という条件で選択された集団を男女別，年齢別，あるいはそれらを混合して統計処理された値が多い．

医療倫理，個人情報保護，肖像権の尊重が求められる今日にあっては，一般人や歯学部の学生などから安易にエックス線資料を得ることは難しく，既存の報告を利用することが現実的と考え，第1章には参考になりやすい基準を提示した．

●症例と平均値との比較

症例分析にあたっては，どの分析法を採用するかということと年齢による比較対象集団の選択が必要となるが，それについては，第1章で具体的に学習する．

各個人の計測値は数値表の空欄に記載して比較することもあるが，平均値(Mean)を中央に置き，1 S.D.の範囲を明示したポリゴン(polygon．多角形)表というグラフ(図2-3)を用い，このなかに各個人の計測値をプロットして症例の傾向を把握することもしばしば行われる．

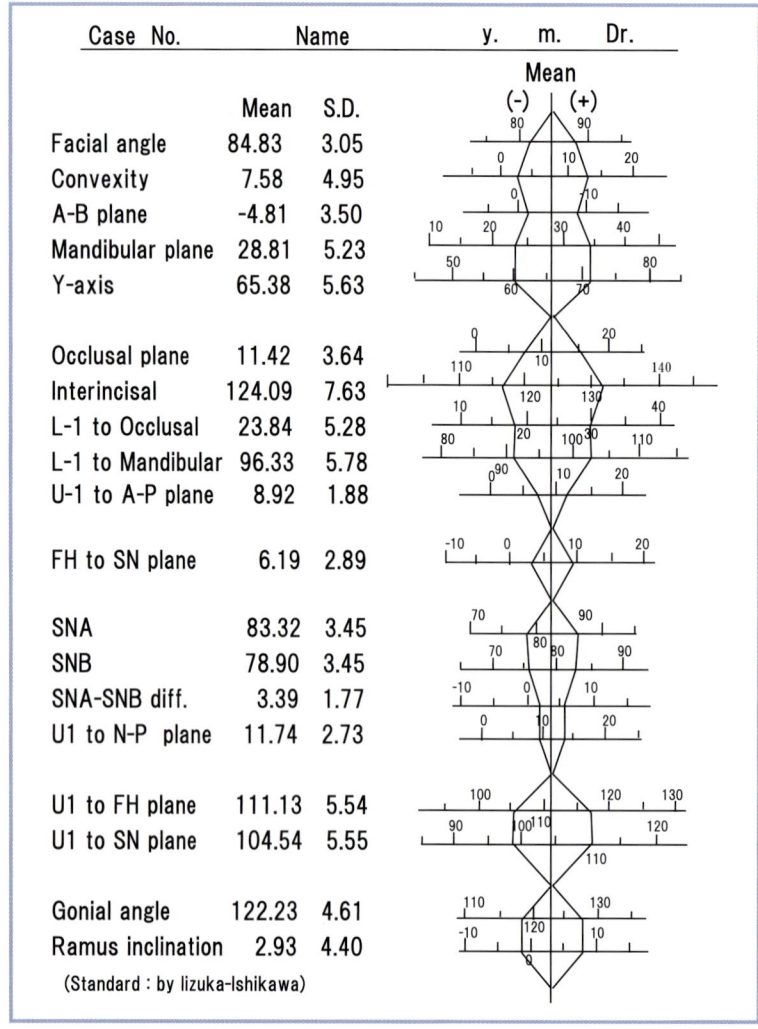

	Mean	S.D.
Facial angle	84.83	3.05
Convexity	7.58	4.95
A-B plane	-4.81	3.50
Mandibular plane	28.81	5.23
Y-axis	65.38	5.63
Occlusal plane	11.42	3.64
Interincisal	124.09	7.63
L-1 to Occlusal	23.84	5.28
L-1 to Mandibular	96.33	5.78
U-1 to A-P plane	8.92	1.88
FH to SN plane	6.19	2.89
SNA	83.32	3.45
SNB	78.90	3.45
SNA-SNB diff.	3.39	1.77
U1 to N-P plane	11.74	2.73
U1 to FH plane	111.13	5.54
U1 to SN plane	104.54	5.55
Gonial angle	122.23	4.61
Ramus inclination	2.93	4.40

(Standard : by Iizuka-Ishikawa)

図2-3　ポリゴン表の一例．

2 トレースの重ね合わせ

●重ね合わせの原則

2-1 成長発育・治療による変化と側面頭部エックス線規格写真

- 撮影法に規格性がある
→個人の成長変化や治療による変化がわかる
→個人間の差異や平均像との比較も可能

側面頭部エックス線規格写真のトレースを比較するには，つぎの点を押さえておかなければならない．

トレースを比較するとき押さえるポイント
❶どこで重ね合わせれば良いか．そして，それにより主に何がわかるか
❷成長による変化のある計測項目と，その年間平均変化量
❸平均的成長では，変化のない平面および計測項目
❹治療目標に沿った変化を引きだしうる計測項目とその量
❺治療により変えないことが望ましい計測項目

２つの異なる時期に得られた側面頭部エックス線規格写真のトレースを比較する場合，まずは，

トレースの比較
❶それぞれのトレースを忠実に描く
❷つぎに１つのトレースを別の時期のトレースに重ね，比較を行う

成長がない場合：変化のみられた部分は治療により変化した部分と考えられる

成長がある場合：平均的成長量を加味して長さや角度の違いを比較する

これらが治療予測，成長予測と違っていたとき，その違いが本物か，トレースミスなのかを慎重に見極めることが重要である．

- 不鮮明な画像しか得られないとき
→解剖学的知識で補いながらトレースを作成
→重ね合わせをするときには，それぞれの写真により双方の不鮮明な部分を補いながらトレースを完成できる

上記の原則が頭に入っていれば，トレースの完成度も高まり，不合理な評価を下してしまう可能性も低くなる．

●重ね合わせの平面と基準点／見るべき要点と留意すべきポイント

治療による変化と成長による変化を識別する

● S-N plane：

S点上での重ね合わせ：顎顔面全体の差異（図2-4）.

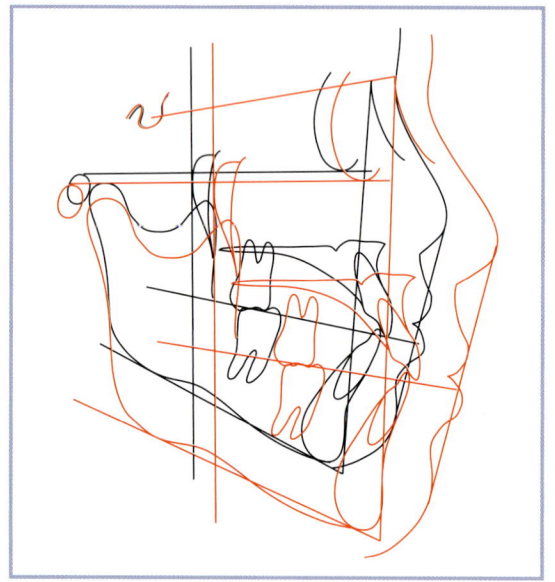

図2-4　S-N at S 重ね合わせ.

N点上での重ね合わせ：上顎骨（歯）・下顎骨（歯）の水平的垂直的差異（図2-5）.

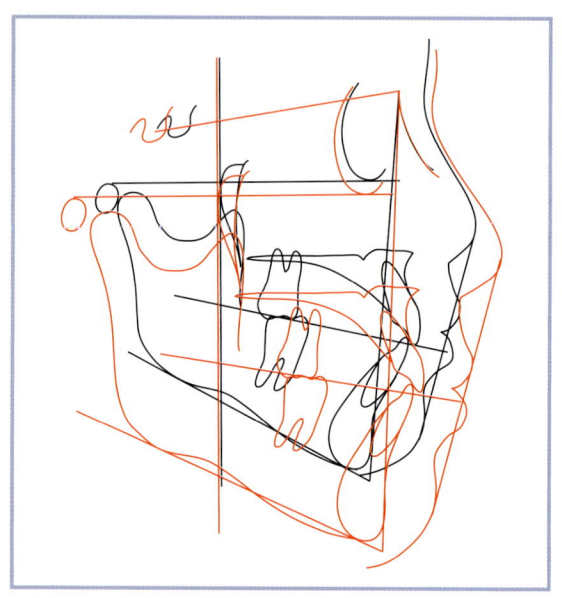

図2-5　S-N at N 重ね合わせ.

＜ポイント＞

→ S-N plane と FH plane の角度は成長ならびに治療により変化しない.

→ SNA は6歳から18歳までに1°増加する[29].

　ヘッドギア・フェイシャルマスク・リバースチンキャップなどの上顎に対する顎整形的治療、また上顎前歯の移動により変化する.

→ SNB は成長により大きくなる.

　これは下顎骨全体の前方成長による．また、下顎前歯の移動により変化する.

→ Facial angle は成長により大きくなる.

　これはポゴニオン（Pogonion）の部分的成長や下顎骨全体の前方成長による

→ Occlusal plane は成長により FH plane に平行に近づく.

　これは下顎枝の垂直的成長を補償するための臼歯歯槽部の垂直成長による．また、前歯部・臼歯部の位置をコントロールすることで変化する（Occlusal plane angle は分析法により角度の取り方が異なるため、正負の方向や取り扱いに注意）．

→ Mandibular plane angle は成長期では年齢にともない年間0.2°小さくなる.

　これは下顎枝の垂直成長、顎角部の骨添加による．

2 トレースの重ね合わせ

● FH plane：

CF点上での重ね合わせ：顎顔面全体の差異（図2−6）．

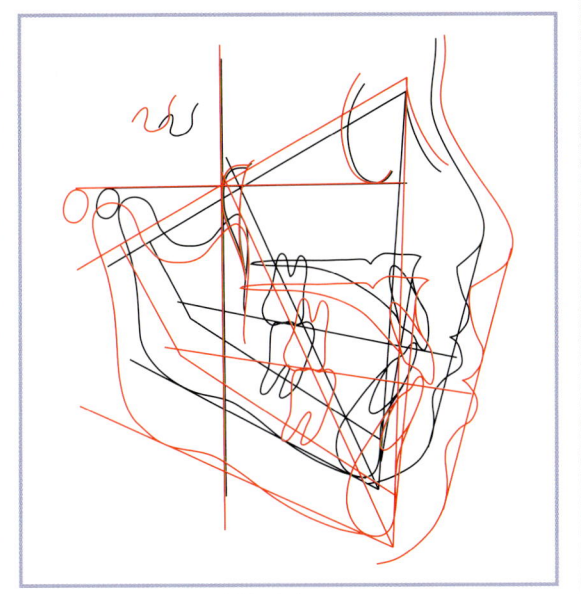

図2−6　FH at CF 重ね合わせ．

＜ポイント＞
→ Palatal plane は成長とともに FH plane に平行に下降する

Y-axis との交点上での重ね合わせ：Y-axis の差異（図2−7）．

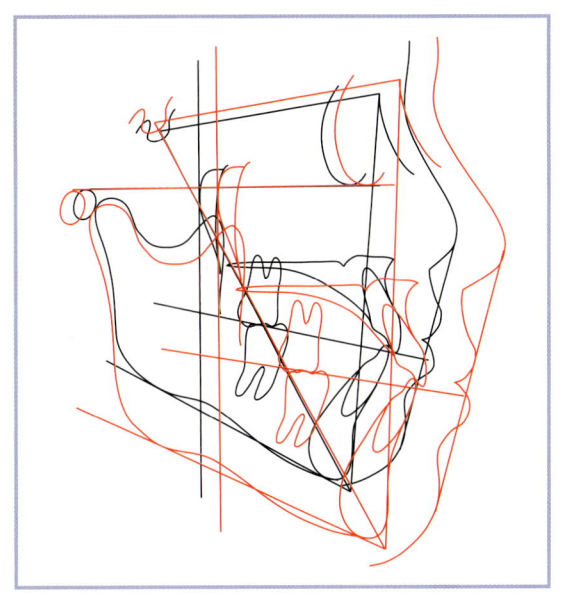

図2−7　FH at Y-axis 重ね合わせ．

＜ポイント＞
→ Y-axis は成長により大きくなる．
これは下顎の前方成長による．

N点上での重ね合わせ：上顎骨・下顎骨の前後的差異（図2−8）：FH plane を直接的に重ねるのではなく，2枚のトレースの FH plane の平行性を保ちながらN点を重ねる．

＜ポイント＞
→ Nasion perpendicular to point A は混合歯列期で 0 mm，成人では 1 mm となる．成長期では年齢にともない年間平均0.1mm 増加する[29,30]との報告もある．
→ Nasion perpendicular to Pog は成長期では年齢にともない年間平均0.5mm 増加する

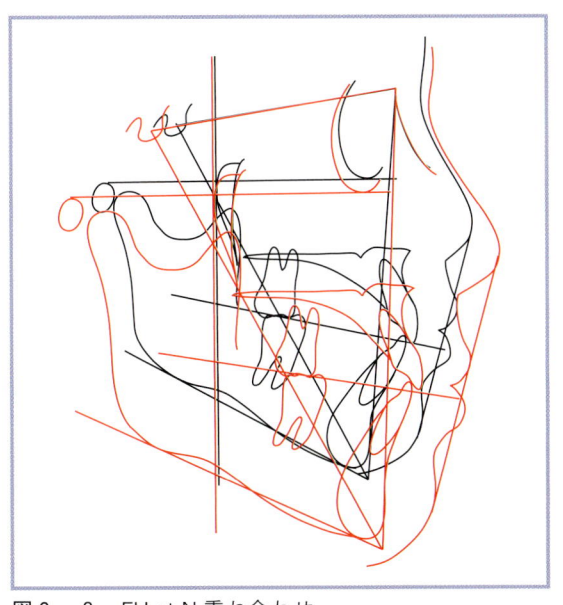

図2−8　FH at N 重ね合わせ．

第 2 章　側面頭部エックス線規格写真による比較検討

Ba - N plane：N 点上での重ね合わせ：上顎骨（歯）の差異，Point A の差異（図 2 - 9）．

＜ポイント＞
→ Point A は N 点とほぼ等量成長するので，角 BaNA は成長による変化は少ない（成長期をとおして 1°程度増加）．

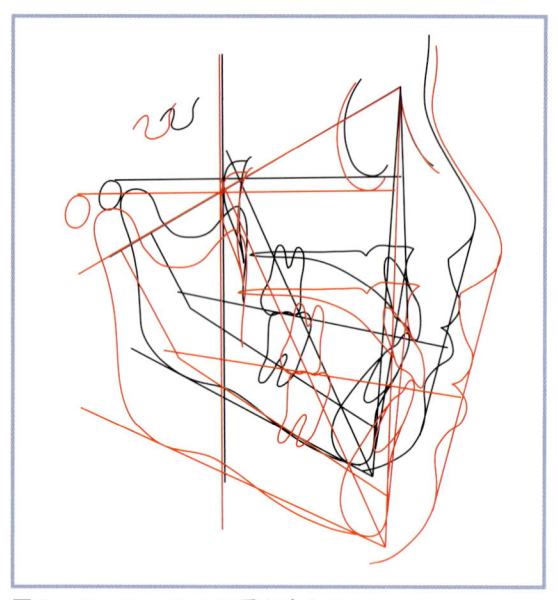

図 2 - 9　Ba - N at N 重ね合わせ．

CC 点上での重ね合わせ：顎顔面全体の差異，Facial axis の差異，オトガイ部の成長，上顎第一大臼歯の差異（図 2 - 10）．

→ **Facial axis は成長により変化しない**（※類似項目の Y-axis の変化とは動態が異なることに注意）．

→ **Facial axis は変化をさせないような治療法が基本**とされる．これには大臼歯の垂直的位置のコントロールが重要である．

→**すべての下顎骨成長に関する記載に共通するが，下顎骨はオトガイ部で見たとき，全体として平均値的には前下方に成長する**．ところが，これとは異なった方向，すなわち前方ないしは下後方に成長するケースがあるので注意を要する．

　前者は骨格性下顎前突，後者は開咬傾向のある場合にみられる．後者の場合はときに下顎頭の吸収性変化がみられたときにも生じる．またヘッドギア・フェイシャルマスク・リバースチンキャップ・チンキャップなどのオトガイに整形的力のかかる治療，機能的顎矯正装置による治療によっても変化し，症例，使い方により前方成分が多くなったり下方成分が多くなったりする．

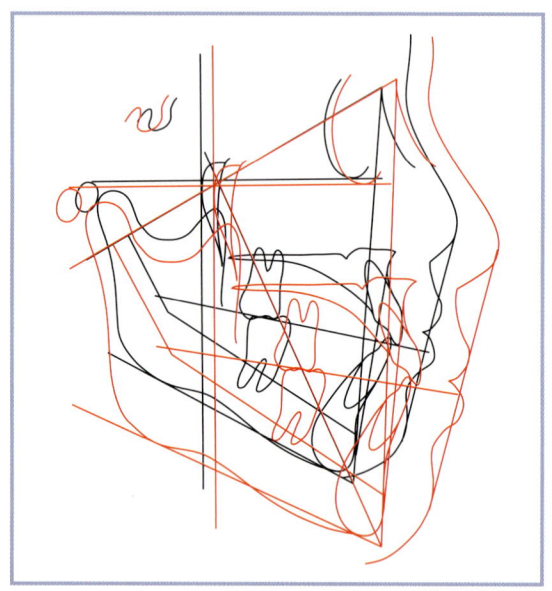

図 2 - 10　Ba - N at CC 重ね合わせ．

＜ポイント＞
→ CC - N，CC - Ba は成長期では年齢とともに，CC - Na 間が年間平均 0.8mm，CC - Ba 間が年間平均 0.7mm 成長する[30]．

● Palatal plane：

ANS 点上での重ね合わせ：上顎歯の差異（図 2 - 11）．

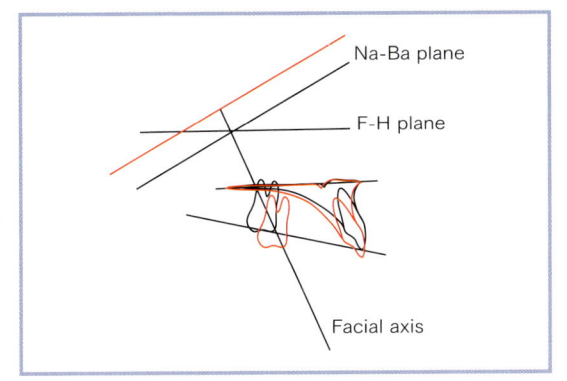

図 2 - 11　Palatal plane at ANS 重ね合わせ．

N - A plane 上での重ね合わせ：上顎歯の差異（図 2 - 12）．

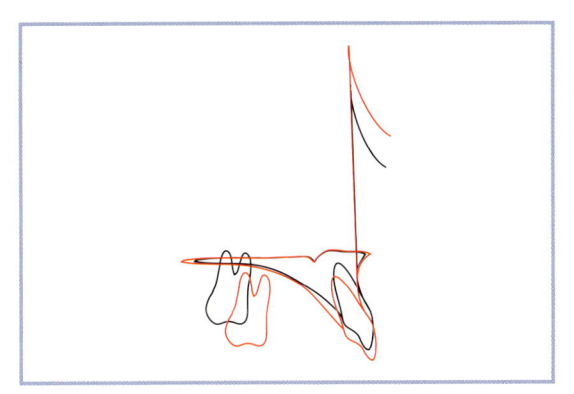

図 2 - 12　Palatal plane at N - A 重ね合わせ．

＜ポイント＞

→上顎中切歯は唇側傾斜しながら萌出し，ほぼ歯軸に沿って，あるいはやや唇側傾斜しながら移動する．上顎第一大臼歯は Facial axis に沿って萌出移動する

● Corpus axis：

Pm 点上での重ね合わせ：下顎骨（歯）の差異，咬合平面の差異（図 2 - 13）．

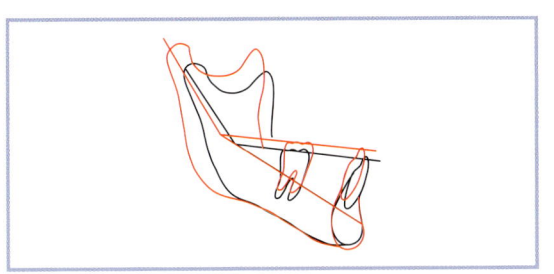

図 2 - 13　Corpus axis at Pm 重ね合わせ．

＜ポイント＞

→ Xi - PM は成長期では年齢にともない年間平均1.5mm 成長する

→下顎臼歯は FH plane に対し直角に上昇，第二乳臼歯の脱落により 1 mm 前方に移動する．

→ Functional occlusal plane は年齢に伴い年間平均0.8mm まっすぐ上方に移動，Corpus axis との角度はほぼ一定で，非常に安定している．

→下顎前歯はやや舌側に移動しながら上方に移動する．

● Mandibular plane：

Symphysis 舌側下面（Me）上での重ね合わせ：下顎骨（歯）の差異，Point B の差異（図 2 - 14）．

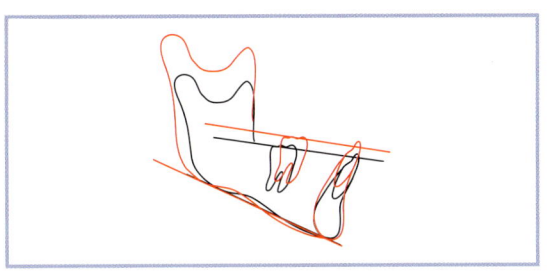

図 2 - 14　Mandibular plane at Symphysis 重ね合わせ．

＜ポイント＞

→下顎中切歯は 6 ～ 8 歳まで唇側傾斜しながら萌出し，その傾向が10歳まで続き，その後は1/3の人が逆方向すなわちやや舌側傾斜しながら移動する[31]

→ Gonial angle [*4] は成長により小さくなる

[*4]：Gonial angle は説明が不要なくらいよく知られている計測項目であるが，本書で扱っている分析方法のなかには記載されていない．Ramus plane と Mandibular plane のなす角である．

● Facial plane：

咬合平面との交点上での重ね合わせ：切歯の差異(図2-15).

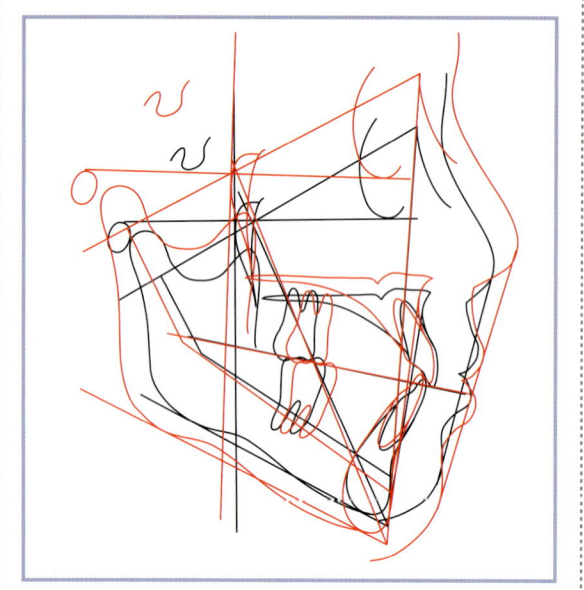

図2-15　Facial plane at occlusal plane 重ね合わせ.

● Esthetic plane：

咬合平面との交点上での重ね合わせ：口唇の差異(図2-16).

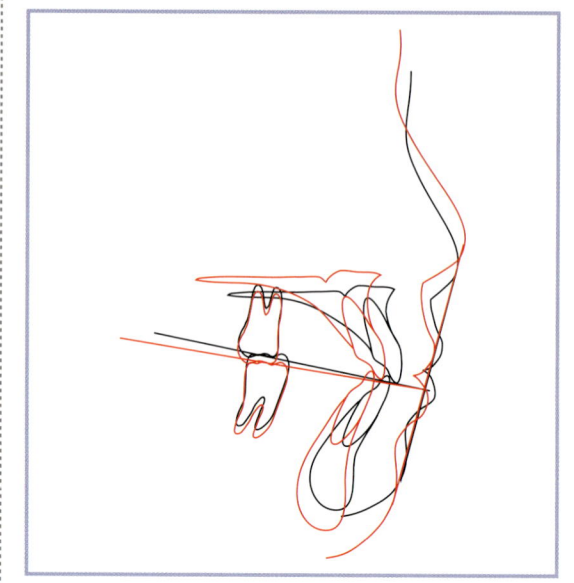

図2-16　Esthetic plane at occlusal plane 重ね合わせ.

＜ポイント＞
→前歯の移動により変化する．抜歯・非抜歯の基準とのかかわりが非常に大きい．

2-2　側面頭部エックス線規格写真トレースの重ね合わせの実際

　側面頭部エックス線規格写真の平均値と患者個人の計測値とを比較すると，1S.D.を逸脱している計測値が目に止まるようになるが，数値を見ただけで画像が浮かぶようなベテランでないかぎり，症例のイメージがわかないこともある．また，いくつかの計測値が平均値に近似した数値であっても，全体像から見るとまったく異なった顎顔面形態を示す場合がある(第1章「ウィッツ分析法」).

　そこで分析に当たる患者個人と，平均値から作成した図とを見比べながら差異を検討する方法が広く用いられている．具体的には以下のように呼ばれる方法などがあるが，いずれも2-1に解説したものと，その応用である．

1．S-N法：

　上記S-N plane をS点で重ね合わせて比較する方法(図2-4).

2．口蓋穹法：

　上記Palatal plane を ANS で重ね合わせる方法(図2-11).

3．シンフィージズ法：

　上記Mandibular plane を Me で重ね合わせる方法(図2-14)[*5].

4．坂本法[32]

S点を通るFH planeに平行な直線と，S点を通りそれに直交する直線とを二次元座標とし，この座標中にAr, Go, Me, Pog, B, L1, U1, A, ANS, Or, N, PNS, Moをプロットする．これらを直線的に結んでできた図形は**プロフィログラム**といい，Williams[33]により考案された．坂本はこれを日本人に応用し，グループⅠ～Ⅴに分けられた各年齢層の平均値による図形を提示した．ここに各個人のセファロトレースを作図することにより，不正咬合の診断が視覚的に可能となった（図2‐17A, B）．

5．リケッツの重ね合わせ法

Rickettsは自身の分析方法に基づいて5つの重ね合わせの部位を提唱し，それぞれに評価すべき事項を具体的に示した．いずれも上記2‐1の図2‐10，図2‐9，図2‐13，図2‐11，図2‐16で解説されているが，改めてまとめて記載する．

- S1：Ba‐N planeをCC点で重ね合わせる
- S2：Ba‐N planeをN点で重ね合わせる
- S3：Corpus axisをPmで重ね合わせる
- S4：Palatal planeをANSで重ね合わせる
- S5：Esthetic planeを咬合平面との交点で重ね合わせる

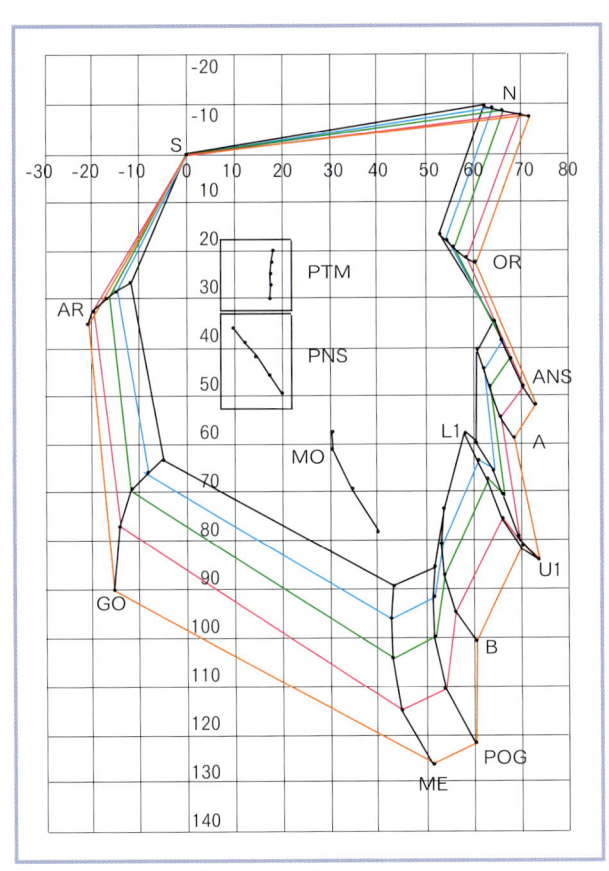

図2‐17A　男子プロフィログラム．

　　　　　　　　　平均年齢
―――　グループⅠ：5歳2か月
―――　グループⅡ：7歳8か月
―――　グループⅢ：10歳3か月
―――　グループⅣ：12歳11か月
―――　グループⅤ：23歳7か月

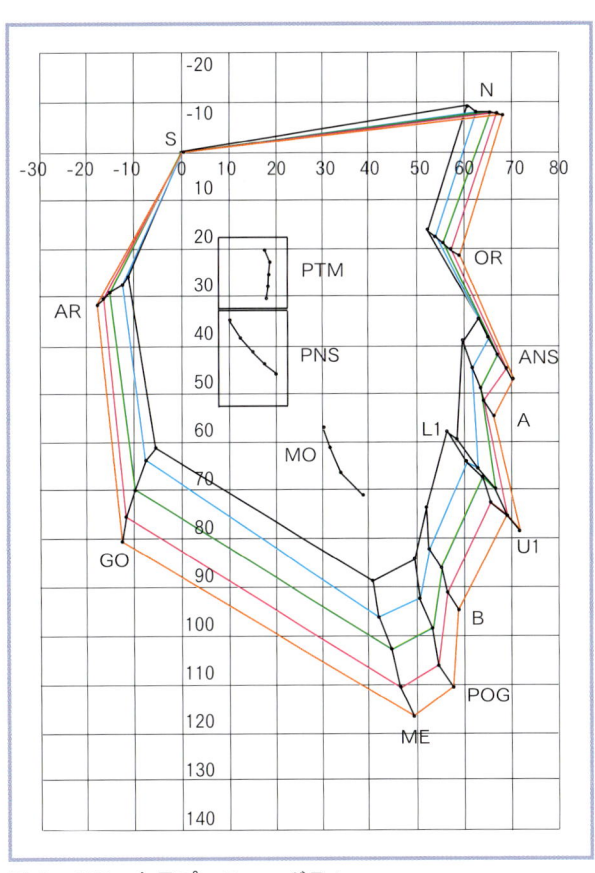

図2‐17B　女子プロフィログラム．

　　　　　　　　　平均年齢
―――　グループⅠ：5歳2か月
―――　グループⅡ：7歳7か月
―――　グループⅢ：10歳3か月
―――　グループⅣ：12歳11か月
―――　グループⅤ：19歳7か月

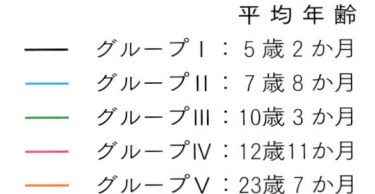

*[5] 図2‐4, 11, 14の各図は上顎前突患者の実例である．日本矯正歯科学会における認定医，専門医審査に提出する資料は，オリジナルトレースおよび重ね合わせを含め，すべて手書きで作成することが求められる．したがって，これらの図のように微妙な"揺れ"はあっても不自然ではない．要は歯の動きや成長変化，治療による変化との整合性を問われているのである．

6．テンプレート

　著者らは平均的な形態を描いたトレースを用いて症状を説明すると理解が得られやすいと考え，その資料として8歳，12歳，16歳において，ほぼすべての計測値が平均値になっているテンプレートを作成した（図2-18〜20）．この原型はテンプレート分析と呼ばれ，Jacobson[34]，Ackerman[35]らに求めることができる．患者個人のトレースに近似する年齢ないし大きさのテンプレートを使用し，重ね合わせ部位をそれぞれ説明することにより，正常像との相違を視覚的にも説明しやすくなった．

　巻末に原寸大のテンプレートを付した．切り離して実際に重ね合わせてみるなどして，説明等に活用していただきたい．

〈目で見る標準〉

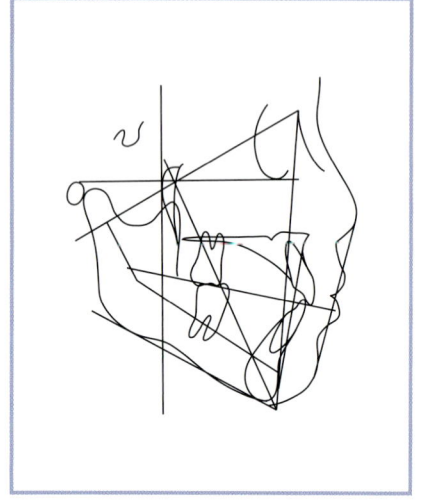

図2-18　日本人8歳正常例． 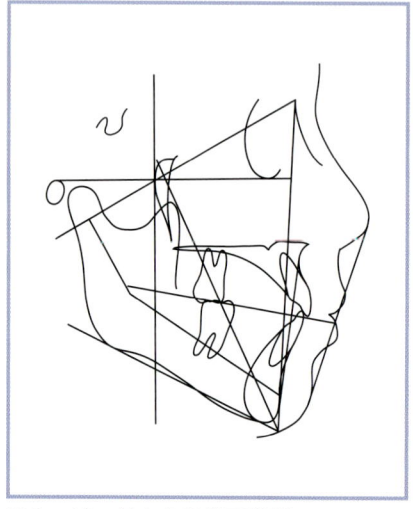　　図2-19　日本人12歳正常例． 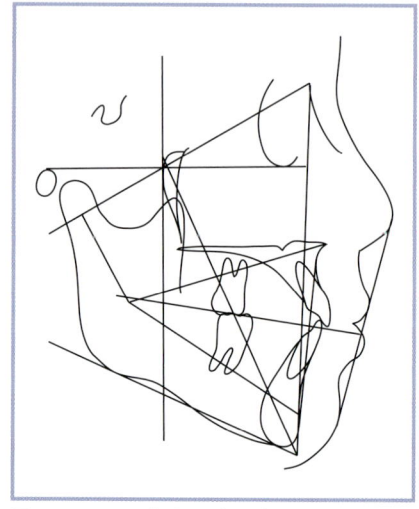　　図2-20　日本人16歳正常例．

3　成長予測と側面頭部エックス線規格写真

　側面頭部エックス線規格写真では経時的な比較が可能なため，成長中の変化を観測した研究により上述のような結果が提示されている．これをさらに進めれば，成長を予測することができるのではないかと考えた先人も多い．

　残念ながら，個々人の成長を正確に予測することは現段階では不可能であるが，成長期の患者に対し，平均的な予測成長量を加味したうえで，治療の効果を織り込んだ治療目標を構築することができる．これを体系化したものがリケッツ分析である[36-38]．

　具体的な方法については割愛するが，コンピュータを用いた分析機器では，成長量をあらかじめ入力して分析を進めるタイプのものも普及している．したがって分析に慣れてきたら，上述の年間成長量を加味した治療方針の立案や，側面頭部エックス線規格写真の重ね合わせに習熟し，成長予測についても一通り学習しておくことをお勧めする[39]．

第3章

診断・治療方針をどのように導くか

1 アーチレングスディスクレパンシーと側面頭部エックス線規格写真との関連および治療目標との結びつき
 ● アーチレングスディスクレパンシー　42
 ● 現実的な目標値を求めるために：スタイナー分析の活用　44

2 歯列の条件による目標値の変更
 ● 大臼歯関係がⅠ級でないときの条件設定の変更　46
 ● 個々の歯の要件による条件設定の変更　47

3 側面頭部エックス線規格写真分析における骨格性の問題をどう変えていくか
 ● 骨格系が平均値(±1S.D.)と異なるとき　47
 ● 平均値の方向に導くことが不可能かつ外科矯正治療ができないケース　48

4 その他の条件

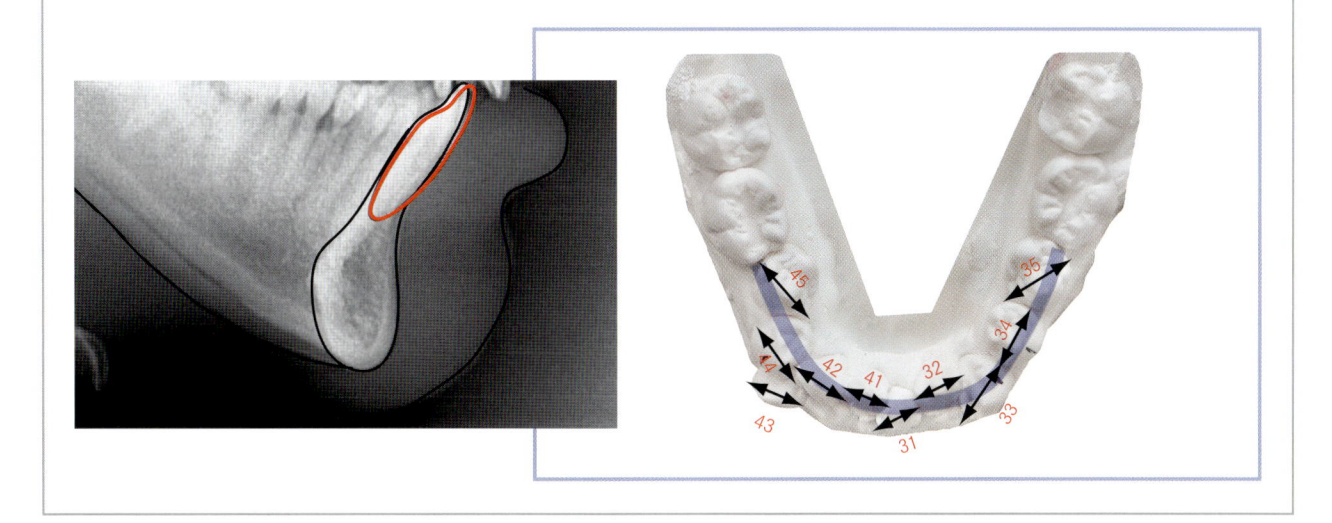

第1，2章では基本的知識を記した．

本章では，ツイード分析におけるアーチレングスディスクレパンシーと側面頭部エックス線規格写真の関係，多くの分析の基本となるスタイナー分析について，さらに進んで骨格性の不正咬合治療の基本的な考え方について述べる．

1 アーチレングスディスクレパンシーと側面頭部エックス線規格写真との関連および治療目標との結びつき

●アーチレングスディスクレパンシー

アーチレングスディスクレパンシー値をゼロに近づける必要性

模型分析と治療計画についてはスタティックな咬合を確立する観点から早期より研究対象とされている[40,41]．

アーチレングスディスクレパンシーとは歯槽基底周長（歯を収容する歯槽部の大きさ）と，歯の近遠心幅径の総和にどれくらい"差異"があるかを算出した数値である（図3-1参照）．大多数の症例はこの値がゼロではないため，これを解消する必要性が生じてくる．

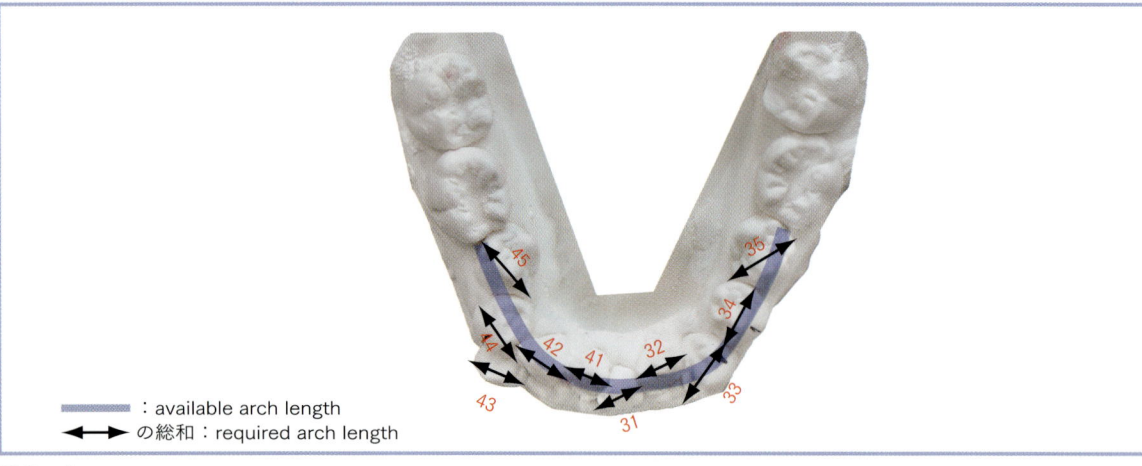

図3-1

アーチレングスディスクレパンシーの算出

下顎のスタディモデルを用いて左右第二小臼歯遠心面間の歯根尖付近歯槽部円周距離を真鍮線などで測り，その値から左右第二小臼歯間に存在する歯冠近遠心幅径総和を減じて求める．

しかし，この方法では歯列弓上の"ライン"をどこに置くかを決めることがなかなか困難である場合も多く，Jarabackによるブロークン・コンタクト法（変法）を推奨するものが多い[42]．この方法は歯列周長の過不足がある部分を部位ごとに算出し，その総和を求めるものである．

未萌出歯・埋伏歯：小野ら[43]の方法，Moyers法[44]などが紹介されることも多いが，簡便には咬合法エックス線写真などから拡大率などを考慮して測定する．

欠損歯：同名対称歯ないし平均値を代入して求める．

- 側面頭部エックス線規格写真上で治療目標を立てる
  → いかにして良好な顔貌が得られるかをつねに念頭に置く
  → 下顎前歯をどこに位置づけるかの目標設定がスタートポイント

第1，2章でも一部触れたが，下顎前歯の位置づけによって側貌の審美性が大きく変わるため，矯正治療の治療目標の設定としての優先順位が非常に高い．一般的に日本では側貌の審美性が取り上げられる場面が少ないので違和感があるかもしれないが，これは欧米の文化であり，そこから導入された治療であるがゆえの宿命である．そこで側面頭部エックス線規格写真のトレース上で下顎前歯を目標とする位置に治す作業を head plate correction とよぶ．

具体的には下顎前歯歯軸と基準平面のなす角度について，目標値と計測値との"差異"を解消する作業となる．目標値は表1-4-2（第1章 P.15）を参照されたい．

トータルディスクレパンシーを求める
→ アーチレングスディスクレパンシー ＋ セファロメトリックディスクレパンシー
→ ※ －4.0mm（基準）以下の場合，抜歯の適応となる

両者の数値を扱う場合，下顎前歯の位置を表す単位が角度であるため，下顎前歯歯軸2.5°の移動を下顎前歯切縁の移動距離1mm相当と換算する．唇側移動ではプラス，舌側移動ではマイナスの値となる．この作業を直接的にトレース上で切縁の必要移動距離として測っても良い．いずれも片側の移動量なので，両側とするには値を2倍する必要があり，この値をセファロメトリックディスクレパンシー（cephalometric discrepancy）と呼ぶ．そしてアーチレングスディスクレパンシーとの和をトータルディスクレパンシーと呼び，－4.0mm を基準としてそれ以下である場合，抜歯の適応となる（図3-2A, B）．

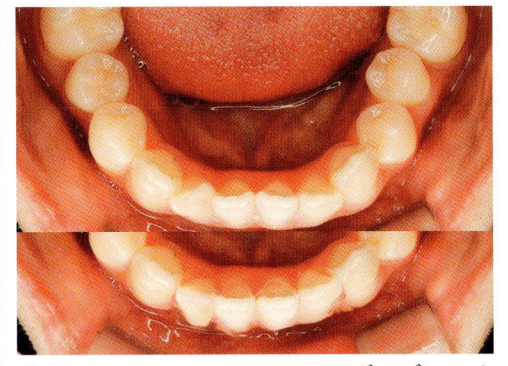

図3-2A　2mmのアーチレングスディスクレパンシーをもつ症例（上）の歯列弓を前方に1mm拡大した時の予測図．拡大量は左右側にそれぞれ等量の効果をもたらすので，2mmのアーチレングスディスクレパンシーが解消される．

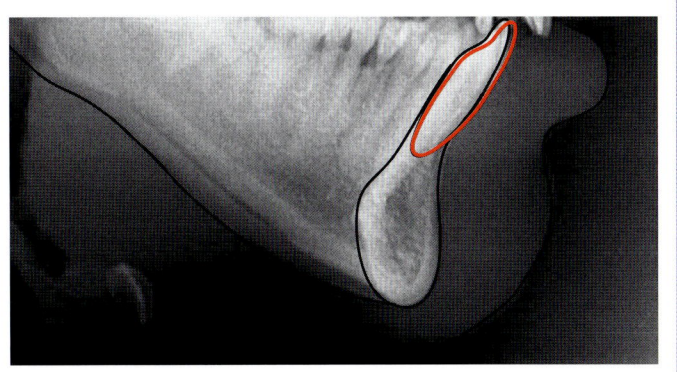

図3-2B　側面頭部エックス線規格写真トレース上での下顎前歯歯軸の変化とアーチレングスディスクレパンシーの関係．下顎前歯歯軸を前方に2.5°の傾斜は切縁での1mmの唇側移動に相当し，アーチレングスディスクレパンシーに対しては＋2mmの効果をもたらす．

●現実的な目標値を求めるために：スタイナー分析の活用

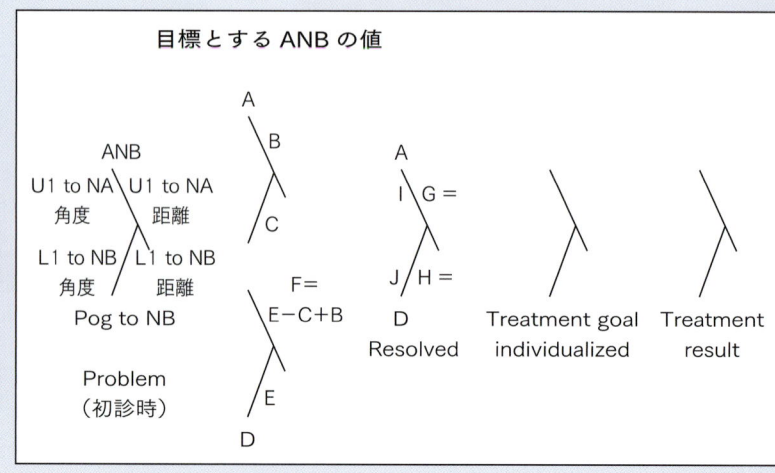

しかし，理想の目標値を達成できないことも多く，実際の臨床ではいろいろと操作しなければならない場面に遭遇する．

そこでSteinerは抜歯・非抜歯を含めて，さらなる具体的方法を提示した．その手順を図3-3に示す．スタイナー分析において考慮されるような図中の①～⑧の項目は，側面頭部エックス線規格写真と模型を基にした治療計画を立案するうえでの基本中の基本となる項目であるので，症例を見るときにはつねに意識しておくべき事項である．

③に関しては，側方への拡大は禁忌とされることも多いが，舌側に傾斜している臼歯部を整直することはおおむね認められているので，現在の第一大臼歯間幅径と整直されたそれとの差を計って2倍する．拡大が可能かどうか迷ったときには，正貌頭部エックス線規格写真分析の歯槽基底と歯冠部の位置に関する数値を参照するとよい．

計測項目	男子(10歳9か月) 平均値	S.D.	女子(10歳9か月) 平均値	S.D	成人 平均値	S.D	計測値 治療前	治療後
SNA	81.0	3.1	81.5	3.4	81.5	3.5		
SNB	76.2	3.1	77.2	3.0	77.6	3.7		
ANB	4.9	1.7	4.1	1.8	3.7	1.9		
Upper 1 to NA(mm)	5.5	1.7	6.2	1.9	5.4	2.2		
Upper 1 to NA	23.5	4.7	24.7	5.2	22.1	7.0		
Lower 1 to NB(mm)	7.8	1.7	7.8	2.4	7.4	2.4		
Lower 1 to NB	31.5	4.5	31.0	6.6	29.5	5.5		
Pog to NB(mm)	0.4	1.4	0.4	1.2	1.9	1.5		
Interincisal angle	120.3	5.8	120.3	10.1	124.7	8.8		
Occlusal plane to SN	21.0	3.8	19.20	3.7	15.1	4.8		
Go-Gn to SN	36.4	4.3	36.1	4.6	30.4	6.3		

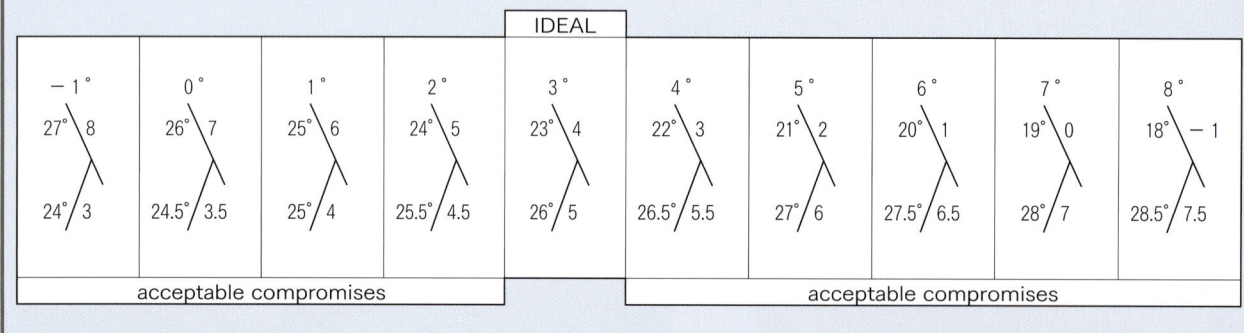

スタイナー分析の具体的手順

1. **A**の目標ANB値を決定し，それに対応する**B, C**の値をIDEALまたはacceptable compromisesの組み合わせ数値から転記する．
   （ANBが1SDより大きい場合は，慣習的に計測したANBの値の1/2に1°を加えた値を用いることがある）
2. **D**の値を決定する．（成長がある症例では遺伝的な要素を鑑みながら値を決める．実際的には計測値に1～2mmプラスする）
3. **E**の値を決定する．（ここでは理想値を掲げるのでHoldawayの理論D＝Eないし，それを日本人に当てはめた納村ら[55]の理論D：E＝1：4を用いる．また日本人ではポゴニオンの発達が弱いため，慣習的に2～3mmプラスして設定することもある）
4. **F**を計算する．
5. Resolvedと呼ばれる値の組み合わせを算出する（**G, H**）．
6. **G**に近似するUpper 1 to NA距離値をIDEALまたはacceptable compromisesのなかから見つけ，対応する角度**I**を転記する．
7. **H**に近似するLower 1 to NB距離値をIDEALまたはacceptable compromisesのなかから見つけ，対応する角度**J**を転記する．
8. ①はある下顎前歯が著しく歯列弓から外れている場合に，隣在歯と良好な配列関係が得られる位置まで移動した状態から考え始めるので，その移動距離を記入．唇側方向プラス側，舌側方向マイナス側．同様にV字歯列のような場合にも正常なアーチフォームを想像で描いたところに修正してから考え始める．この分をLower 1 to NB距離値に加算または減算し，値を修正してProblemに記載する．
9. ②はアーチレングスディスクレパンシーの絶対値を記入．（空隙歯列はプラス側，叢生歯列はマイナス側）
10. ③は歯列弓の側方変化量．（拡大する場合はプラス側，縮小する場合はマイナス側，2倍した値を記入）
11. ④は初診時のLower 1 to NB距離値の目標数値をResolvedのLower 1 to NB距離値と仮定しその差を2倍する（歯列弓両側に及ぶため）．
    舌側移動する場合はマイナス側，唇側移動する場合はプラス側に記入．
12. ⑤はSpee湾曲：前歯切縁と第一大臼歯咬頭でつくられる平面から小臼歯部の最深咬頭までの垂直距離．左右の平均値を算出し，そのままの値をマイナス側に記入．
13. ⑥は左右それぞれの下顎第一大臼歯の移動量を合算して記入．近心方向はマイナス側，遠心方向はプラス側．
    遠心方向の移動についてSteinerは深いSpee湾曲是正時やTweedのanchorage preparation[51]により可能としている．
14. ⑦は下顎第二乳臼歯がある場合，下顎第二小臼歯との歯冠近遠心幅径の差を片側約2mmとしてプラス側に記入
15. ⑧はclass II顎間エラスティックを使用する予定がある場合には大臼歯の近心移動が起こるので，片側につき通常2mmとしてマイナス側に記入
16. ⑨は⑧までのトータルの結果，マイナスの値が大きい場合は便宜抜歯を行う．ただし，抑制をしないかぎり抜歯空隙の1/3は大臼歯が近心移動するとされているので，抜歯する歯の近遠心幅径和をプラス側に，その1/3をマイナス側に記入
17. Total Netが0に近ければLower 1 to NB距離値の目標設定が適切と考え，Treatment goal individualizedとして確定する．
18. Total Netが0から離れている場合は，①④以外の項目を再検討し，最後は④の値を調整する．結果，Lower 1 to NB距離を何ミリメートル唇側または舌側に移動できるかがでてくるので，この値をProblemのそれに加算減算し，Treatment goal individualizedとして確定する．
19. Treatment goal individualizedでだされたLower 1 to NB距離値とResolvedのその値との差をResolvedのUpper 1 to NA距離値にも加算減算し，Upper 1 to NAもTreatment goal individualizedを確定する．
20. Upper 1 to NA角度およびLower 1 to NB角度は，Treatment goal individualizedのUpper 1 to NA距離値およびLower 1 to NB距離値に近似する値をIDEALまたはacceptable compromisesのなかから見つけ，対応する角度値を選んで転記する．

※12，14の行程はオリジナルのスタイナー法[11]にはないがJarabackにより追加されたと思われ，現在このかたちで用いられていることが多い．

図3-3 スタイナー分析による治療目標の設定．

なお，スタイナー分析の臨床応用は第4章の症例2も参照されたい．

※注意：スタイナー分析の平均値を示す表中で用いられているANB, Upper 1 to NA, Lower 1 to NBおよびPogonion to NBの値はMiuraら[12]，宍倉[13]による数値であり，下部の"acceptable compromises"で採用されているそれら[45]とは異なっている．これは前者が日本人の良好な咬合，および顔貌を有するものを対象として平均値を算出しているのに対し，後者は日本人と日系米国人の矯正歯科治療終了後の症例を対象としているためである．前者は論文中に平均値および標準偏差が示されているが，後者ではそれらが示されていない．したがって，症例分析ならびに治療結果を検討するときの平均値比較については前者を用いる．

2 歯列の条件による目標値の変更

本項以下，用語の使い方で以下の2つは明確に使い分けていただきたい．

- 大臼歯関係のⅠ，Ⅱ，Ⅲ級：臼歯関係のみを分類
- 骨格性Ⅰ，Ⅱ，Ⅲ級：側面頭部エックス線規格写真の分析値として分類

●大臼歯関係がⅠ級でないときの条件設定の変更

前項で，下顎前歯の目標位置がスタイナー分析などにより導かれて決まることがわかった．このときに下顎第一大臼歯の位置目標が得られている．

この位置で上顎第一大臼歯との対咬関係が予測され，上顎第一大臼歯の移動方向と量が判断できる．

骨格的な状態がどのようでも，大臼歯の対咬関係はさまざまである．そこで下顎第一大臼歯を目標位置に動かしたときの状態を想定し，どのような対処法があるかをまとめる．

Ⅱ級の大臼歯関係のとき：

上顎第一大臼歯の遠心移動が必要となった場合は，第二大臼歯，第三大臼歯の存在・萌出の有無で動きが異なるが，
①移動可能な場合：必要なメカニクスを適応する．

②移動困難である場合：下顎前歯の目標位置の修正，抜歯部位の変更（具体的な例として下顎を非抜歯として上顎小臼歯のみを抜歯し，Ⅱ級の大臼歯関係にする方法など）などの方法がある．

Ⅲ級の大臼歯関係のとき：

下顎も抜歯の計画ならば上顎小臼歯も抜歯となり上顎第一大臼歯の近心移動を行うのが一般的である．

上顎小臼歯非抜歯の場合は，

① class Ⅲ elastics（MEAW テクニック[46]の併用も）の使用
② 下顎前歯の目標位置の修正をする
③ Ⅲ級の大臼歯関係にする

などの方法がある．

Ⅲ級の大臼歯関係とした場合には，上顎第二大臼歯の対合歯が下顎第三大臼歯となるため，下顎第三大臼歯が利用できないときは，上顎第二大臼歯が無咬合となることを考慮に入れなければならない．

※参考：抜歯症例を扱うときの下顎第一大臼歯の近心移動許容量を表す言葉として，
- maximum anchorage：抜歯空隙の1/4以下の動きしか許容されない場合，
- moderate anchorage：抜歯空隙の1/4〜1/2程度の動きが許容される場合，
- minimum anchorage：抜歯空隙の1/2以上動かす場合
という用語を使う．

これについては治療のメカニクスも含めアンカレッジ（Anchorage）の概念を詳述しなくてはならないため，関連の書籍[47]を参照することをお勧めする．

抜歯スペースを十分に活かしたい場合は，第二大臼歯萌出まで抜歯を待つほうが安全

経験的に，抜歯症例における大臼歯の動向については，永久歯列と混合歯列ではかなり異なる．第二大臼歯萌出前までに抜歯をした場合は，小臼歯抜歯のスペースがかなりの割合で大臼歯の近心移動で消費されてしまう．また，永久歯列での大臼歯の動向は第4章の症例8で述べる顔面骨格の構造で変わる．抜歯スペースを十分に活かしたい場合は，第二大臼歯萌出まで抜歯を待つほうが安全であろう．

●個々の歯の要件による条件設定の変更

上下歯列正中線偏位がある

→骨格性偏位と歯槽性偏位を正面頭部エックス線規格写真などで鑑別する必要がある．
→原因の考察と改善に対する計画
骨格性偏位：下顎骨の水平的回転の有無・咬合平面傾斜の有無を確認

→これらの程度が大きいほど，外科矯正治療の必要性が高まる．
歯槽性偏位：上下第一大臼歯関係が左右で異なることが原因である場合，上記の考慮に戻る．

咬合の目標を先に決める場合→セットアップモデルの活用

- 歯の近遠心幅径が左右同名歯で異なる場合などでは，**抜歯治療か非抜歯治療か，大まかな判断をしたうえでセットアップモデルを作成し，咬合の目標を決める．**
  大臼歯は大きな移動が難しいため先に位置が決まってくるので，その位置を前提に数値を調整して，試行錯誤のうえ下顎前歯の位置を設定する．
- 歯の欠損，埋伏歯，補綴歯，歯周疾患罹患歯などがある場合，それらの歯の予後の判定から最終的処置を決定し，上記同様，セットアップモデルを作成することから決めていくことが望ましい．

3 側面頭部エックス線規格写真分析における骨格性の問題をどう変えていくか

第4章で，外科矯正治療を考慮するような骨格性の問題があるⅡ級およびⅢ級症例について解説しているので，参照していただきたい．

●骨格系が平均値（±1S.D.）と異なるとき

平均値の方向に導く治療
- 成長期→成長のコントロールを行う
  - 上顎成長抑制：ヘッドギア
  - 下顎成長抑制：チンキャップ
    （下顎骨の成長量自体を抑制するのではなく，成長方向を水平方向から垂直方向へ変える→Facial axis, Y-axis 等の変化）
  - 上顎成長促進：フェイシャルマスク，リバースチンキャップ
  - 下顎成長促進：機能的顎矯正装置
- 成長期を過ぎている場合
  - 外科矯正治療の適用
  - 骨格性のⅡ級不正咬合では，成長が終了していてもハーブスト装置（Harbst appliance）などによる治療[48]も可能

●平均値の方向に導くことが不可能かつ外科矯正治療ができないケース

> このような症例において，一律に平均値に近づけようとする努力は，
> 治療が困難であるばかりか患者負担も増大する

　骨格系コントロールの限界および予後を認識する必要があるので，初心者の取り組む症例ではない．一般論としては，歯周組織への影響を最小限にとどめ，主訴の改善に努めるべきである．そもそも歯の移動にすら困難をきたすので，このようなケースではコルチコトミー[49,50]を併用したり，インプラントを含む補綴治療や審美修復を応用したりしたほうが無理なく治療できる症例も多い．

> あえて数値の改善を目指さない

　極論であるが，側面頭部エックス線規格写真分析における治療目標は側貌から評価した審美性であるため，骨格系が著しく平均値から離れている場合は，あえて数値の改善を目指さず咬合の安定を図ることを目指したほうがよい．咬合の安定を判断するうえでは，上下の対咬する歯槽基底（根尖相当部歯槽骨）の位置の違いを認識することが重要である．この部分の不調和が大きいケースについては詳細な予後の報告がないので，一生涯をフォローしていく気概で取り組む姿勢が臨床医の姿であると考える．

4 その他の条件

　下記のような症例では，分析により導かれた数値の解釈や治療目標にも特別な配慮をしなければならないことがあるので，さらにその方面の専門書をひもといてほしい．

> **分析による数値の解釈・治療目標に特別な配慮を要する場合**
> ❶先天異常などにより口腔内に影響が現れている症例
> ❷成長量・方向が著しく平均値と離れている症例
> ❸顎関節症状を有する症例
> ❹悪習癖を有する症例
>
> 外科矯正治療を含め，これらの症例は矯正治療自体に健康保険が認められることも多いため，取扱い指定を受けた医療機関があることを伝える義務がある．

第4章

典型的な不正咬合症例をとおして学ぶ
―臨床においてよく見る症例の診断,治療目標の設定,
治療評価について―

1 アングルⅠ級不正咬合
　● 成人症例(症例1)　50

2 アングルⅡ級不正咬合
　● 成人期の治療(症例2)　57
　● ヘルマン分類ⅢA期の早期治療(症例3)　66
　● ヘルマン分類ⅢB～ⅢC期の治療(症例4)　74
　● ヘルマン分類ⅣA期の治療(症例5)　85

3 アングルⅢ級不正咬合
　● 早期診断(症例6)　93
　● 成長終了後の症例(外科併用矯正治療とのボーダーライン症例)(症例7)　104

4 開咬や過蓋咬合など上下顎の垂直的な問題に対する診断
　● 開咬症例(症例8)　113
　● 開咬症例：垂直的顎関係を評価するには　120

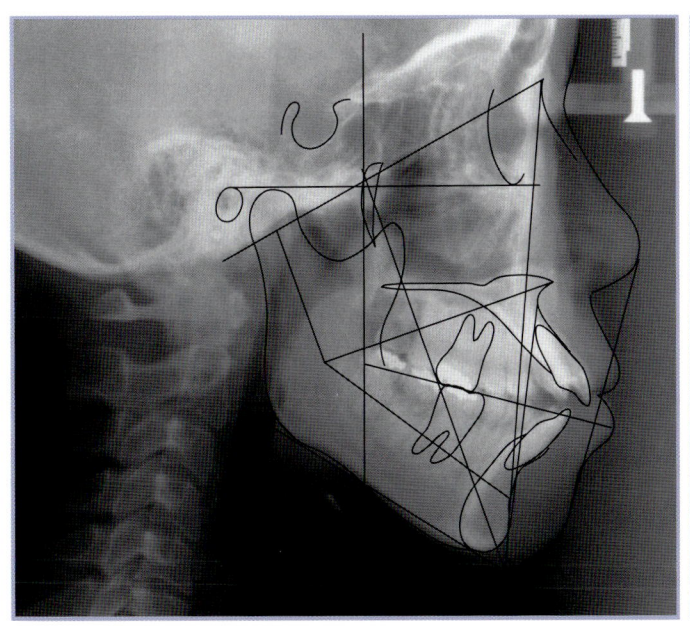

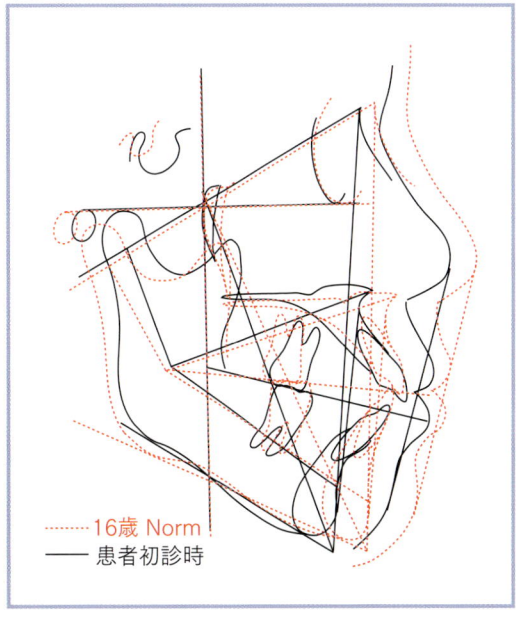

.... 16歳 Norm
――― 患者初診時

第4章　典型的な不正咬合症例をとおして学ぶ—臨床においてよく見る症例の診断，治療目標の設定，治療評価について—

　本章では臨床でよく見られる不正咬合をアングルの不正咬合の分類に準じて分類し，診断，治療方針の立案，治療結果の分析について検討する．

　症例はすべて遺伝的および系統的な疾患や，外傷などの既往のない不正咬合症例を選んだ．また，いわゆる「チャンピオンケース」ではなく，臨床で遭遇したときに多少頭をひねったり，陥りやすいことを含んでいたりするものを選択した．

　側面頭部エックス線規格写真を基にした診断，治療方針の立案は，本書に挙げた分析法のいずれか，ないしは組み合わせで用いることが多い．慣れないうちはどの方法が良いか迷うこともしばしばあるが，本章に挙げた症例をみれば，年齢や症状に合った分析法はどれかが把握しやすい．いくつかの分析法によって多角的に見ることで，分析方法の特徴や適用が会得できるだろう．

〈各分析表中の計測値の色分け〉
黒字：1S.D.範囲内　　緑字：1S.D.〜2S.D.　　青字：2S.D.〜3S.D.　　赤字：3S.D.〜

1　アングルⅠ級不正咬合

● 成人症例

症例1　30歳，女性

資料：初診時
・側面頭部エックス線規格写真（図4-1A）
・16歳Normとの重ね合わせ FH plane at CF（B）
・口腔内・顔面写真（C）

図4-2A　本症例の"鼻"を低くした場合のイメージ
　→著しい上下顎前突を呈す．
図4-2B　図4-2Aでさらに上顎第一大臼歯を平均値に，下顎第一大臼歯をⅢ級の関係におき，前歯および口唇をそれに合わせて描いた→同じAO-BOの値でも下顎前突様顔貌に変わる．

症例1のポイント

　本症例はアングルⅠ級不正咬合で，骨格的にも特別問題を有しない．しかし，N点とPoint A，Point Bの相対的位置関係が分析値に与える影響や，顎や歯に関係のない鼻の高さが診断にどうかかわるかなどに注目したい．また，前歯・口唇軟組織の関係とツイード分析に照らした抜歯基準の考察を行い，治療結果について論じる．

各法による側面頭部エックス線規格写真分析値と平均値の比較

各分析法から得られた特徴を記す．

1　アングルⅠ級不正咬合　症例1

症例1　30歳，女性：初診時（図4-1〜2）

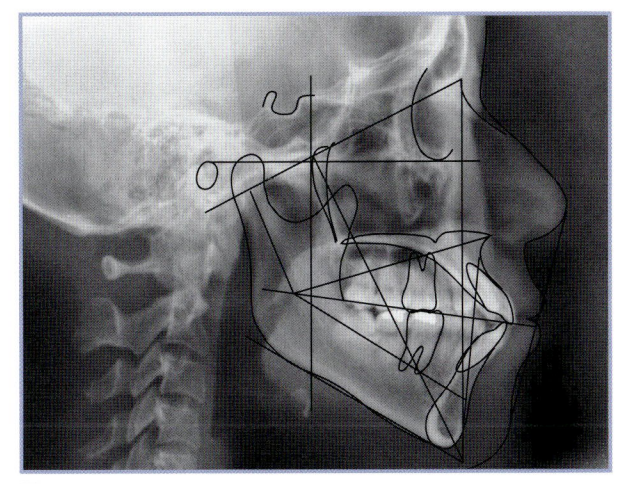

図4-1A

FH plane at CF
.... 16歳　Norm
───── 患者初診時

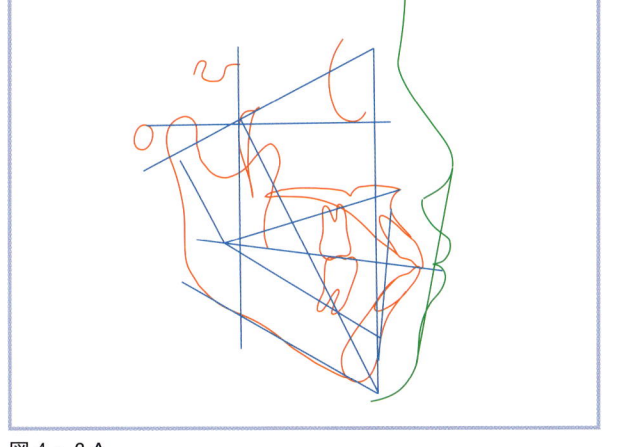

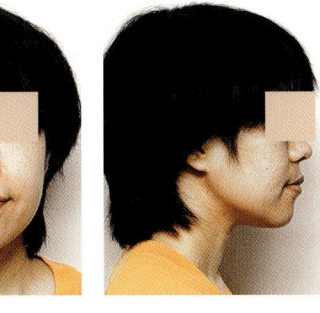

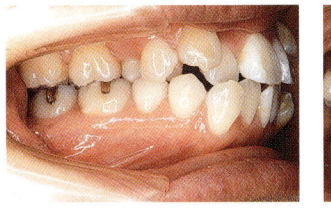

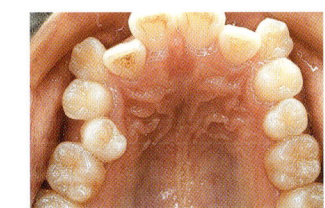

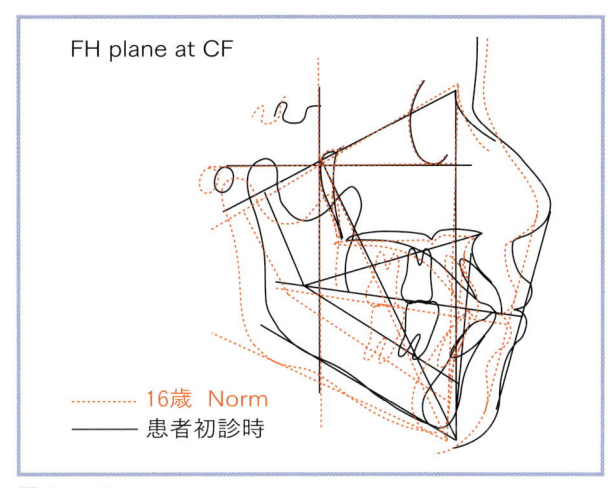

図4-1B

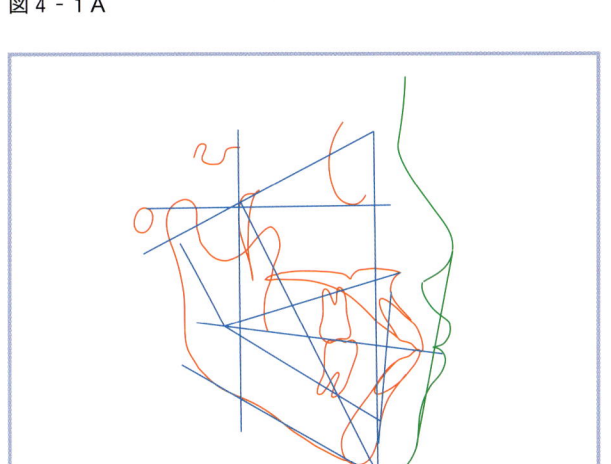

図4-2A

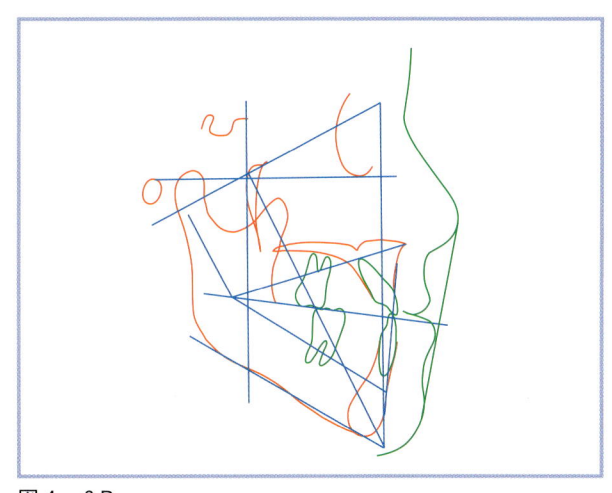

図4-2B

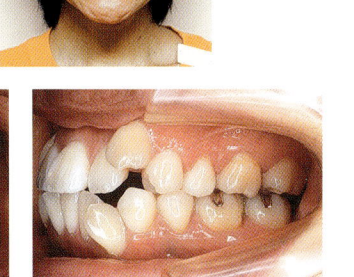

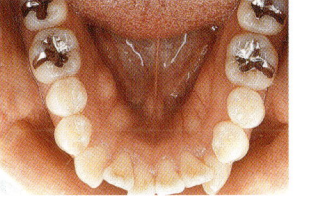

図4-2C

51

第4章　典型的な不正咬合症例をとおして学ぶ―臨床においてよく見る症例の診断，治療目標の設定，治療評価について―

表4-1-1　ダウンズ分析による計測値．

骨格系計測項目	平均値（女子）	S.D.	治療前	治療後
Facial angle	84.8	3.1	90.3	90.3
Angle of convexity	7.6	5.0	10.9	10.6
A-B plane to facial plane	−4.8	3.5	−0.8	−0.8
Mandibular plane angle	28.8	5.2	29.9	29.9
Y-axis to frackfort plane	65.4	5.6	62.6	62.6
歯系計測項目				
Cant of occlusal plane	11.4	3.6	5.8	8.7
Interincisal angle	124.1	7.6	97.3	108.4
Lower 1 to mandibular plane angle	6.3	5.8	16.2	6.5
Lower 1 to occlusal plane angle	23.8	5.3	40.3	27.7
Distance upper 1 to facial convexity plane A-P (mm)	8.9	1.9	14.6	13.1

ダウンズ分析（表4-1-1）

骨格系：Facial angle, A-B plane to facial plane が1S.D. 以上である．

歯系：Interincisal angle, Lower 1 to occlusal plane angle, Distance upper 1 to facial convexity plane が3S.D. 以上であり，Cant of occlusal plane, Lower 1 to mandibular plane angle が1S.D. 以上である．

表4-1-2　ツイード分析による計測値．

計測項目	平均値	S.D.	治療前	治療後
FMA	27.3	3.1	29.9	29.9
IMPA	95.5	3.1	106.2	96.5
FMIA	57.2	3.9	43.9	53.6

ツイード分析（表4-1-2）

IMPA は3S.D. 以上で，FMIA は3S.D. 以下である．

表4-1-5　ウィッツ分析による計測値．

計測項目	平均値（女子）	S.D.	治療前	治療後
AO-BO (mm)	−1.1	1.8	−3.3	−5.8

ウィッツ分析（表4-1-5）

1S.D. 以下である．咬合平面が平坦なため，多少大きめの数値がでているはずである．

表4-1-3　スタイナー分析による計測値．

計測項目	平均値（成人）	S.D.	治療前	治療後
SNA	81.5	3.5	87.3	86.8
SNB	77.6	3.7	84.9	84.3
ANB	3.7	1.9	2.4	2.5
Upper 1 to NA (mm)	5.4	2.2	10.0	8.4
Upper 1 to NA	22.1	7.0	31.1	29.7
Lower 1 to NB (mm)	7.4	2.4	13.3	8.3
Lower 1 to NB	29.5	5.5	49.1	39.6
Pog to NB (mm)	1.9	1.5	−5.8	−5.8
Interincisal angle	124.7	8.8	97.3	108.4
Occlusal plane to SN	15.1	4.8	14.5	17.0
Go-Gn to SN	30.4	6.3	37.7	37.7

スタイナー分析（表4-1-3）

骨格系：SNA, SNB が1S.D. 以上のため，Point A, Point B は Nasion に対して相対的に前方にある可能性がある．ウィッツ分析の項で，Nasion と Point A, Point B の相対的位置関係により，ANB がどのように変化するかを見てきたが，Point A, Point B ともにより前方に位置する場合は ANB 値が大きめになる．にもかかわらず，本症例は ANB が1S.D. 以内であるので，本来の ANB はさらに小さいと推定され，骨格性下顎前突のそれに類似することが示唆される．Pog to NB は3S.D. 以下，Go-Gn to SN は1S.D. 以上である．

歯系：occlusal plane to SN 以外，1〜3S.D. 以上差異があった．

表4-1-4 リケッツ分析による計測値.

計測項目	平均値(20歳女子)	C.D.	治療前	治療後
Field I　歯に関する問題				
Interincisal angle	124.5	5.8	97.3	108.4
Field II　上下顎の関係				
Convexity of point A	4.7	3.7	5.8	5.7
Lower facial height	48.6	4.1	47.1	47.1
Field III　歯と骨格の関係				
Upper molar to PTV	18.0	2.7	32.2	32.7
Mandibular incisor protrusion(mm)	3.6	2.8	13.9	9.2
Mandibular incisor inclination	23.5	4.4	40.8	31.4
Field IV　審美性に関する問題				
Lower lip to E-plane	1.4	2.0	2.0	−1.2
Field V　頭蓋と顔面の関係				
Facial depth	88.3	3.0	90.3	90.3
Facial axis	85.9	4.1	89.6	89.6
Mandibular plane angle	24.9	5.9	29.9	29.9
Field VI　内部構造				
Mandibular arc	28.0	4.0	37.5	37.5

リケッツ分析(表4-1-4)

骨格と歯の関係を表す3項目およびInterincisal angleは3S.D.以上の差異がある．内部構造のMandibular arcが2S.D.以上である．

表4-1-6 マクナマラ分析による計測値.

計測項目	平均値(成人女子)	S.D.	治療前	治療後
軟組織および頭蓋底に対する上顎の位置				
Nasolabial angle	99.0	9.0	103.9	108.0
Nasion perpendicular to point A (mm)	−0.7	3.2	6.1	6.0
上下顎の関係				
Midfacial length (Cd-A) (mm)	91.5	4.7	91.5	91.3
Mandibular length (Cd-Gn) (mm)	121.5	5.5	128.4	128.4
Max./Mand. Differential (mm)	30.0	3.6	36.9	37.1
Lower anterior facial height (ANS-Menton) (mm)	71.0	4.6	76.8	76.8
FH plane to mandibular plane angle (degree)	26.5	6.2	29.9	29.9
Facial axis (Ba-Pt-Gn) (degree)	−3.4	3.7	−0.4	−0.4
頭蓋底に対する下顎の位置				
Nasion perpendicular to Pog (mm)	−7.3	6.7	0.6	0.6
歯　列				
U1 to point A perpendicular (mm)	5.3	2.2	12.4	11.0
L1 to A-Po (mm)	4.9	2.7	13.9	9.2

マクナマラ分析(表4-1-6)

Nasolabial angleは1S.D.以内である．Nasion perpendicular to point Aは2S.D.に近い前方位，Nasion perpendicular to Pogが1S.D.以上であることから，Point Aおよびポゴニオンが，ともにNasionに対して相対的に前方にあるといえる．Midfacial lengthは平均値に等しいので，Nasion perpendicular to point Aが2S.D.近く前方位にある状態はN点の後方位(前頭蓋底の短さ)に起因すると考えられる．

Max./Mand. Differential が 1 S.D. 以上になっている．Midfacial length 91.5mm に対する Mandibular length および Lower anterior facial height の値を表 1 - 9（P.24）から読むと，Mandibular length は 115〜118mm，Lower anterior facial height が 63〜64mm なので，相対的に下顎骨ならびに下顔面高径が大きいことが示される．その他，上下顎前歯の位置に関する項目は 2〜3 S.D. 以上唇側傾斜している．

診断と治療方針の立案

第 1 章で述べたように，各分析法の特徴により得られる情報には特徴がある．本症例は Nasion に対して相対的に前方にある上下顎骨（とくに下顎骨は骨長自体が長い），上下顎前歯の強い唇側傾斜，Inter-incisal angle が小さいことなどが，各分析から導きだされた．

●診断：抜歯の判断について─側面頭部エックス線規格写真分析上での判断

本症例におけるツイード分析では FMIA が 43.9°であり，これを平均の角度（ここでは 57.2°を用いている）にするには 13.3°の下顎前歯切縁の舌側傾斜が必要で，これを距離に直すと 2.5 で除し，－5.3mm の舌側傾斜となる（セファロメトリックディスクレパンシーは－10.6mm）．本症例のアーチレングスディスクレパンシーは－4.5mm であったので，この二者を加えたトータルディスクレパンシーは，これが－15.1mm となった．これらを解消する手だては抜歯以外ない．

ツイード分析では硬組織しか対象としていないが，リケッツ分析では軟組織の審美性を示す項目，Lower lip to E-plane の値も診断として重視している．この数値は下顎前歯の位置を示す計測値と正の相関がある．ツイード分析やスタイナー分析でも，治療目標として側貌における口唇の審美性を重視しているため，下顎前歯の位置を最初に定めようとする流れは共通している．

Lower lip to E-plane が 2.0mm と 1 S.D. 以内なので，この値だけで見れば歯軸を変える必要はない．アーチレングスディスクレパンシーは－4.5mm なので，これを解消するために下顎前歯切縁を 2.25mm 唇側傾斜させても Lower lip to E-plane の値への反映はその 1/2〜1/3 であるので，1 S.D. 上限の 3.2mm までに収まる可能性も高い．したがって，この部分だけ見れば非抜歯治療も可能となろう．

しかし口腔内写真や図 4 - 1 B の FH plane at CF 重ね合わせ図を見れば，本症例に対し，非抜歯治療の方針を提示する矯正家は少数と思われる．それは上顎の叢生や下顎前歯の傾斜角に注目し，これ以上前歯を前方に傾斜させたり，側方拡大したりすることは咬合の不安定さを助長し，Lower lip to E-plane の数値いかんにかかわらず，審美性を悪化させることを経験的に知っているからである．

ツイードは過去に治療した非抜歯治療症例の結果が不安定であったことに失望し，Ⅰ級，Ⅱ級不正咬合および上下顎前突では下顎基底骨上に下顎前歯を正しく位置させる（IMPA＝90±5°）ことが重要であると説いた[51]．舌房を縮めすぎることが禁忌である場合（舌癖，舌肥大などを有する症例）を除けば，現在でもこの記述を採用する蓋然性は高いが，65年も前に提唱されたことでもあり，科学的な根拠が1日も早く構築されることを望む．

Lower lip to E-plane の値は鼻の高さ，オトガイ部の突出度，そして口唇の厚みに左右される．そこで本症例の特徴である鼻の高さを減じる条件変更を行ってみた（図 4 - 2 A）．たちどころに重症な上下顎前突症例に転換してしまい，非抜歯治療はおろか抜歯治療によっても改善困難な症例に変貌してしまう．このような場合はオトガイ形成術を実施して，オトガイの部分を前方に出すなどして審美性の改善を図る対策をとることも考えられる．

図 4 - 2 B は図 4 - 2 A にさらに変更を加えたものである．すなわち Upper molar to PTV の平均値に上顎第一大臼歯の位置を合わせ（上顎前歯もその移動に合わせた），下顎第一大臼歯は AO-BO の値から想定されるⅢ級関係での位置を描いた．これでも下顎第一大臼歯は大幅に後方に移動している．なぜ同

じ AO-BO の値をもつのに図4-2Bは下顎前突のように見え，図4-1Bは上顎前突のように見えるのであろうか？　それは本症例が下顎の過剰ともいえる成長に対応するかのように，中顔面の鼻部から上顎歯槽部が前方に大きく発育しているからである．

"鼻の高さ"，"オトガイの前後的位置"などのような計測値を良くしたり悪くしたりする条件がないかを，計測値だけでなく視覚的に検証することも側面頭部エックス線規格写真の解読作業の1つである．また，視覚的印象と数値の矛盾を理解することが正しい治療目標を立てる前提となる．

●治療方針の立案

本症例に課された課題を簡潔に述べれば，叢生の解消と Interincisal angle の改善である．

> ❶ ANB の値が1 S.D. 以内であり
> ❷ 大臼歯関係がアングルⅠ級
> ❸ Spee 湾曲が深くない
> ❹ 下顎第一大臼歯が近心傾斜していない
> ❺ 口唇の審美性改善の指標が示されていない

などの好条件があるので，スタイナー分析を適応するまでもない．さらに，高い鼻やオトガイの軟組織の良好な形態といった好条件があるため，N点とPoint A, Point B の相対的位置関係が通常と異なっていても，前歯歯軸，叢生の改善に的を絞って考えてよいだろう．そこで下顎第一小臼歯を抜歯したときに下顎前歯歯軸が何度になるかを計算する．

ツイード分析によるトータルディスクレパンシーに左右第一小臼歯歯冠近遠心幅径（それぞれ6.9 mm, 8.0 mm）を加えると，－15.1＋6.9＋8.0＝－0.2となる．この数値を2.5倍して角度に直すと，下顎前歯を平均値から0.5°唇側傾斜させ，FMIA 56.7°にすればよいことになる．この値は1 S.D. 以内になるので，この値を目標として設定した．

治療結果の重ね合わせと解説

資料：動的治療終了時
・側面頭部エックス線規格写真（図4-3A）
・16歳 Norm との重ね合わせ FH plane at CF(B),
・治療前後の重ね合わせ S-N plane at S(C), Palatal plane at ANS, Mandibular plane at Me(D)
・動的治療終了時口腔内・顔面写真(E)

骨格系：Facial angle, Mandibular plane angle (Go-Gn to SN), Y-axis, Lower facial height, Facial depth, Facial axis, Mandibular arc, Mandibular length, Lower anterior facial height, Nasion perpendicular to Pog に変化はみられなかった．

一方，上下顎前歯の位置変化にともなう Point A, Point B の後方移動が達成されたため，Angle of convexity, A-B plane to facial plane, SNA, SNB, Convexity of point A, Nasion perpendicular to point A の値が平均値の方向に変化した．

ANB は，Point B の変化量のほうが大きかったため増加し，Max./Mand.Differential は Point A の後方移動にともなって増加した．AO-BO の値は Point A の後方移動に加え，咬合平面の傾斜が増加して1 S.D. 以内となったため，値が2 S.D. 以下となった．

歯系：Cant of occlusal plane は下顎前歯の圧下と上顎前歯の舌側傾斜により値が増加し，1 S.D. 以内となった．Interincisal angle, Distance upper 1 to

第4章　典型的な不正咬合症例をとおして学ぶ―臨床においてよく見る症例の診断，治療目標の設定，治療評価について―

症例1　30歳，女性：治療終了時（図4-3A～E）

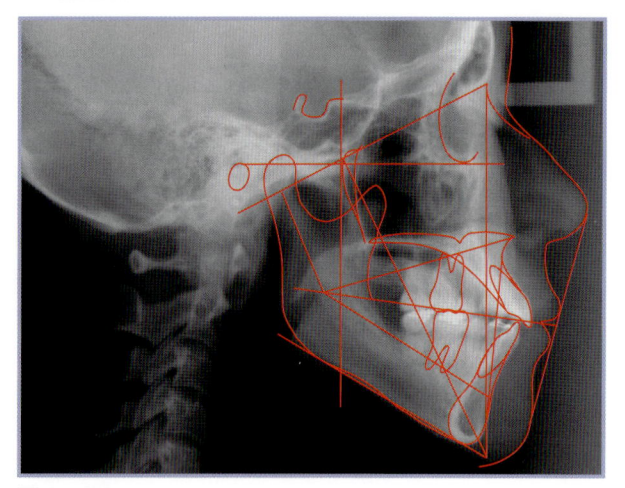

図4-3A

FH plane at CF
・・・・・ 16歳　Norm
――― 患者動的治療終了時

図4-3B

S-N plane at S
――― 30y1m患者初診時
――― 32y6m患者動的治療終了時

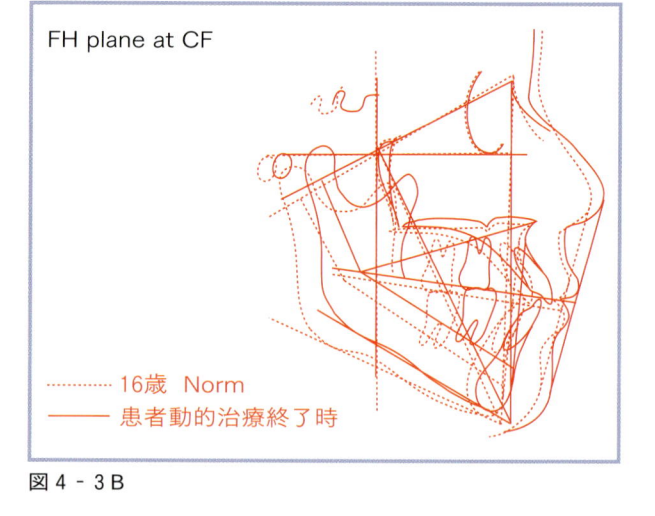

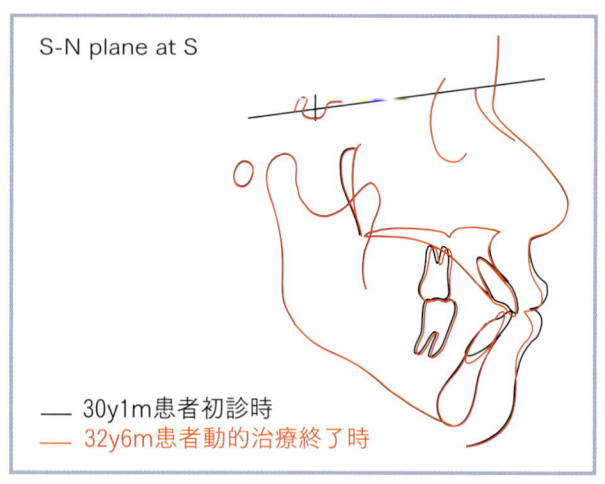

図4-3C

Palatal plane at ANS
Mandibular plane at Me
――― 30y1m患者初診時
――― 32y6m患者動的治療終了時

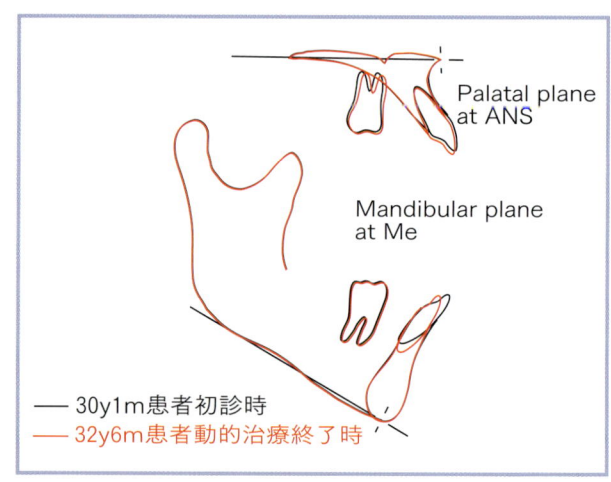

図4-3D

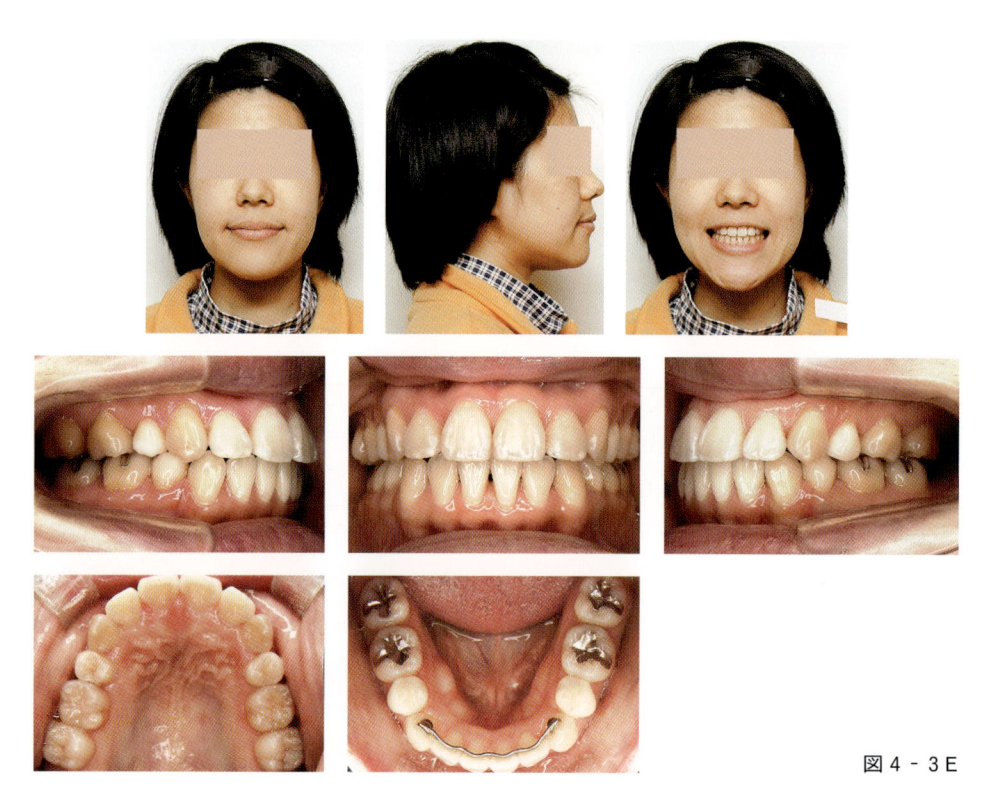

図4-3E

56

facial convexity plane, Upper 1 to NA, Lower 1 to NB, Mandibular incisor protrusion, Mandibular incisor inclination(L1 to A-Po), U1 to point A perpendicular の値は平均値の方向に変化したが，1S.D.以内にはならなかった．しかしNasolabial angleは1S.D.の上限であり，これ以上の上顎前歯の舌側位はかえって上唇の審美性を失うため，結果は受け入れ可能と考える．

　第一大臼歯についてはUpper 6 to PTVで0.5mm近心に移動しており，下顎第一大臼歯も実測でほぼ等しい距離の近心移動が見られた．この影響は下顎前歯に対し，理論値では切縁で1.0mm，歯軸で2.5°舌側傾斜移動の目標を下回る計算になる．

　P.46に抜歯治療時の下顎第一大臼歯のアンカレッジとしての動きについて記されているが，一般的な移動予測値（抜歯空隙の1/3）よりはるかに小さかった．

　ツイード分析ではIMPA，FMIAともに1S.D.以内の値が得られた．ツイード分析でのディスクレパンシー計算からは目標値が56.7°であったが，上述の理由から目標値は理論値54.2°，実測値53.5°という結果になっていた．前歯舌側移動にともなう第一大臼歯の近心移動は，TAD（暫間的スクリューアンカレッジ）を用いるなどしないかぎり免れることは難しい．

　しかしLower lip to E-planeの値が−1.2mmと1S.D.を超えて小さくなっており，下唇の位置はむしろ後退しすぎとなっていた(CaucasiansにおけるLower lip to E-planeは−2.0である[52]ことからみれば下がりすぎとまでは言えない)ので，実際的な問題にはなっていない．

　成人症例であるため，骨格の基本構造は治療前後で原則的に変わることはない．したがって，さまざまな重ね合わせにおいて

---

❶ 大臼歯の近心移動
❷ 前歯の水平的な動きや傾斜
❸ 前歯の移動にともなうPoint AやPoint Bの変化
❹ 前歯の移動にともなう軟組織の変化

上記以外に動きがあったとすれば，それは不適切なメカニクスの使用，ないしはそれを受け止める生体側の機能の問題(舌癖などに代表される)，トレースミスなどを考察せねばならない．

2 アングルⅡ級不正咬合

●成人期の治療

症例2　20歳，女性

資料：初診時
・側面頭部エックス線規格写真（図4-4A）
・16歳Normとの重ね合わせFH plane at CF(B)
・口腔内・顔面写真(C)

第4章 典型的な不正咬合症例をとおして学ぶ―臨床においてよく見る症例の診断，治療目標の設定，治療評価について―

症例2　　20歳，女性：初診時（図4-4A～C）

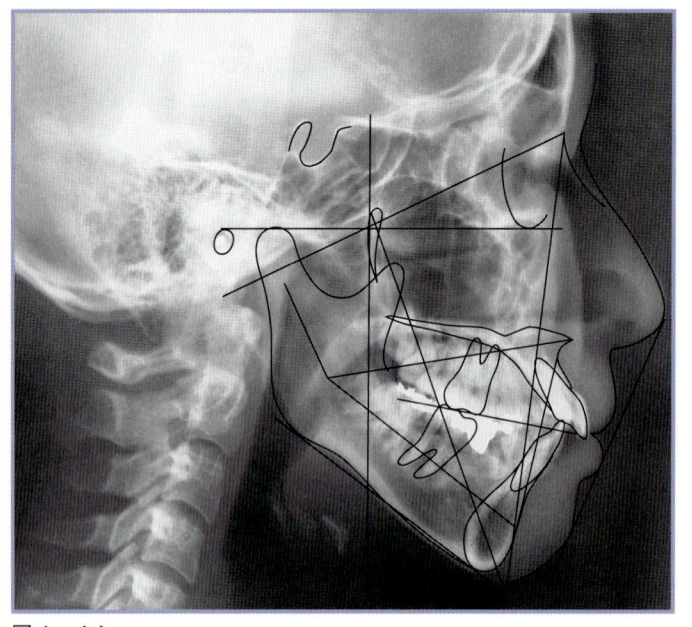

図4-4A

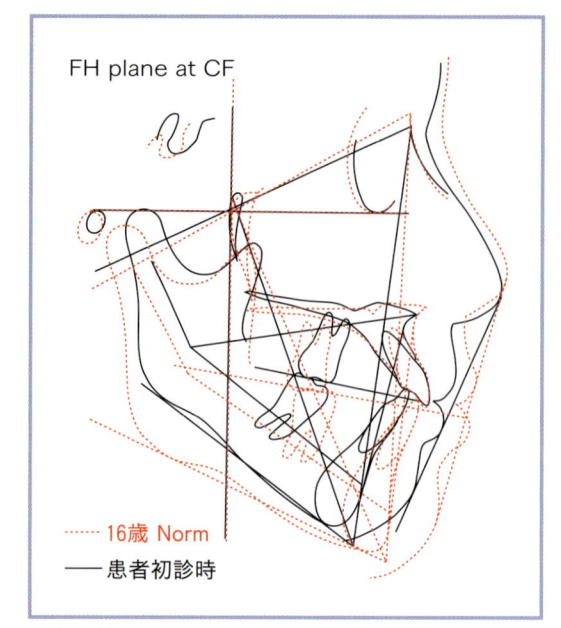

図4-4B
FH plane at CF
……… 16歳 Norm
―― 患者初診時

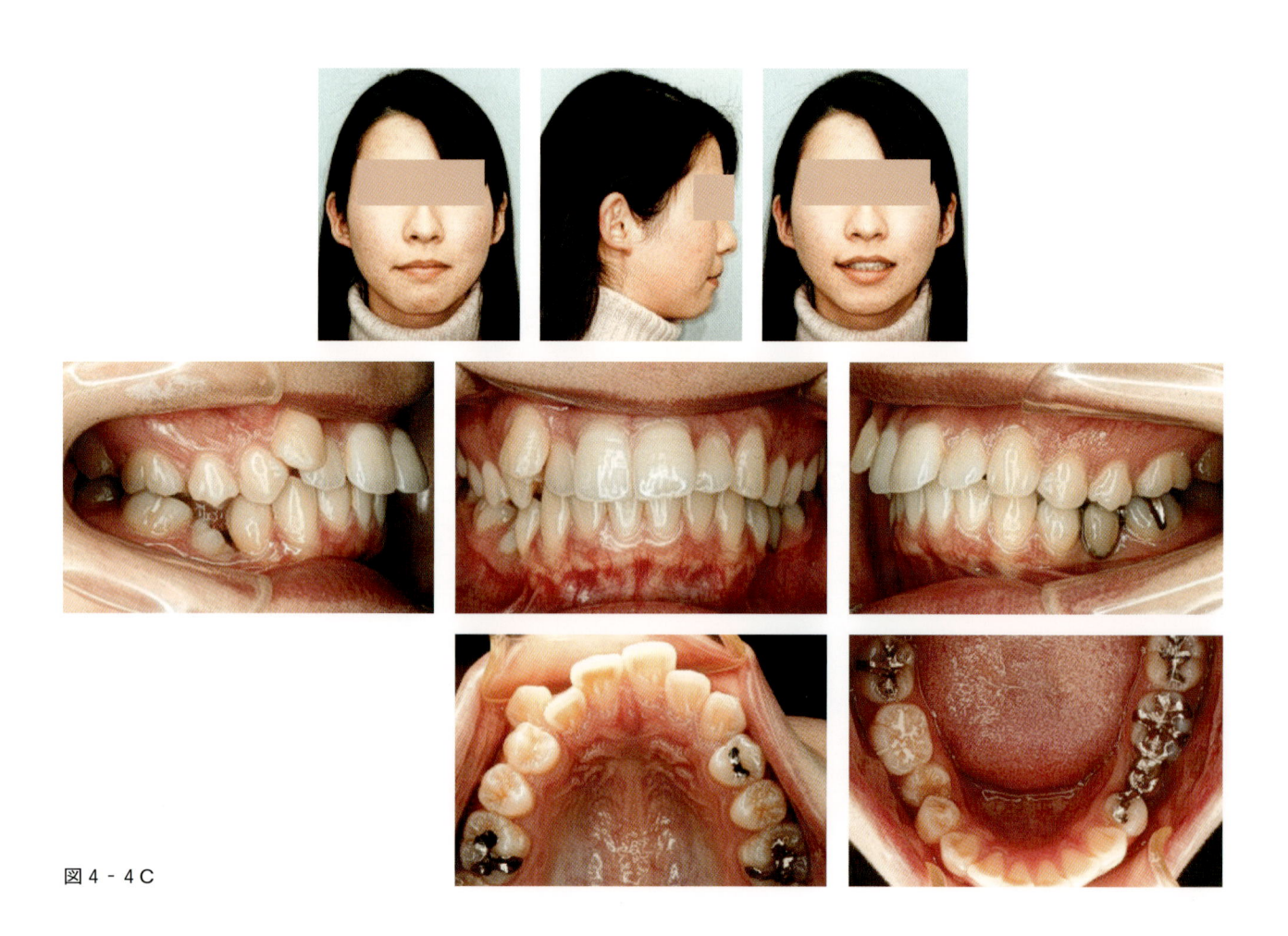

図4-4C

症例2のポイント

本症例は，日本人に比較的よく見られるアングルⅡ級症例とみられる．これをスタイナー分析に照らして治療方針をたてていく．

各法による側面頭部エックス線規格写真分析値と平均値の比較

各分析法から得られた特徴を記す．

表4-2-1 ダウンズ分析による計測値．

骨格系計測項目	平均値(女子)	S.D.	治療前	治療後
Facial angle	84.8	3.1	82.2	82.2
Angle of convexity	7.6	5.0	14.1	10.8
A-B plane to facial plane	−4.8	3.5	−8.8	−6.7
Mandibular plane angle	28.8	5.2	36.4	36.4
Y-axis to frackfort plane	65.4	5.6	66.4	66.4
歯系計測項目				
Cant of occlusal plane	11.4	3.6	10.5	18.2
Interincisal angle	124.1	7.6	112.3	133.8
Lower 1 to mandibular plane angle	6.3	5.8	−0.8	−4.5
Lower 1 to occlusal plane angle	23.8	5.3	25.0	13.8
Distance upper 1 to facial convexity plane A-P(mm)	8.9	1.9	12.3	8.0

ダウンズ分析（表4-2-1）

骨格系：Angle of convexity および A-B plane to facial plane が1S.D.以上差異をもっていることから，上下顎歯槽基底の前後的位置関係が平均以上に悪いことが示唆される．Mandibular plane angle も1S.D.以上であった．

歯系：Interincisal angle および Lower 1 to mandibular plane angle が1S.D.以下であり，Distance upper 1 to facial convexity plane が1S.D.以上であった．

表4-2-2 ツイード分析による計測値．

計測項目	平均値	S.D.	治療前	治療後
FMA	27.3	3.1	36.4	36.4
IMPA	95.5	3.1	89.2	85.5
FMIA	57.2	3.9	54.4	58.1

ツイード分析（表4-2-2）

FMAが2S.D.以上，IMPAが2S.D.以下であった．

表4-2-5 ウィッツ分析による計測値．

計測項目	平均値(女子)	S.D.	治療前	治療後
AO-BO (mm)	−1.1	1.8	1.5	−2.8

ウィッツ分析（表4-2-5）

1S.D.以上であり，Point A, Point B の位置は咬合平面を基準としても位置の違いが平均以上であることを物語る．

表4-2-3 スタイナー分析による計測値.

計測項目	平均値(成人)	S.D.	治療前	治療後
SNA	81.5	3.5	85.4	83.2
SNB	77.6	3.7	79.4	78.9
ANB	3.7	1.9	6.0	4.3
Upper 1 to NA(mm)	5.4	2.2	6.8	3.2
Upper 1 to NA	22.1	7.0	33.2	17.6
Lower 1 to NB(mm)	7.4	2.4	9.1	6.2
Lower 1 to NB	29.5	5.5	28.6	24.3
Pog to NB(mm)	1.9	1.5	−1.6	−1.4
Interincisal angle	124.7	8.8	112.3	133.8
Occlusal plane to SN	15.1	4.8	14.1	21.6
Go-Gn to SN	30.4	6.3	38.4	38.4

スタイナー分析(表4-2-3)

骨格系：SNA, ANB, Go-Gn to SN が1S.D.以上，Pog to NB が2S.D.以下であった．

歯系：upper 1 to NA 角度が1S.D.以上，Interincisal angle が1S.D.以下であった．

表4-2-4 リケッツ分析による計測値.

計測項目	平均値(20歳女子)	C.D.	治療前	治療後
Field I 歯に関する問題				
Interincisal angle	124.5	5.8	112.3	133.8
Field II 上下顎の関係				
Convexity of point A	4.7	3.7	7.4	5.6
Lower facial height	48.6	4.1	44.8	44.8
Field III 歯と骨格の関係				
Upper molar to PTV	18.0	2.7	18.8	20.5
Mandibular incisor protrusion(mm)	3.6	2.8	5.1	3.7
Mandibular incisor inclination	23.5	4.4	20.4	17.9
Field IV 審美性に関する問題				
Lower lip to E-plane	1.4	2.0	−1.0	−2.5
Field V 頭蓋と顔面の関係				
Facial depth	88.3	3.0	82.2	82.2
Facial axis	85.9	4.1	85.5	85.5
Mandibular plane angle	24.9	5.9	36.4	36.4
Field VI 内部構造				
Mandibular arc	28.0	4.0	32.4	32.4

リケッツ分析(表4-2-4)

Interincisal angle が2S.D.以下であり，Lower lip to E-plane が1S.D.以下であった．Facial depth, Mandibular plane angle, Mandibular arc それぞれの値も1～2S.D.以上であった．

表4-2-6 マクナマラ分析による計測値.

計測項目	平均値（成人女子）	S.D.	治療前	治療後
軟組織および頭蓋底に対する上顎の位置				
Nasolabial angle	99.0	9.0	102.3	108.5
Nasion perpendicular to point A(mm)	−0.7	3.2	−1.1	−2.4
上下顎の関係				
Midfacial length(Cd-A)(mm)	91.5	4.7	91.7	90.4
Mandibular length(Cd-Gn)(mm)	121.5	5.5	116.8	116.8
Max./Mand. Differential(mm)	30.0	3.6	25.1	26.4
Lower anterior facial height(ANS-Menton)(mm)	71.0	4.6	70.7	70.7
FH plane to mandibular plane angle(degree)	26.5	6.2	36.4	36.4
Facial axis(Ba-Pt-Gn)(degree)	−3.4	3.7	−3.9	−3.9
頭蓋底に対する下顎の位置				
Nasion perpendicular to Pog(mm)	−7.3	6.7	−16.1	−16.1
歯列				
U1 to point A perpendicular(mm)	5.3	2.2	6.4	1.7
L1 to A-Po(mm)	4.9	2.7	5.1	3.7

マクナマラ分析（表4-2-6）

Max./Mand. Differential が1S.D. 以下，Mandibular plane angle が1S.D. 以上で，Nasion perpendicular to Pog が1S.D. 以下であった．

表4-2-7 プロポーション分析.

計測項目	Ideal 比率	治療前 計測値	比率	治療後 計測値	比率
SGLB to SN	100	77.3	0.87	78.8	0.86
SN to Me'		67.1		68.0	
SN to Stms	2.00	23.1	1.91	24.0	1.84
Stmi to Me'		44.0		44.0	

診断と治療方針の立案

●診断

骨格系：

- Angle of convexity が大きい
- A-B plane to facial plane, Max./Mand. Differential が小さい
- ANB, AO-BO が大きい
  → 上下顎骨歯槽基底の前後的差異が平均以上

などの特徴がある．

- Facial angle, Y-axis, Facial axis は1S.D. 以内
- Mandibular plane angle, Go-Gn to SN, FMA, Facial depth, Nasion perpendicular to Pog などが1〜2S.D. を超えている
  → このことを考慮すると，上記特徴は下顎骨がやや後方位にあることが原因であると理解される．

しかし，つぎの事項は上記解釈と矛盾するように思われるだろう．

- SNA が1S.D. 以上
- Nasion perpendicular to point A, Midfacial length がほぼ平均値
- SNB が1S.D. 以内

これも Nasion と Point A, Point B の相対的位置関係によるものであろうか？　この解は

→ S-N plane と FH plane のなす角が小さい，すなわち頭蓋底の傾斜が少ないことが原因である．本症例では S-N FH angle が4.0°となっているが，出口[53]はその平均値である6.19°との差2.19°をそれぞれ SNA, SNB の値から差し引いて評価することを推奨している．

歯　系：

　Distance upper 1 to facial convexity plane, Upper 1 to NA 角度により**上顎前歯の唇側傾斜**と診断される．

　Lower 1 to mandibular plane angle の値は下顎前歯の舌側傾斜を示しているが，Lower 1 to NB 角度および距離が1S.D. 以内であることや，IMPA, Mandibular incisor protrusion と inclination が1S.D. 以内であるため，**下顎前歯の舌側傾斜は軽度**と診断される．

● 治療方針の立案

〈本症例に課された課題〉
→ 上下顎関係・上顎叢生・上顎前歯傾斜角・大臼歯関係・下顎歯列弓（歯列の湾曲）などの改善

・N点 Point A および Point B の極端な相対的変位がないことは，いくつかの計測項目から明らかであるため，上下顎関係は ANB に代表されると考えてよい．
・この値を平均値化することは，上下前歯の審美的配置および咬合を良好な状態に導くための良い条件づけとなる．
→ そこで ANB を平均値化することを目標に据え，このときに上顎前歯，下顎前歯をどのように位置づければよいかをスタイナー分析を用いて導きだすことを目指した．

スタイナー分析による治療目標の設定

　スタイナー分析では ANB, Upper 1 to NA 角度・距離，Lower 1 to NB 角度・距離，Pog to NB 合計6つの計測値をひと組として扱う．

目標設定の具体的手順（図4-5）

　最初に，目標となる ANB の設定が必要であるが，ここには経験が入り込む余地が生じ，初心者や自己学習をする者にとってハードルとなる．研究による裏づけはないが，本症例のように

ANB が1S.D. より大きい場合
→ ANB の値の1/2に1°を加えた値を用い，
ANB が1S.D. より小さい場合
→ 顎間エラスティックや上顎前方牽引など手段により，1～3°大きくすることができる

と伝承されているので，この手法も参考になろう．

　つぎに Pog to NB は現在の値をそのまま記載するか，成長がある場合はその予想される値（親や兄弟の顔貌を参考にしながら，1～2mm の値を加える）を記す．次いで

Pog to NB の値から Lower 1 to NB を導く手順

であるが，Holdaway[54]が

Pog to NB 距離：Lower 1 to NB 距離＝1：1

が最良のプロファイルとなることを見いだしたことから，スタイナー分析ではそれを1つの理想と定めて出発点としている．

（ただしオトガイ部の発達が弱い日本人には，Holdaway の理論をそのまま適応すると無理が生じる場合もあるので，納村ら[55]は，日本人においては

Pog to NB 距離：Lower 1 to NB 距離＝1：4

という比率を用いることを提案している．また

Pog to NB が0以下のときには，2～3mm を加えて Lower 1 to NB の値とする

ような慣習もあるようである．）

　図4-5の手順で導かれた治療方針に従い，

・上顎第一小臼歯，下顎第二小臼歯抜歯により，
　→ ANB の減少，上下顎前歯の適正な位置づけ，
・下顎第一大臼歯のアップライトと近心移動により
　→ 大臼歯関係のアングルⅠ級化を図る

こととした．

2　アングルⅡ級不正咬合　症例2

計測項目	男子(10歳9か月) 平均値	S.D.	女子(10歳9か月) 平均値	S.D	成人 平均値	S.D	計測値 治療前	治療後
SNA	81.0	3.1	81.5	3.4	81.5	3.5	85.4	83.2
SNB	76.2	3.1	77.2	3.0	77.6	3.7	79.4	78.9
ANB	4.9	1.7	4.1	1.8	3.7	1.9	6.0	4.3
Upper 1 to NA(mm)	5.5	1.7	6.2	1.9	5.4	2.2	6.8	3.2
Upper 1 to NA	23.5	4.7	24.7	5.2	22.1	7.0	33.2	17.6
Lower 1 to NB(mm)	7.8	1.7	7.8	2.4	7.4	2.4	9.1	6.2
Lower 1 to NB	31.5	4.5	31.0	6.6	29.5	5.5	28.6	24.3
Pog to NB(mm)	0.44	1.4	0.4	1.2	1.9	1.5	−1.6	−1.4
Interincisal angle	120.3	5.8	120.3	10.1	124.7	8.8	112.3	133.8
Occlusal plane to SN	21.0	3.8	19.2	3.7	15.1	4.8	14.1	21.6
Go-Gn to SN	36.4	4.3	36.1	4.6	30.4	6.3	38.4	38.4

IDEAL

acceptable compromises　　　acceptable compromises

(mm)	back	front
Correctiong Arch Form Moves 1 ①		

Lower Arch(mm)		+	−
Discrepancy	②		3.0
Expansion	③	0	0
Relocation 1	④		(14.2) 4
Curve of Spee	⑤		3
Relocation 6	⑥	4	
E space	⑦	0	
Intermaxillary	⑧		2
Extraction	⑨	11.2	3.7
Sub total		15.2	15.7
Total Net		(10.4)	0.5

目標とする ANB の値

Problem (初診時)　Resolved　Treatment goal individualized　Treatment result

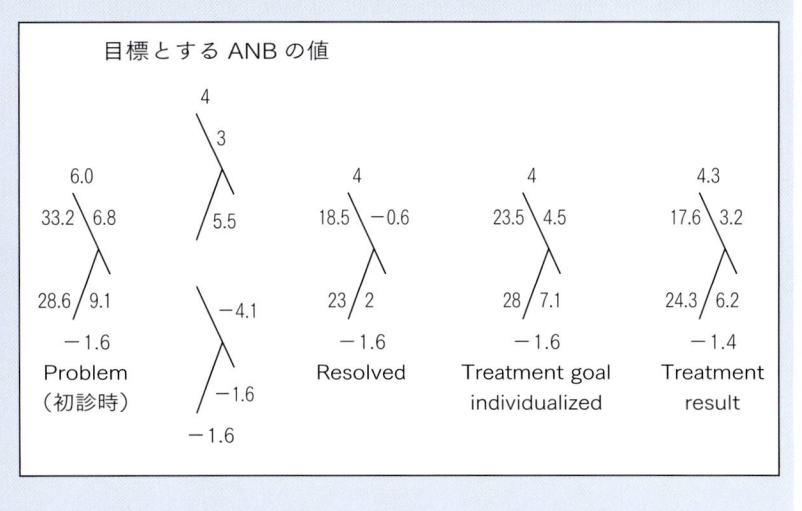

図4-5　スタイナー分析による治療目標の設定.

→ Resolved をそのまま目標にすると10.4mm の不足となってしまう
→ Problem と Resolved の差を最初はそのまま記載

> トリートメントゴール設定の手順（A〜F は P.44〜45，図 3 - 3 と対応する）
>
> 1. ANB の目標値を初診時計測値の 1 / 2 に 1 をプラスして 4°とした（**A**）．
>   対応する Upper 1 to NA（**B**），Lower 1 to NB（**C**）の値を転記した．
> 2. Pog to NB の値は成長がないのでそのままとした−1.6（**D**）．
> 3. Lower 1 to NB の値は Holdaway の 1：1 の法則に従いそのままの値を用いた−1.6（**E**）．
> 4. Upper 1 to NA を計算し，−4.1 となった（**F**）．
> 5. Resolved と呼ばれる値の組み合わせを算出する．**G** =（3−4.1）/ 2 =−0.6，**H** =（5.5−1.6）/ 2 = 2
> 6. 決定した Upper 1 to NA 距離値 **G** に近似する角度を IDEAL または acceptable compromises の組み合わせのなかで見つけ，対応する値を選ぶが，この表上にはないので等差数列的に求め，18.5°とした（**I**）．
> 7. 決定した Lower 1 to NB 距離値 **H** に近似する角度を IDEAL または acceptable compromises の組み合わせのなかで見つけ，対応する値を選ぶが，この表上にはないので，等差数列的に求め 23°とした（**J**）．
> 8. ①において，下顎前歯は著しく歯列弓から外れていないので値を記入しない．
> 9. ②においてアーチレングスディスクレパンシーの値が−3.0mm なので 3 mm をマイナス側に記入．
> 10. ③の歯列弓の側方変化量においては，拡大も縮小もしないので 0 mm を記入．
> 11. ④において "problem" と "Resolved" の Lower 1 to NB 値の差 7.1mm は舌側移動を指示しているので，この影響は歯列弓両側に及ぶものとして，その 2 倍の 14.2mm をマイナス側に仮に記入（カッコ内）．
> 12. ⑤において Spee 湾曲の量が左右異なり，左 2 mm，右 4 mm なので，平均値 3 mm をマイナス側に記入．
> 13. ⑥において左右ともに下顎第一大臼歯が近心傾斜しているので，左 2 mm，右 2 mm の合計 4 mm をプラス側に記入．
> 14. ⑦は下顎第二乳臼歯がないので 0 mm を記入．
> 15. ⑧においては class II 顎間エラスティックはそれほど多用しないと考え，左右それぞれ 1 mm，計 2 mm をマイナス側に記入．
> 16. ⑨において⑧までのトータルの結果，マイナスの値が大きいので便宜抜歯を行うこととし，第二小臼歯左右歯冠近遠心幅径のそれぞれ 5.0mm，6.2mm 合計 11.2mm をプラス側に，その 1 / 3 の 3.7mm をマイナス側に記入．（アンカレッジとしての大臼歯の近心移動により，大臼歯関係は I 級にできる）
> 17. Total Net がマイナス 10.4mm（カッコ内）となるので，①④以外の項目を再検討したが，最終的に④の値を 4 mm にした．
> 18. 目標とする前歯の舌側移動量は④の（Relocation 1）の 1 / 2 になるので 2.0mm となり，Problem の Lower 1 to NB 距離値から減じて Treatment goal individualized は 7.1mm に決定した．Resolved の値からは 5.1mm 唇側に位置するため Upper 1 to NA 距離値も同量唇側に位置されることとなり，Resolved のその値に 5.1mm を加えて 4.5mm に決定した．
> 19. Upper 1 to NA 角度および Lower 1 to NB 角度は IDEAL または acceptable compromises の組み合わせから対応する値を選び，それぞれ 23.5°，28°に決定した．

治療結果の重ね合わせと解説

資料：治療終了時

- 側面頭部エックス線規格写真（図 4 - 6 A）
- 16 歳 Norm との重ね合わせ FH plane at CF（B）
- 治療前後の重ね合わせ S-N at plane at S（C），Palatal plane at ANS，Mandibular plane at Me（D）
- 動的治療終了時口腔内・顔面写真（E）

2 アングルⅡ級不正咬合 症例2

症例2　20歳，女性：治療終了時（図4-6 A～E）

図4-6 A

FH plane at CF
······ 16歳 Norm
── 患者動的治療後

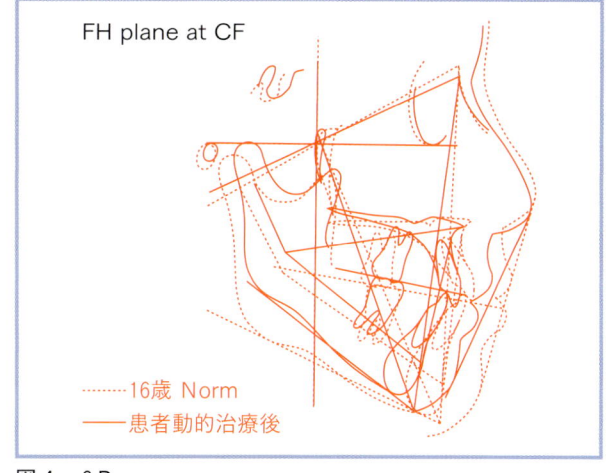

図4-6 B

S-N plane at S
── 20y 6m
── 22y10m

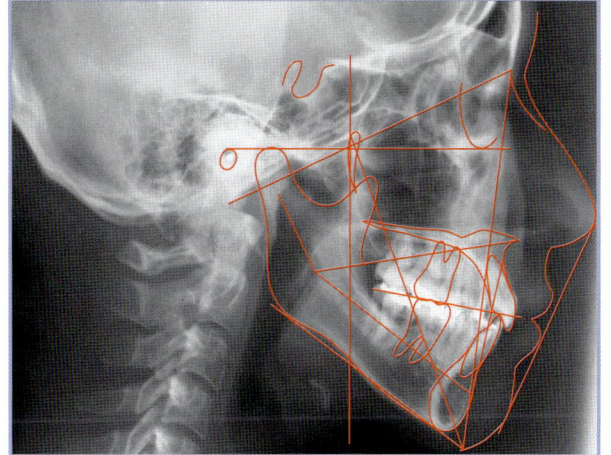

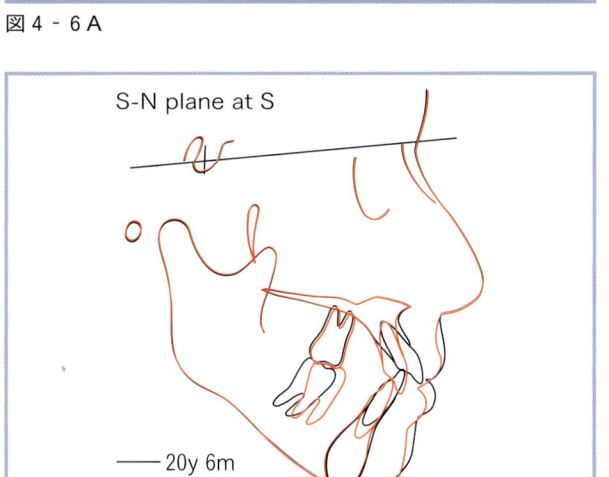

図4-6 C

Palatal plane at ANS
Mandibular plane at Me
── 20y6m
── 22y10m

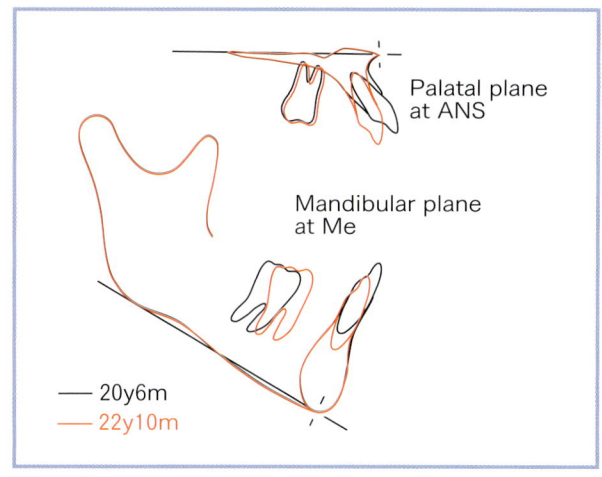

図4-6 D

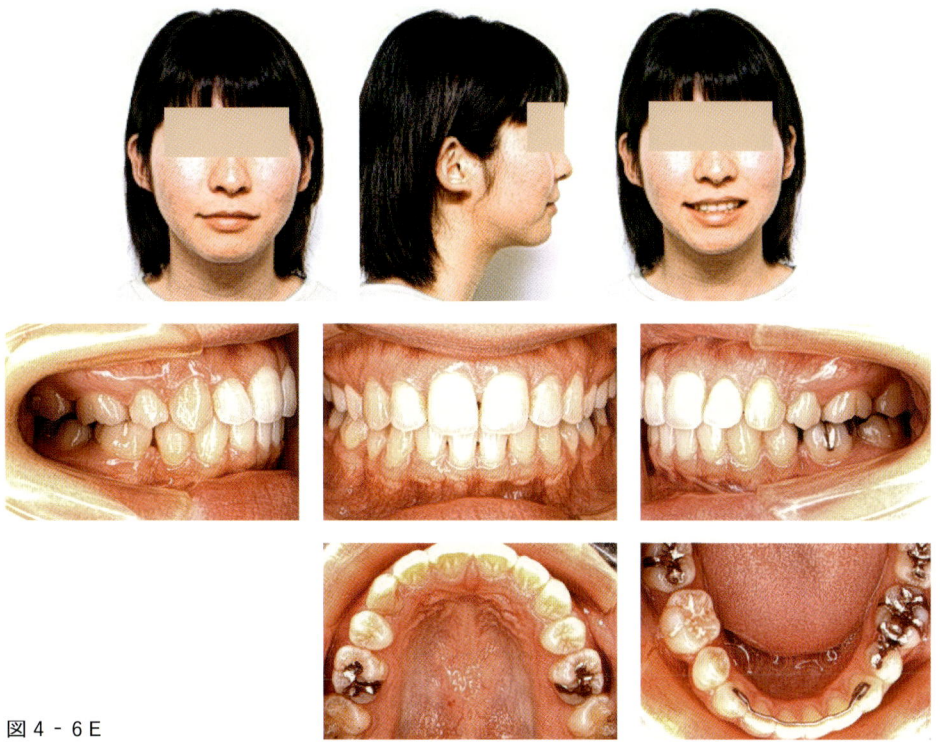

図4-6 E

65

骨格系：

Point A, Point B の変化にともなう変化が数値に表れている．

項目では Angle of convexity, A-B plane to facial plane, AO-BO, SNA, ANB, Convexity of point A, Nasion perpendicular to point A, Midfacial length, Max./Mand. Differential などがあり，計測値はすべて1S.D. 以内になっていた．

それ以外の Facial angle, Y-axis, Mandibular plane angle (Go-Gn to SN), Lower facial height, Facial depth, Facial axis, Mandibular arc, Mandibular length, Lower anterior facial height, Nasion perpendicular to Pog などに変化はなかった．このことは治療のプロセスやメカニクスが基本的に適正であったことを物語る．

歯　系：

上顎前歯→後方位ないしは舌側傾斜

上顎前歯の位置を示す Distance upper 1 to facial convexity plane, Upper 1 to NA 距離および角度が1S.D. 以内になったが，U1 to point A perpendicular は1S.D. 以下の後方位ないしは舌側傾斜を示している．

下顎前歯→舌側傾斜

下顎前歯の位置を示す Lower 1 to mandibular plane angle, IMPA, Mandibular incisor inclination (L1 to A-Po) なども舌側傾斜を示している．

よって Interincisal angle も1S.D. 以上大きくなっていた．

この症例のポイントとしたスタイナー分析では

- ANB が目標4°に対して4.3°
- Upper 1 to NA 距離が目標4.5mm に対して3.2mm，角度が23.5°に対して17.6°
- Lower 1 to NB 距離が目標7.1mm に対して6.2mm，角度が28°に対して24.3°

というように ANB は目標をやや下回るが，他の2項目は目標よりも大きく舌側傾斜していたので，**歯根に対するトルク (lingual root torque) の不足**が示された．

●まとめ

前歯切縁の位置と歯軸傾斜の関係は相関しているものの，どちらかの目標が満たされれば自動的にもう一方の目標も満たされるというわけにはいかない．上下前歯の位置が標準化されたことにより審美性の回復は良好であったと考えられるが，上下前歯歯軸角は上顎骨ないし下顎骨そのものに対する位置安定性，アンテリアガイダンス (anterior guidance) へのかかわりなど，咬合安定性に関連すると考えられるので，できるだけ目標に近づくようメカニクスを考え，治療中の観察眼を鋭くすることが大切である．

●ヘルマン分類ⅢA期の早期治療

症例3　7歳10か月，女性

資料：初診時
- 側面頭部エックス線規格写真（図4-7A）
- 8歳 Norm との重ね合わせ FH plane at CF (B)
- 口腔内・顔面写真 (C)

2　アングルⅡ級不正咬合　症例3

症例3　　7歳10か月，女性：初診時（図4-7A〜C）

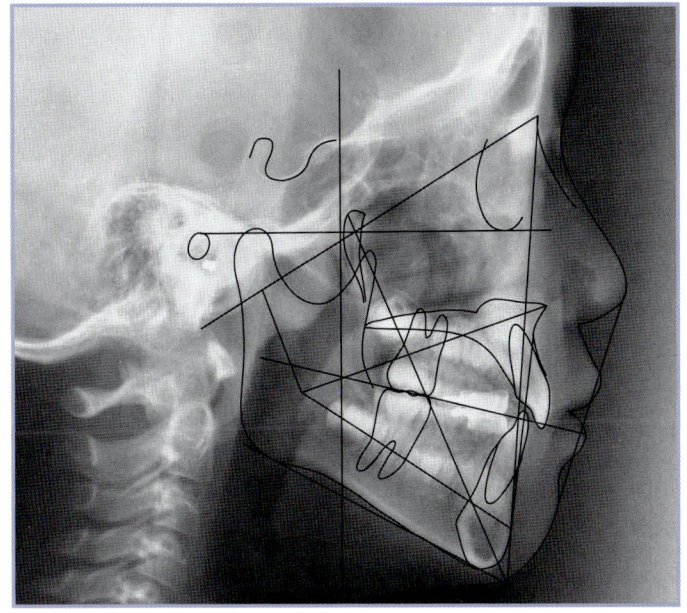

図4-7A

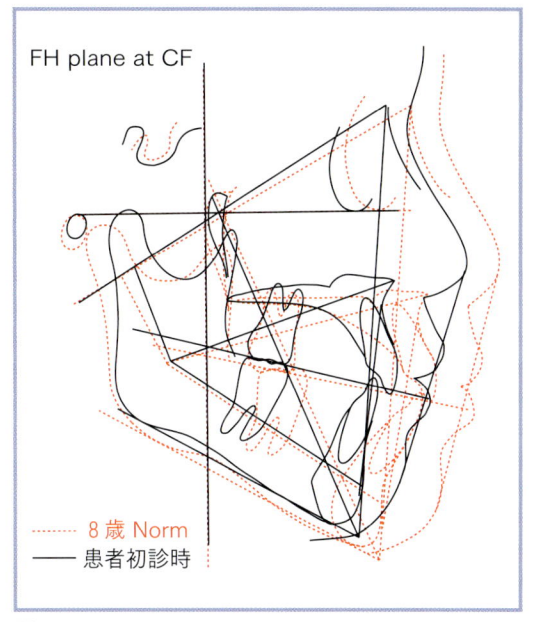

図4-7B　FH plane at CF　・・・・・ 8歳 Norm　──── 患者初診時

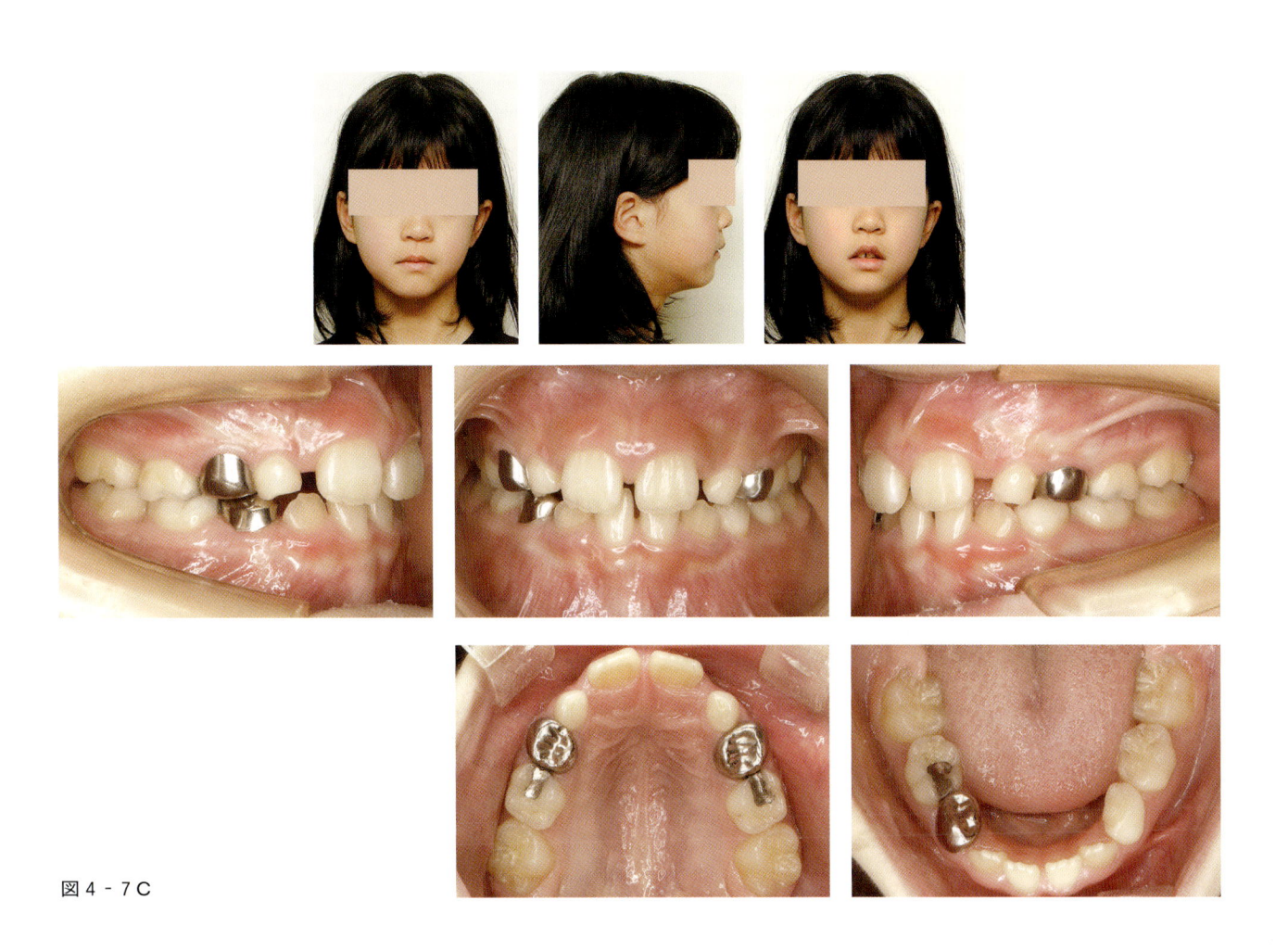

図4-7C

第4章 典型的な不正咬合症例をとおして学ぶ―臨床においてよく見る症例の診断，治療目標の設定，治療評価について―

症例3のポイント

本症例では
- 骨格系の特徴と歯系のアングル不正咬合分類との関係を考察し，
- 下顎歯列の叢生と側面頭部エックス線規格写真の相互関係
- 成長発育期における大臼歯Ⅱ級関係改善法

などを学ぶ．

各法による側面頭部エックス線規格写真分析値と平均値の比較

各分析法から得られた特徴を記す．

表4-3-1 ダウンズ分析による計測値．

骨格系計測項目	平均値（女子）	S.D.	治療前	治療後
Facial angle	84.8	3.1	85.5	86.7
Angle of convexity	7.6	5.0	6.0	4.6
A-B plane to facial plane	−4.8	3.5	−4.1	−6.2
Mandibular plane angle	28.8	5.2	28.1	27.9
Y-axis to frackfort plane	65.4	5.6	62.2	62.9
歯系計測項目				
Cant of occlusal plane	11.4	3.6	13.3	10.7
Interincisal angle	124.1	7.6	143.0	111.5
Lower 1 to mandibular plane angle	6.3	5.8	−6.2	10.1
Lower 1 to occlusal plane angle	23.8	5.3	8.6	27.3
Distance upper 1 to facial convexity plane A-P(mm)	8.9	1.9	4.4	6.8

ダウンズ分析（表4-3-1）

骨格系：特徴を示す項目に1S.D.を超える項目はなかった．

歯系：Lower 1 to mandibular plane angle, Lower 1 to occlusal plane angle, Distance upper 1 to facial convexity planeが2S.D.以下である．

表4-3-2 ツイード分析による計測値．

計測項目	平均値	S.D.	治療前	治療後
FMA	27.3	3.1	28.1	27.9
IMPA	95.5	3.1	83.8	100.1
FMIA	57.2	3.9	68.1	52.1

ツイード分析（表4-3-2）

FMIA, IMPAそれぞれ2S.D.以上，および3S.D.以下を示している．

表4-3-5 ウィッツ分析による計測値．

計測項目	平均値（女子）	S.D.	治療前	治療後
AO-BO (mm)	−1.1	1.8	−3.4	−1.1

ウィッツ分析（表4-3-5）

AO-BOが1S.D.を超えて小さいため，上下顎の相対的な位置関係は骨格性下顎前突傾向の数値を示すが，咬合状態との矛盾があり，その他の計測項目から総合的に見る必要がある．

表4-3-3 スタイナー分析による計測値.

計測項目	平均値（10歳9か月）	S.D.	治療前	治療後
SNA	81.5	3.4	79.0	79.1
SNB	77.2	3.0	76.0	75.8
ANB	4.1	1.8	3.0	3.4
Upper 1 to NA(mm)	6.2	1.9	2.0	5.1
Upper 1 to NA	24.7	5.2	16.7	31.7
Lower 1 to NB(mm)	7.8	2.4	1.2	7.8
Lower 1 to NB	31.0	6.6	17.3	33.5
Pog to NB(mm)	0.4	1.2	0.1	2.4
Interincisal angle	120.3	10.1	143.0	111.5
Occlusal plane to SN	19.2	3.7	22.7	20.5
Go-Gn to SN	36.1	4.6	36.7	36.4

スタイナー分析（表4-3-3）

骨格系：SNA，SNB，ANB それぞれ1S.D.以内の数値であった．

歯系：Upper 1 to NA，Lower 1 to NB，Interincisal angle の数値に1〜2S.D.以上差異をもつ計測値が存在する．本症例の場合「歯が内側に引っ込んでいる」という印象を与える．

表4-3-4 リケッツ分析による計測値.

計測項目	平均値（7歳女子）	C.D.	治療前	平均値（13歳女子）	C.D.	治療後
Field I 歯に関する問題						
Interincisal angle	124.5	6.4	143.0	124.5	6.1	111.5
Field II 上下顎の関係						
Convexity of point A	5.9	3.1	2.7	5.0	3.0	2.4
Lower facial height	48.6	4.2	51.5	48.6	4.2	49.3
Field III 歯と骨格の関係						
Upper molar to PTV	11.3	3.0	9.4	16.3	3.4	13.7
Mandibular incisor protrusion(mm)	3.6	2.2	−0.5	3.6	2.0	4.7
Mandibular incisor inclination	23.5	3.1	14.4	23.5	4.0	32.2
Field IV 審美性に関する問題						
Lower lip to E-plane	2.9	2.1	1.0	1.8	2.0	−0.4
Field V 頭蓋と顔面の関係						
Facial depth	86.6	3.1	85.5	87.9	3.0	86.7
Facial axis	85.9	4.0	82.5	85.9	3.8	81.9
Mandibular plane angle	26.9	6.5	28.1	25.4	6.3	27.9
Field VI 内部構造						
Mandibular arc	25.3	4.1	38.5	27.3	4.7	39.5

リケッツ分析（表4-3-4）

Interincisal angle, Convexity of point A, Upper molar position, Mandibular incisor inclination, Mandibular incisor protrusion, Mandibular arc それぞれが1〜2S.D.以上の差異を示している．

表4-3-6 マクナマラ分析による計測値.

計測項目	平均値(8歳)	S.D.	治療前	平均値(12歳)	S.D.	治療後
軟組織および頭蓋底に対する上顎の位置						
Nasolabial angle	103.7	9.0	102.6	101.1	10.1	108.3
Nasion perpendicular to point A(mm)	−0.9	2.8	−1.4	−0.6	2.7	−1.2
上下顎の関係						
Midfacial length(Cd-A)(mm)	82.1	3.3	75.2	89.3	3.7	86.2
Mandibular length(Cd-Gn)(mm)	101.4	3.6	100.0	113.3	4.8	118.0
Max./Mand. Differential(mm)	19.3	2.6	24.9	24.0	3.5	31.8
Lower anterior facial height(ANS-Menton)(mm)	63.7	3.7	65.1	69.2	4.0	73.1
FH plane to mandibular plane angle(degree)	31.4	4.1	28.1	30.6	4.4	27.9
Facial axis(Ba-Pt-Gn)(degree)	−5.8	3.7	−7.5	−6.3	4.0	−8.1
頭蓋底に対する下顎の位置						
Nasion perpendicular to Pog(mm)	−10.6	4.4	−8.0	−9.1	5.4	−6.6
歯列						
U1 to point A perpendicular(mm)	1.9	2.4	1.4	4.9	2.3	4.7
L1 to A-Po(mm)	3.4	2.0	−0.5	4.7	2.3	4.7

マクナマラ分析(表4-3-6)

Midfacial length が2S.D.以下で, Max./Mand. Differential の値は2S.D.以上となっていた. Mandibular length が1S.D.以内なので, それを基準として Midfacial length と Lower anterior facial height を表1-9(P.24)から見ると, Midfacial length が4.8mm小さく, Lower anterior facial height が7.1〜8.1mm長い.

表4-3-7 プロポーション分析.

計測項目	Ideal 比率	治療前 計測値	治療前 比率	治療後 計測値	治療後 比率
SGLB to SN	100	63.1	0.98	73.9	0.98
SN to Me'		62.0		72.7	
SN to Stms	2.00	20.8	1.99	23.7	2.07
Stmi to Me'		41.3		49.0	

プロポーション分析(表4-3-7)

SGLB to SN：SN to Me' の比率は0.98.
SN to Stms：Stmi to Me' の比率は1.99.
ほぼ理想に近い比率である.

診断と治療方針の立案

●診断

各分析法により得られた値を総合的に考えると,
骨格系：
- オーバージェットは大きいが, 上顎前突を示す値は見られない.
- 小さな上顎骨に対してやや長い下顎骨と, やや長い下顎面高で対応している.
- ウィッツ分析の値が骨格性下顎前突傾向の数字を示すが, 顎態としてそのように見えない矛盾は, 長い下顔面高がそれを包み隠しているのである.

歯 系：
- 上下前歯歯軸の舌側傾斜が顕著.
- 口腔内写真：第一大臼歯関係がⅡ級.

歯系と骨格系両者を明確に分けて考えなければ診断を誤る結果となる

●治療方針の立案

方針を立てる流れは，

骨格系：

上顎骨が小さい問題をどのように考えるか．

歯　系：

大臼歯Ⅱ級関係と舌側に傾斜した下顎前歯，犬歯萌出余地不足をいつ，どのように解決するか．
となる．

まず**骨格系**の問題は上記診断結果から，上顎骨を正常に導くために上顎前方牽引を行うべきか考えてしまうかもしれないが，中顔面の嵌凹感がないことから一般的には行われない．Nasion perpendicular to point A が1 S.D.未満であれば検討の余地はある．これについて考えるとき，McNamara がアングルⅡ級症例においてさえ，上顎の前突より後退のほうが多いと報告[56]したことも参考になろう．

Lower anterior facial height が大きいことについては，Facial axis が1 S.D.以内であるから，プロポーション分析の値が変化しないよう注意して治療することを念頭に置く．

歯系では上下顎前歯の唇側への傾斜が必要となる．ここでアーチレングスディスクレパンシーがかかわってくるが，この時期は混合歯列期であるため，模型計測と同時に未萌出歯については下顎の咬合法エックス線フィルムを計測して算出した（その他の方法は第3章を参照）．この値は－10.6mm であった．

アーチレングスディスクレパンシーとしては，現在の大臼歯Ⅱ級関係をどう解決するかもかかわってくる．上顎第一大臼歯を遠心移動するか，下顎第一大臼歯を近心移動するか，あるいはその両者により解決を図ることになる．Upper molar to PTV は1 S.D.の下限まであと1mm あり，治療終了までの約6年の間の年間成長量（0.9mm×6＝5.4mm）を加えて考慮することができるので，遠心移動による解決は十分可能となる．

ここで

成長期であることの利点が利用できる

正常な成長を有する場合，上顎第一大臼歯は Facial axis に沿って前下方へ移動する．したがって，前方への移動を何らかの方法で抑制すれば積極的な遠心移動を図らなくとも，大臼歯Ⅰ級関係に持ち込むことができる．

ここでのメカニクスにはFKO等の機能的顎矯正装置の利用を考える

上顎第一大臼歯へのヘッドギアを強い力（片側500g 程度）で短時間用いる顎整形的な使い方（この場合は，理論的には遠心移動しないことになっている）でも可能であるが，これは Point A も含めた上顎全体の成長抑制になってしまう．

上顎第一大臼歯を遠心に送る装置（Pendulum appliance[57]，GMD[58]など）も奏功するが，移動後の固定装置を考慮しなければならないとともに，下顎前歯の舌側傾斜により犬歯萌出スペースが不足していることを改善するためには下顎にも装置が必要となる．パラタルアーチ，パラタルバー等の顎内性の単なる固定では達成しえないことを経験している．そこで機能的顎矯正装置の1つ，バイオネータ[59]を選択した．

ツイード分析ではFMIAが68.1°であるので，これを平均値の57.2°にするには10.9°唇側に傾斜させる必要がある．これを2.5で割って距離に換算し，その値を2倍にした＋8.72mm をアーチレングスディスクレパンシーと合算すると，－1.88mm となる．これをゼロにするためには切歯切縁をこの1/2量，0.94mm 前方に位置させればよく，角度に治せば2.35°唇側傾斜量を増加させればよい．

最終的なFMIAの目標値を54.85°と設定すれば1 S.D.以内に収まる

治療結果の重ね合わせと解説

資料：治療終了時
- 側面頭部エックス線規格写真（図4－8A）
- 12歳Normとの重ね合わせ FH plane at CF（B）
- 治療前後の重ね合わせ S-N plane at S（C），Palatal plane at ANS, Mandibular plane at Me（D），Ba-N at CC（E），6 S（F）
- 動的治療終了時口腔内・顔面写真（G）

第4章　典型的な不正咬合症例をとおして学ぶ—臨床においてよく見る症例の診断，治療目標の設定，治療評価について—

症例3　　7歳10か月，女性：治療終了時（図4-8 A～G）

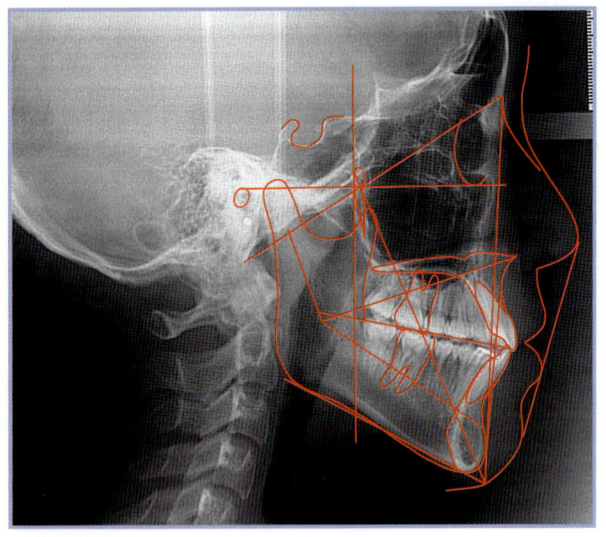

図4-8 A

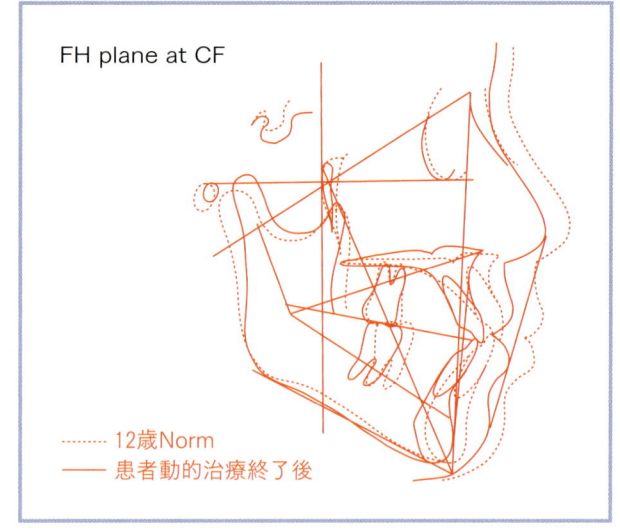

図4-8 B　FH plane at CF
------ 12歳Norm
―― 患者動的治療終了後

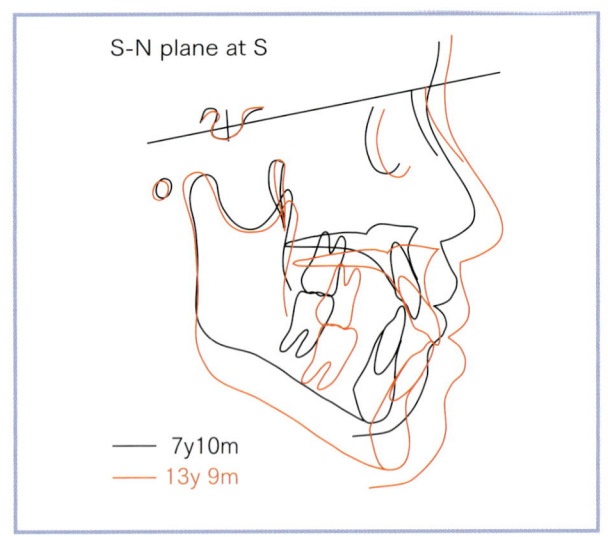

図4-8 C　S-N plane at S
―― 7y10m
―― 13y 9m

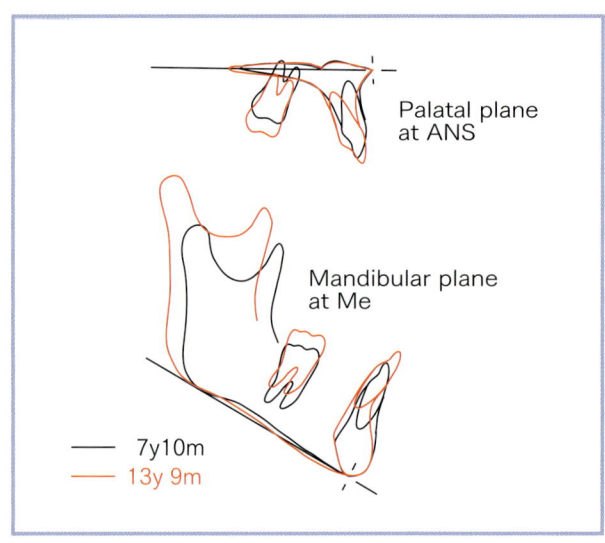

図4-8 D　Palatal plane at ANS / Mandibular plane at Me
―― 7y10m
―― 13y 9m

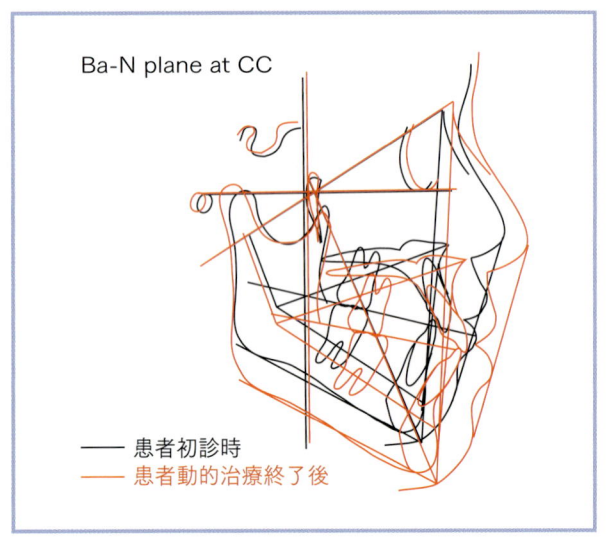

図4-8 E　Ba-N plane at CC
―― 患者初診時
―― 患者動的治療終了後

2　アングルⅡ級不正咬合　症例3

MAXILLARY CHANGE

MANDIBULAR CHANGE

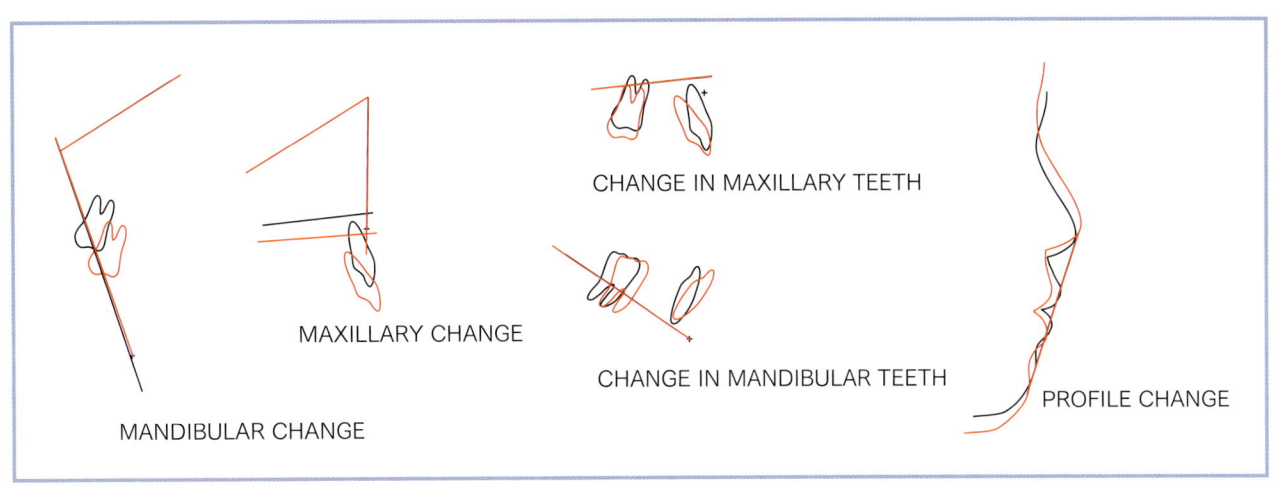

CHANGE IN MAXILLARY TEETH

CHANGE IN MANDIBULAR TEETH

PROFILE CHANGE

図4-8F

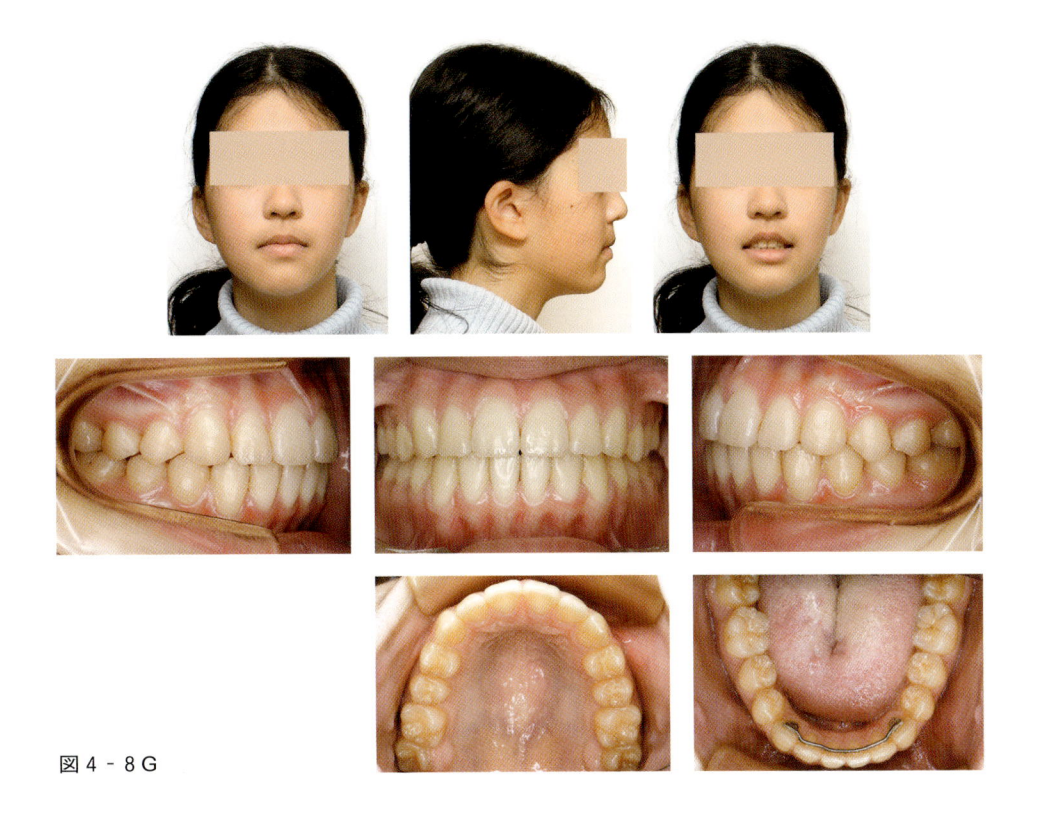

図4-8G

骨格系：

通常の成長にともなう変化が認められるが，治療による変化は小さかった．

Y-axis, Facial axix がそれぞれ0.7°増加，0.6°減少している．これは図4-8 E, F のような重ね合わせ図でないと十分に表現できない．

このような Y-axis, facial axix の変化は，下顎の clockwise rotaion を示すものであるが，Mandibular plane angle(Go-Gn to SN)の値で見ると，逆に counter clockwise rotation 方向の変化を示していた．前者は治療上の変化であり，後者は下顎下縁平面の成長による形態変化と解釈できる．

歯　系：

Palatal plane at ANS の重ね合わせを見る（各種分析法で得られた計測値でなく，トレース上の実測で）

上顎第一大臼歯は約2 mm の遠心移動，約5 mm の垂直方向への変化が見られた．通常は facial axis に沿った前下方への移動があるはずなので，この違

73

いは矯正装置によるものと解釈される.

治療法については詳細は割愛するが，本症例のような骨格的な問題の少ないII級症例で下顎前歯が舌側傾斜した叢生症例では，経験的にバイオネータI型が奏功する．このときの構成咬合位は前方成分をあまり大きく取らないようにしている．

バイオネータの誘導面の上顎大臼歯部は遠心方向に，下顎大臼歯部は垂直方向に歯が萌出するように形成する．バイオネータは上顎前歯を舌側に傾斜させる作用もあるので，上顎前歯を唇側傾斜させるという治療目標には逆行するが，これはマルチブラケット法のステージで解消可能なため，最初は大臼歯関係を重視する．

Corpus axis の Pm 上での重ね合わせを見る

- **下顎第一大臼歯**：垂直方向では1mm挺出，水平方向では1.5mm近心に移動していた．大臼歯I級関係は上記の上顎第一大臼歯の遠心方向への移動に加え，下顎第一大臼歯の近心移動により確立されていたことが示される．
- **上顎前歯**：Facial convexity plane や N-A plane を基準にした距離計測値では1S.D.以内かそれに近い数値となり，角度計測では1S.D.以上になっていた．Palatal plane at ANS 上での重ね合わせをみると，垂直的位置変化が少なく，これはバイオネータ前歯部の occlusal table により垂直的な移動が規制されたためと考える．
- **下顎前歯**：ダウンズ分析，スタイナー分析での計測値は1S.D.以内に是正されており，リケッツ分析やツイード分析の計測値からは1S.D.を超えての唇側傾斜が示された．
- **FMIA 治療目標**：54.85°だが，第一大臼歯の近心移動量が1.5mmあったため，1.5×2÷2×2.5＝3.75°目標を下回り，51.1°となるはずで，実測値は52.1°になっていた(2を掛けて2で割るのは，アーチレングスディスクレパンシーとして2倍し，切歯移動距離に直すためである).

軟組織系：

上下顎前歯を唇側傾斜させたにもかかわらず，Nasolabial angle は102.6～108.3°に開大し，Lower 1 to E-plane は1.0mmから−0.4mmに減少していた．

下顎前歯に関する角度計測値は FMIA, IMPA, Mandibular incisor inclination が1～2S.D.以上唇側傾斜となっているものの，Lower 1 to NB 距離，Mandibular incisor protrusion, Lower 1 to A-Po は1S.D.以内であることが関係していると思われる．

抜歯の適応基準であるにもかかわらず，非抜歯で行った場合には，この部分において審美性が失われるケースをしばしば見かける．

本症例は来院当初，下顎犬歯の萌出スペースがほとんどなく，一見抜歯症例のようにも思われるが，大臼歯の舌側傾斜，下顎前歯の舌側傾斜を解消すれば萌出スペースが得られ，抜歯基準に照らしても無理をしていないことが結果につながっている．

一方では，下顔面高増大によるプロポーション悪化の懸念がある機能的顎矯正装置で治療したが，SGLB to SN：SN to Me' の比率は0.98と変わらず，SN to Stms：Stmi to Me' の比率は2.07と当初に近い比率を維持していたことも，従来の概念にとらわれすぎないことの意味を感じた症例であった．

●ヘルマン分類III B～III C 期の治療

症例4　11歳0か月，男性

資料：初診時
- 側面頭部エックス線規格写真(図4-9A)
- 12歳 Norm との重ね合わせ FH plane at CF(B)
- 口腔内・顔面写真(C)

2 アングルⅡ級不正咬合 症例4

症例4　11歳，男性：初診時（図4-9A～C）

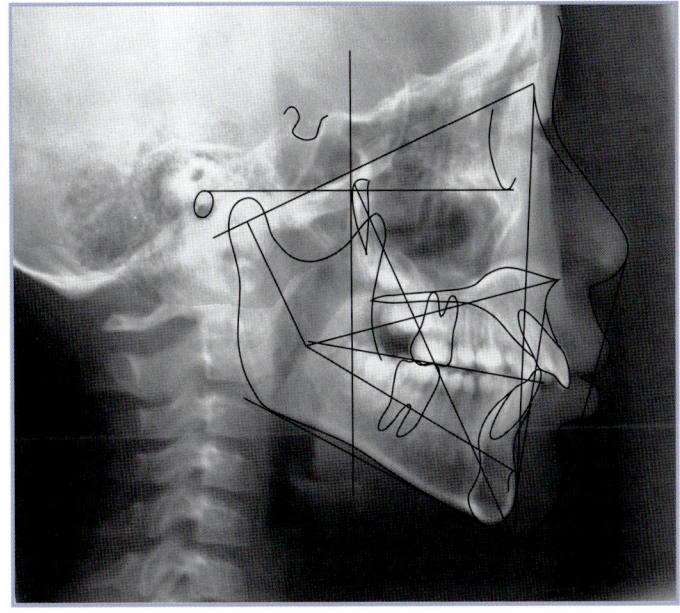

図4-9A

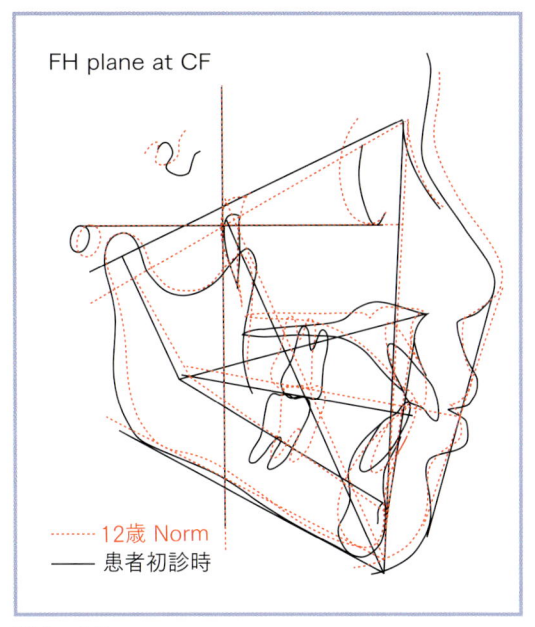

図4-9B
FH plane at CF
・・・・・ 12歳 Norm
――― 患者初診時

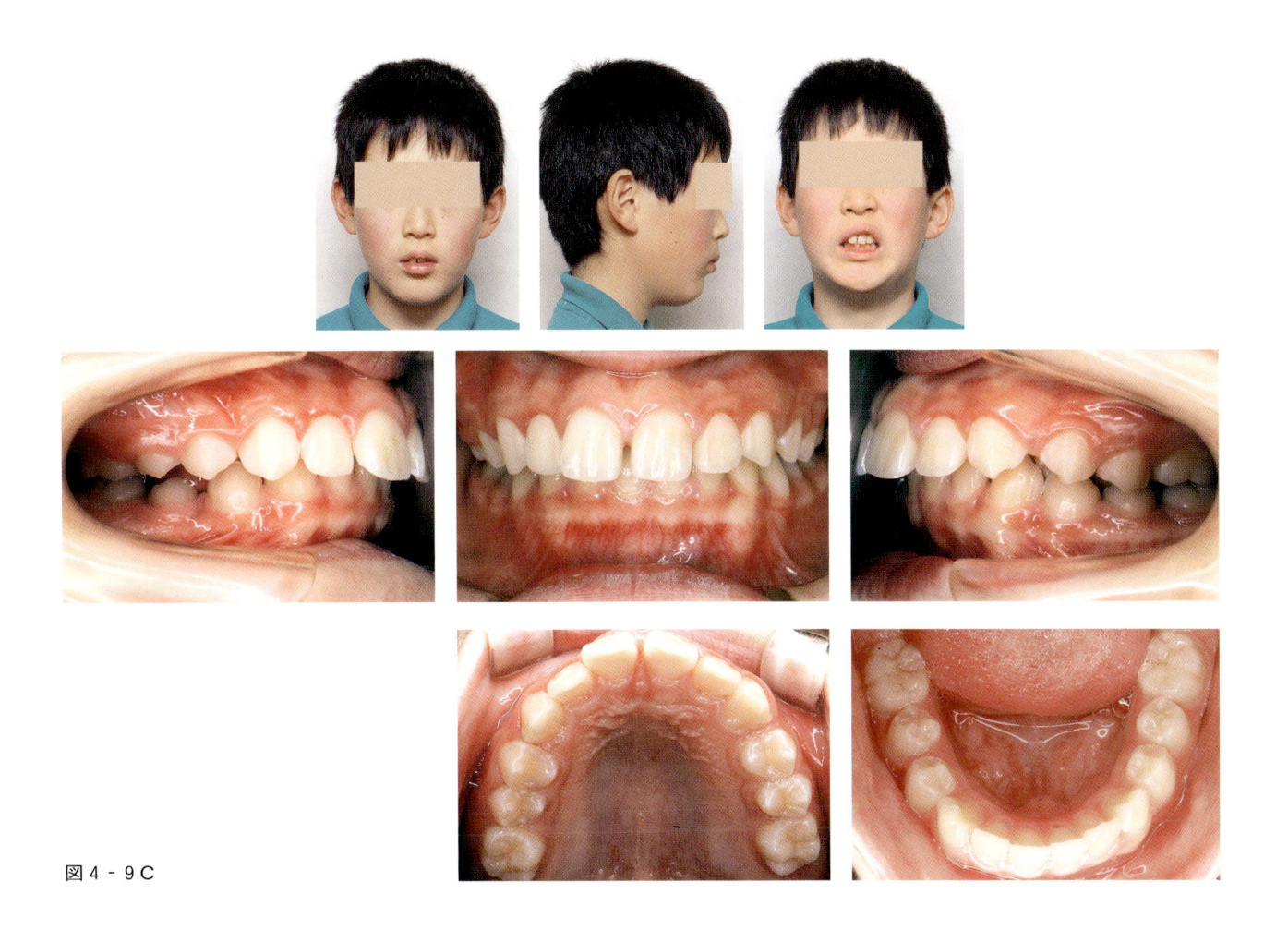

図4-9C

75

症例4のポイント

本症例は矯正治療患者の年齢分布的に，もっとも多いヘルマン分類ⅢB期によく見られる骨格的なⅡ級不正咬合である．骨格的なⅡ級不正咬合の多くは下顎の後方位に起因すると言われるため[29]，成長期におけるオーソピディックな治療の適用について考察する．

各法による側面頭部エックス線規格写真分析値と平均値の比較

各分析法から得られた特徴を記す．

表4-4-1 ダウンズ分析による計測値．

骨格系計測項目	平均値（男子）	S.D.	治療前	バイオネータ適用後	治療後
Facial angle	85.1	5.7	87.3	86.4	87.5
Angle of convexity	5.6	4.3	12.3	6.0	3.9
A-B plane to facial plane	−5.1	3.3	−11.0	−4.7	−5.2
Mandibular plane angle	26.3	6.3	27.5	29.1	28.9
Y-axis to frackfort plane	65.7	3.3	62.7	64.8	64.3
歯系計測項目					
Cant of occlusal plane	9.5	4.0	7.7	6.4	5.9
Interincisal angle	129.7	9.0	112.0	125.6	131.5
Lower 1 to mandibular plane angle	4.7	7.2	7.7	2.4	0.3
Lower 1 to occlusal plane angle	21.7	6.0	27.5	25.1	23.4
Distance upper 1 to facial convexity plane A-P(mm)	7.9	2.3	10.5	7.0	7.0

ダウンズ分析（表4-4-1）

骨格系：Angle of convexity と A-B plane to facial plane に1S.D.以上の差異が見られた．

歯系：Interincisal angle が1S.D.以下で，Distance upper 1 to facial convexity plane が1S.D.以上であった．

表4-4-2 ツイード分析による計測値．

計測項目	平均値	S.D.	治療前	バイオネータ適用後	治療後
FMA	27.3	3.1	27.5	29.1	28.9
IMPA	95.5	3.1	97.7	92.4	90.3
FMIA	57.2	3.9	54.8	58.5	60.8

表4-4-5 ウィッツ分析による計測値．

計測項目	平均値（男子）	S.D.	治療前	バイオネータ適用後	治療後
AO-BO (mm)	−1.2	1.9	3.1	1.3	1.7

ツイード分析（表4-4-2）

FMA, IMPA, FMIA すべて1S.D.以内であった．

ウィッツ分析（表4-4-5）

値は2S.D.以上であった．

表4-4-3 スタイナー分析による計測値.

計測項目	平均値(10歳9か月)	S.D.	治療前	バイオネータ適用後	平均値(成人)	S.D	治療後
SNA	81.0	3.1	82.3	79.6	81.5	3.5	79.3
SNB	76.2	3.1	76.0	76.4	77.6	3.7	76.5
ANB	4.9	1.7	6.3	3.1	3.7	1.9	2.9
Upper 1 to NA(mm)	5.5	1.7	5.7	4.1	5.4	2.2	5.2
Upper 1 to NA	23.5	4.7	29.8	22.8	22.1	7.0	19.9
Lower 1 to NB(mm)	7.8	1.7	6.2	6.3	7.4	2.4	6.7
Lower 1 to NB	31.5	4.5	31.8	28.5	29.5	5.5	25.8
Pog to NB(mm)	0.4	1.4	1.3	0.4	1.9	1.5	2.3
Interincisal angle	120.3	5.8	112.0	125.6	124.7	8.8	131.5
Occlusal plane to SN	21.0	3.8	18.4	17.1	15.1	4.8	15.9
Go-Gn to SN	36.4	4.3	37.1	38.9	30.4	6.3	37.8

スタイナー分析（表4-4-3）

骨格系：1 S.D. 以上の差異をもつ項目はなかった．

歯系：Upper 1 to NA 角度が1 S.D. 以上，Interincisal angle が1 S.D. 以下であった．

表4-4-4 リケッツ分析による計測値.

			10y11m			13y10m			14y5m
計測項目	平均値(10歳男子)	C.D.	治療前	平均値(13歳男子)	C.D.	バイオネータ適用後	平均値(14歳男子)	C.D.	治療後
Field I 歯に関する問題									
Interincisal angle	124.5	6.0	112.0	124.5	6.0	125.6	124.5	5.9	131.5
Field II 上下顎の関係									
Convexity of point A	5.4	3.1	6.4	5.0	3.0	3.6	4.8	3.0	2.4
Lower facial height	48.6	3.7	44.6	48.6	4.0	50.1	48.6	4.2	49.9
Field III 歯と骨格の関係									
Upper molar to PTV	13.9	2.9	16.3	16.3	3.1	20.5	17.2	2.9	20.5
Mandibular incisor protrusion	3.6	2.4	0.9	3.6	2.2	3.7	3.6	2.3	3.5
Mandibular incisor inclination	23.5	4.0	25.8	23.5	3.9	25.7	23.5	3.9	24.7
Field IV 審美性に関する問題									
Lower lip to E-plane	3.8	2.3	3.2	3.8	1.8	3.3	4.0	1.6	2.4
Field V 頭蓋と顔面の関係									
Facial depth	87.3	2.9	87.3	87.9	3.0	86.4	88.1	3.1	87.5
Facial axis	85.9	4.0	89.8	85.9	4.0	85.9	85.9	3.8	86.1
Mandibular plane angle	26.1	4.8	27.5	25.4	5.8	29.9	25.1	6.0	28.9
Field VI 内部構造									
Mandibular arc	26.3	4.0	34.7	27.3	4.0	36.3	27.7	4.0	36.6

リケッツ分析（表4-4-4）

Lower facial height, Mandibular incisor protrusion が1 S.D. 以下，interincisal angle が2 S.D. 以下，Mandibular arc が2 S.D. 以上であった．

第4章 典型的な不正咬合症例をとおして学ぶ—臨床においてよく見る症例の診断，治療目標の設定，治療評価について—

表4-4-6 マクナマラ分析による計測値．

計測項目	平均値(10歳)	S.D.	治療前	平均値(12歳)	S.D.	バイオネータ適用後	平均値(成人男子)	S.D.	治療後
軟組織および頭蓋底に対する上顎の位置									
Nasolabial angle	103.7	9.0	98.9	101.1	10.1	93.0	93.4	11.7	98.0
Nasion perpendicular to point A(mm)	−1.2	2.5	3.3	−0.6	2.7	0.2	−0.3	3.2	−0.8
上下顎の関係									
Midfacial length(Cd-A)(mm)	84.9	3.8	96.7	89.3	3.7	100.5	96.9	4.1	101.2
Mandibular length(Cd-Gn)(mm)	106.0	3.9	121.3	113.3	4.8	136.5	130.4	4.8	136.7
Max./Mand. Differential(mm)	21.1	2.8	24.6	24.0	3.5	35.9	33.6	3.0	35.6
Lower anterior facial height(ANS-Menton)(mm)	65.4	3.6	73.8	69.2	4.0	87.3	74.8	4.6	86.9
FH plane to mandibular plane angle(degree)	31.7	4.3	27.5	30.6	4.4	29.9	25.1	4.1	28.9
Facial axis(Ba-Pt-Gn)(degree)	−6.3	3.5	−0.3	−6.3	4.0	−3.9	−3.7	2.9	−3.9
頭蓋底に対する下顎の位置									
Nasion perpendicular to Pog(mm)	−10.5	4.5	−5.8	−9.1	5.4	−6.8	−6.8	5.4	−6.3
歯列									
U1 to point A perpendicular(mm)	3.7	1.9	6.8	4.9	2.3	4.2	5.5	1.7	4.9
L1 to A-Po(mm)	3.9	2.0	0.9	4.7	2.3	3.7	4.2	1.6	3.5

マクナマラ分析（表4-4-6）

Nasion perpendicular to point A, Facial axis, Max./Mand. Differential, Nasion perpendicular to Pog. U1 to point A perpendicularが1S.D.以上，Midfacial length, Mandibular lengthが3S.D.以上，Lower anterior facial heightが2S.D.以上，L1 to A-Poが1S.D.以下であった．

表4-4-7 プロポーション分析．

計測項目	Ideal比率	治療前 計測値	比率	バイオネータ適用後 計測値	比率	治療後 計測値	比率
SGLB to SN	100.00	70.7	1.04	82.6	1.00	82.7	1.04
SN to Me'		73.3		82.5		86.3	
SN to Stms	2.00	26.4	1.78	25.2	2.30	28.6	2.01
Stmi to Me'		46.9		57.4		57.6	

プロポーション分析（表4-4-7）

SGLB to SN：SN to Me'は1.04なので前方顔面高径の比率的にやや下顔面高径が大きかった．SN to Stms：Stmi to Me'が1.78なので，鼻下点から上口唇の距離と下口唇よりオトガイ部までの距離を比較すると後者の距離が短かった．

診断と治療方針の立案

●診断

口腔内写真（図4-9C）を見ると，大臼歯関係は1咬頭分下顎が遠心位をとっている過蓋咬合症例であるが，上下顎関係を示す代表的項目のSNA，SNB，ANBは1S.D.以内を示す．ただし治療目標から見るとANBは成人男子の平均値を参照に減少を目指す数値である．またAngle of convexityとA-B plane to facial plane, AO-BOが1～2S.D.以上差異があり，上顎歯槽基底が相対的に前方位であるか下顎歯槽基底が相対的に後方位であることがわかる．

Nasion perpendicular to point A, Nasion perpendicular to Pogが1S.D.以上，Midfacial length, Mandibular lengthが3S.D.以上なので，頭蓋底を基準にPoint Aポゴニオンは前方位にあり，上下顎それぞれの大きさは平均値より大きい．

McNamaraは各項目に対する平均値，標準偏差，

年間変化量を示すにとどまらず，表1－9（第1章P.24）のようなMidfacial lengthの値に対するMandibular length, Lower anterior facial heightの対応する値の組み合わせを提示した．表1－9から見ると，Midfacial lengthの値96.7mmに対応するMandibular lengthは124～127mmであるので，本症例の値121.3mmは小さい．

最終的な診断は，上顎の前方位，過蓋咬合および上顎前歯の唇側傾斜，相対的な下顎骨の後退をともなうアングルⅡ級1類症例となろう．

● 治療方針の立案

本症例の場合，上顎の前方位改善と下顎骨の成長促進および過蓋咬合改善の3つの面を考慮する．

上顎の前方位改善を積極的に行うことは，Point Aの値を減少させることであり，その手法と量についてリケッツ分析においては下記の手法が提唱されている[60]．

- ・ヘッドギア　－8mm
- ・Ⅱ級エラスティック　－3mm
- ・アクチベータ　－2mm
- ・トルク　－1～2mm

このなかでアクチベータはPoint Aの必要改善量が得られ，かつ不足しているMandibular length増加も同時に行えるので，本症例に適するものと考える．

上顎前歯の位置はダウンズ分析のDistance upper 1 to facial convexity plane，スタイナー分析のUpper 1 to NA角度，マクナマラ分析のU1 to point A perpendicularが1 S.D.以上なので，改善を要する．

下顎骨に対する下顎前歯の位置はダウンズ分析のLower 1 to mandibular plane angle，ツイード分析のIMPA，スタイナー分析のLower 1 to NB角度・距離，リケッツ分析のMandibular incisor inclinationが1 S.D.以内であるが平均値よりは唇側傾斜を示し，リケッツ分析のMandibular incisor protrusion，マクナマラ分析のL1 to A-Poでは1 S.D.以内と切縁は舌側に位置することが示されている．これらの矛盾は平均値対照群の違い，基準平面の違いであり，方針を左右するものではない（症例8：P.120も参照）．アーチレングスディスクレパンシーも＋1.9mmなので，本症例にはアクチベータを適用し，下顎歯列全体の状態を維持したまま下顎の前方成長を促進させながらPoint Aの値を減少させ，マルチブラケット装置のトルクにより上下顎前歯の角度を改善する方法を選択した．

Lower anterior facial heightが3 S.D.以上あるので，これを増加させるアクチベータの手法には批判もあるかもしれないが，SGLB to SN：SN to Me'が1.04の比率であるのに対し，SN to Stms：Stmi to Me'の比率が1.78で，明らかに下口唇からオトガイの距離が短い．この状況があるため深いオトガイ唇溝（下口唇の翻転：下唇下の陥凹）が形成されていると思われ，口唇のプロポーション改善に寄与することを考慮すればアクチベータの適用も適すると考える．著者らはアクチベータと同様な効果をもつ装置として，バイオネータを用いた．バイオネータのほうが前歯部および臼歯部の垂直高径制御がより効率的に行えるので，ここではそれを適用した．

バイオネータ適用後の重ね合わせ

資料：バイオネータ適用後
- ・側面頭部エックス線規格写真（図4－10A）
- ・16歳Normとの重ね合わせ FH plane at CF（B）
- ・治療前およびバイオネータ適用後の重ね合わせ Ba-N at CC（C），6 S（D）
- ・口腔内写真
　バイオネータ適用後（E），マルチブラケット装置移行直前（F），咬頭嵌合確定後（G）

第 4 章　典型的な不正咬合症例をとおして学ぶ―臨床においてよく見る症例の診断，治療目標の設定，治療評価について―

症例 4　11歳 0 か月，男性：バイオネータ適用後（図 4 -10A〜G）

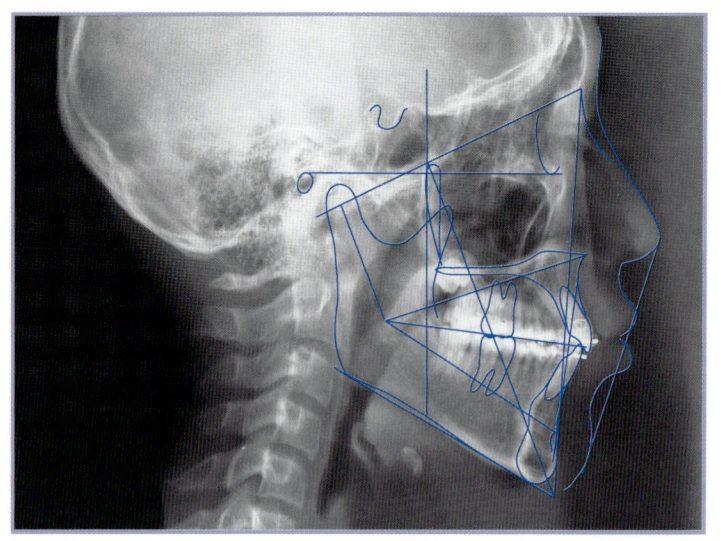

図 4 -10A

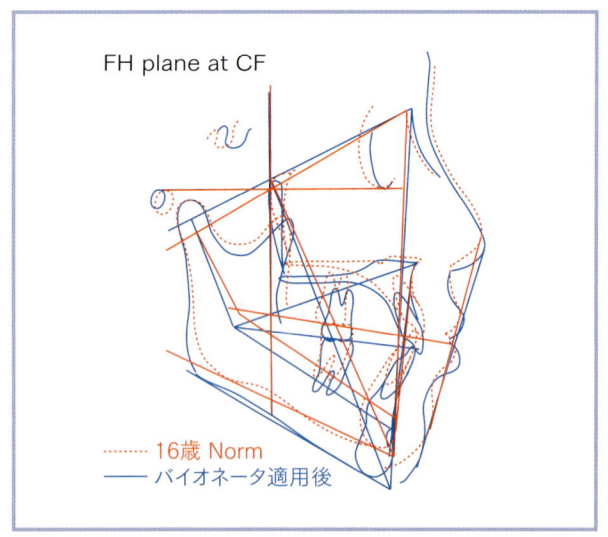

図 4 -10B

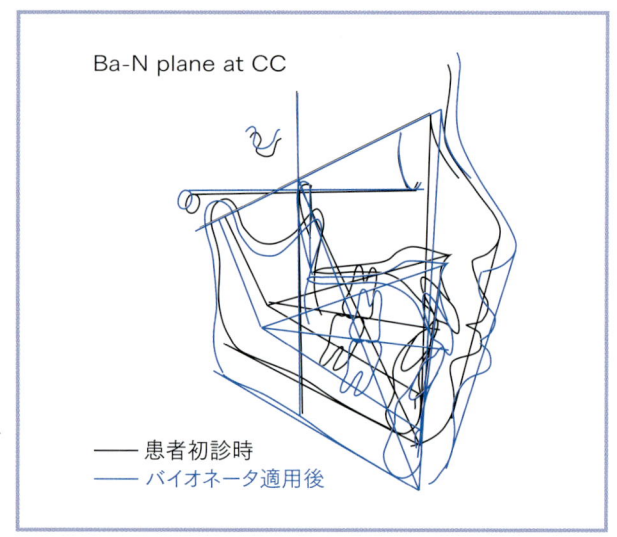

図 4 -10C

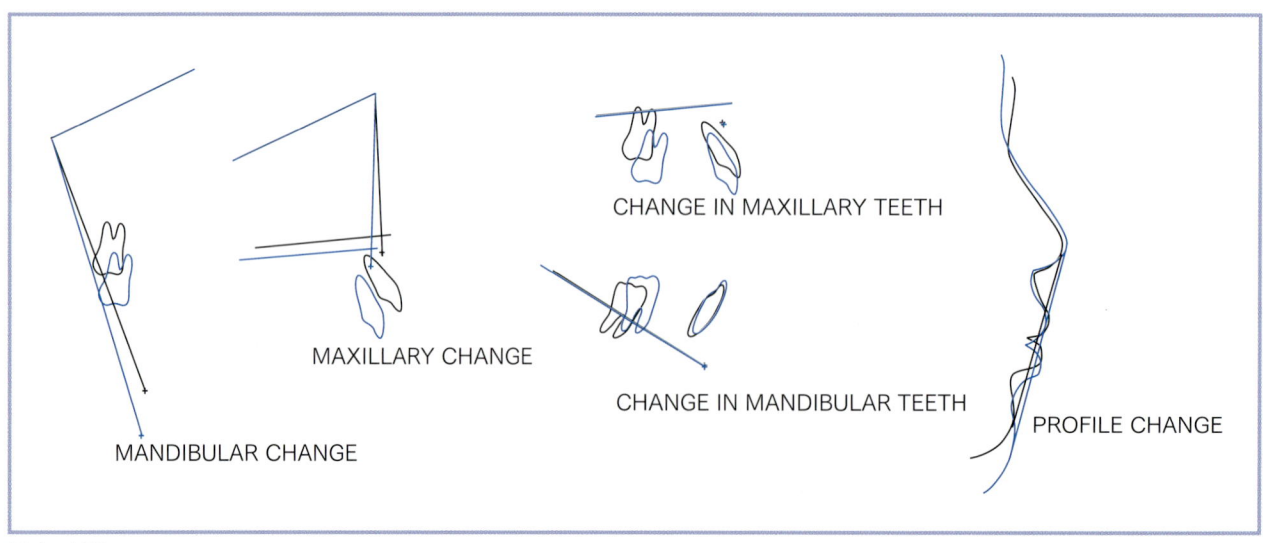

図 4 -10D

80

図 4-10E

図 4-10F

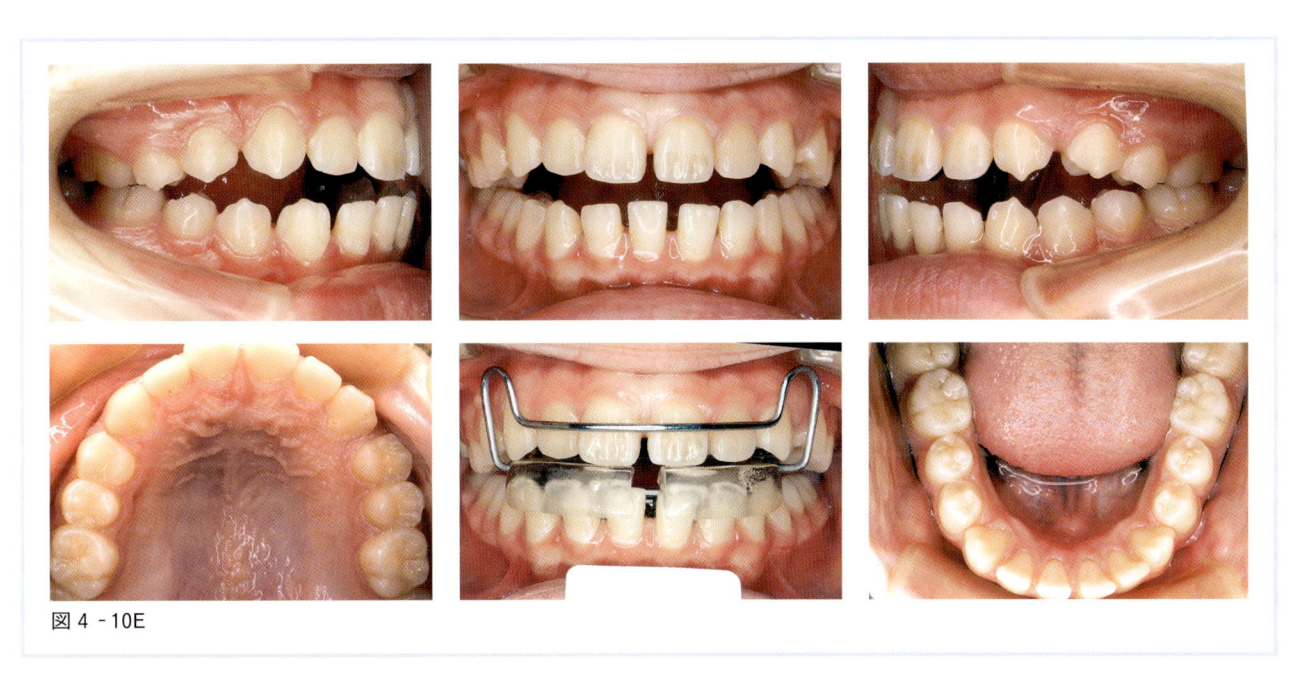

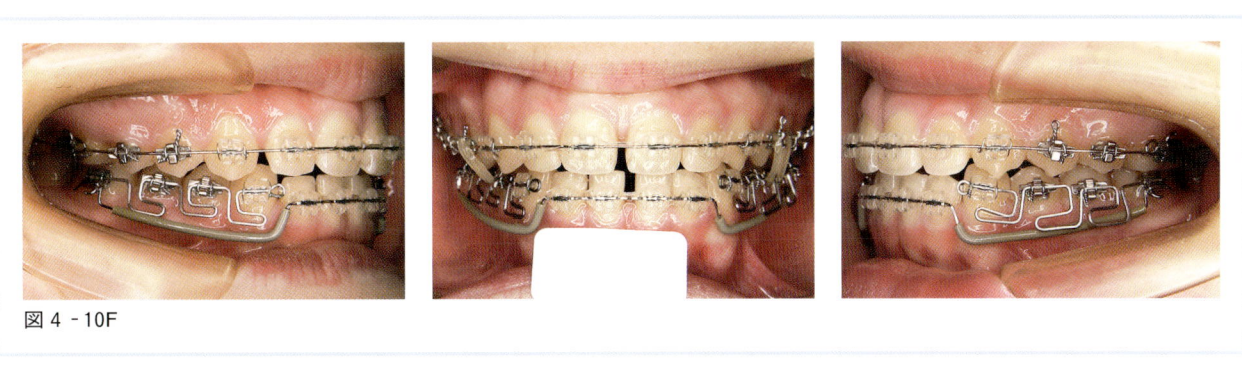

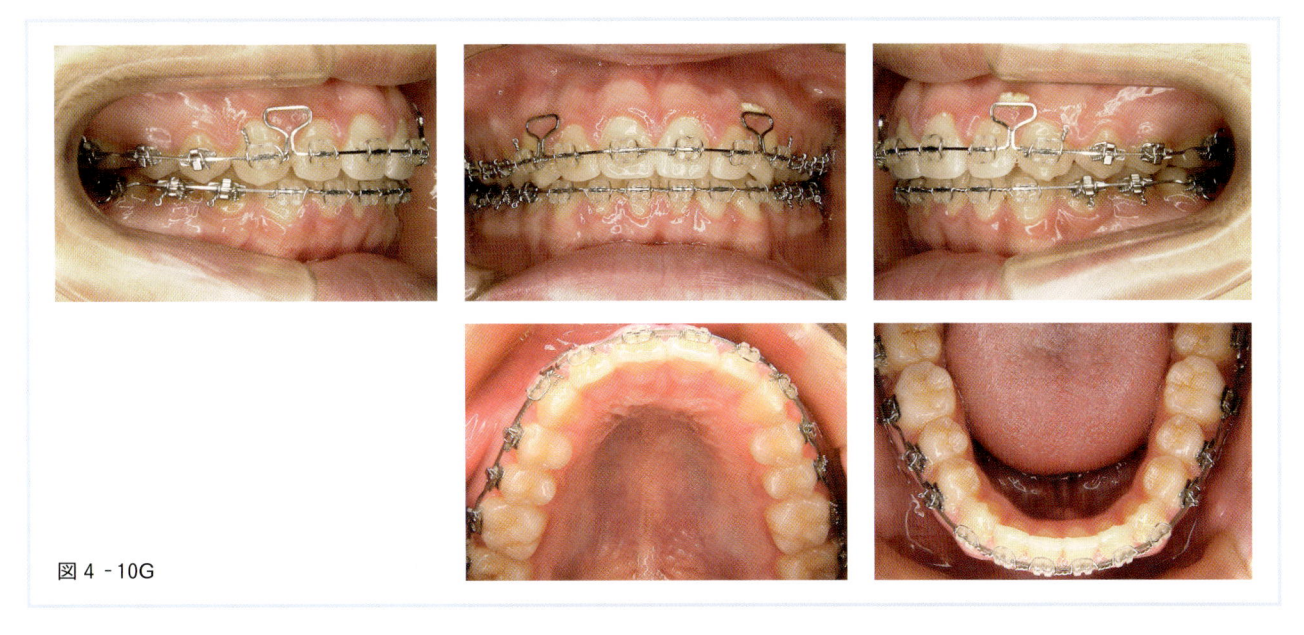

図 4-10G

図 4-10E〜G バイオネータ適用後からマルチブラケット装置で安定するまでの過程.

バイオネータ適用後は図 4-10E のような開咬状態を呈することがしばしばある.この状態から単純なレベリングを行うと後戻りを起こすことがあり,機能的顎矯正装置への批判となることがある.

このような状態からは図 4-10F のようにセクショナルアーチなどを応用しながら(ときにバイオネータを併用して),1〜2か月以内に大臼歯部・小臼歯部の咬頭嵌合を確立する必要がある.

第4章 典型的な不正咬合症例をとおして学ぶ―臨床においてよく見る症例の診断，治療目標の設定，治療評価について―

治療結果の重ね合わせと解説

資料：治療終了時
- 側面頭部エックス線規格写真（図4-11A）
- 16歳Normとの重ね合わせ FH plane at CF（B）
- 治療前後の重ね合わせ S-N plane at S（C），Palatal plane at ANS, Mandibular plane at Me（D），Ba-N plane at CC（E），6 S（F）
- 動的治療終了時口腔内・顔面写真（G）

症例4　11歳0か月，男性：治療終了時（図4-11A～G）

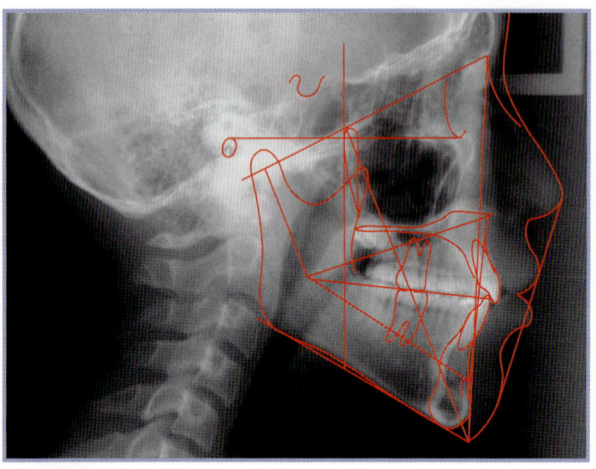

図4-11A

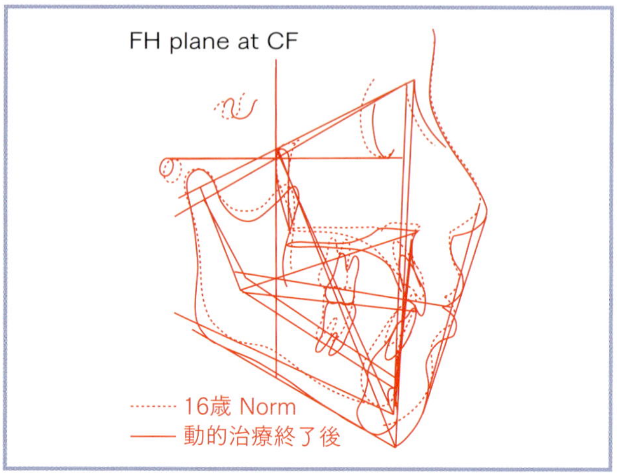

図4-11B　FH plane at CF
······ 16歳 Norm
── 動的治療終了後

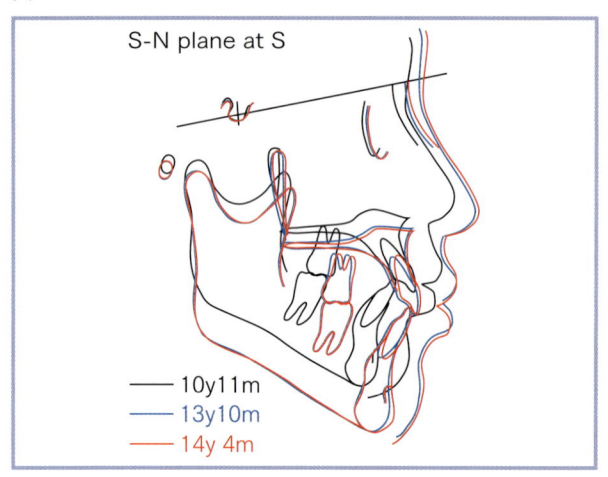

図4-11C　S-N plane at S
── 10y11m
── 13y10m
── 14y 4m

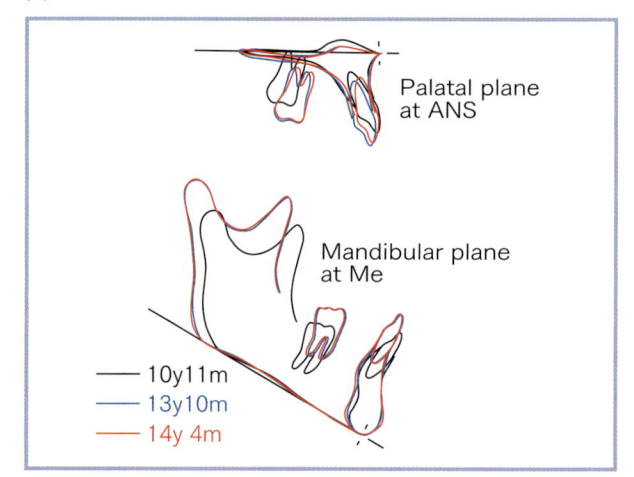

図4-11D　Palatal plane at ANS / Mandibular plane at Me
── 10y11m
── 13y10m
── 14y 4m

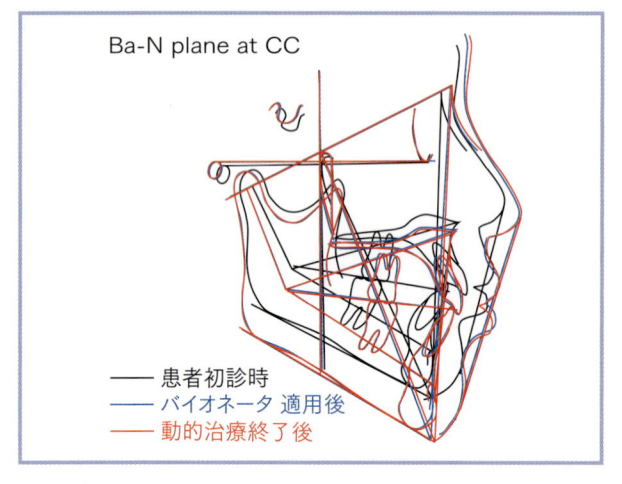

図4-11E　Ba-N plane at CC
── 患者初診時
── バイオネータ適用後
── 動的治療終了後

82

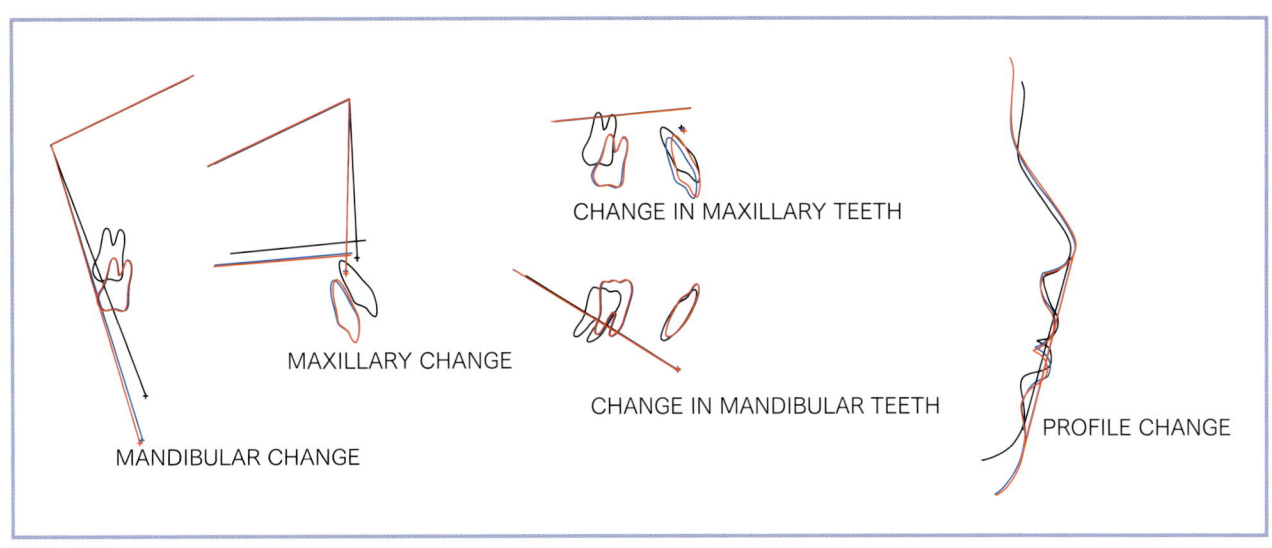

2　アングルⅡ級不正咬合　症例4

MANDIBULAR CHANGE
MAXILLARY CHANGE
CHANGE IN MAXILLARY TEETH
CHANGE IN MANDIBULAR TEETH
PROFILE CHANGE

図4-11F

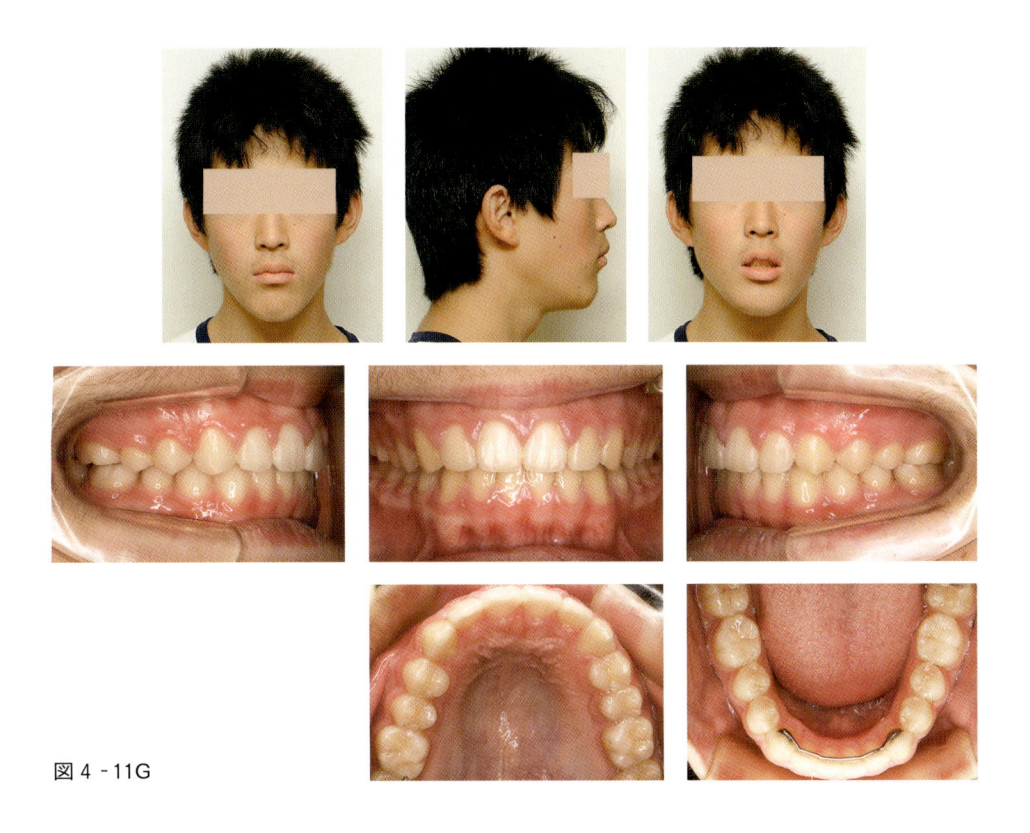

図4-11G

　バイオネータ適用後までの変化には成長による脳頭蓋底(S-N)の成長とバイオネータによる治療上の変化すなわちPoint Aの後退，Point Bの前方変化，FMA(Go-Gn to SN)，Lower facial heightの増加などが認められる．またバイオネータ適用後から動的治療終了時までの変化にはマルチブラケット法による前歯歯軸変化と成長によるポゴニオンの前方変化などが認められた．

ダウンズ分析

　バイオネータ(以下BN)使用後，動的治療終了時ともに全項目が1S.D.以内となった．Distance upper 1 to facial convexity planeの値はBN使用により1S.D.以内となって，つづく動的治療終了後までに唇側に移動しているにもかかわらずその値が変わらなかった．これはFacial convexity plane(A-Po plane)がポゴニオンの前方変化により移動していたからである．

ツイード分析

　BN適用後ではFMA, IMPA, FMIAともに1S.D.以内であったが，動的治療終了時にかけて下顎前歯歯軸が舌側に傾斜したためIMPAが減少し，FMIAが増加した．

ウィッツ分析

　BNの適用で上下顎関係の改善を示す数値が得られ，BN適用後は減少した．そこから治療終了時にかけての変化は，主に咬合平面傾斜の変化によりもたらされたものである．

スタイナー分析

　SNAはBN適用後減少し，動的治療終了時もほぼ変化がなかった．SNBは術前，BN適用後，動的治療終了後ともに値の変化は1°以内であった．視覚的には下顎の大きな成長がみられ，大臼歯関係も良好になっているにもかかわらず数値変化が少ないのは，Nasionの前方成長が大きかったためである．

　日本小児歯科学会でまとめた[61] S-N間距離の男児平均成長量は約4mmであるが，本症例を実測してみると6mmあった．Nasionが前方位になると，SNB値に対し減少的にはたらくことが影響している．Pog to NBはBN適用後よりオトガイ部の発育が旺盛であったため，動的治療終了時にかけて値が大きくなった．

　歯系ではOcclusal plane to SNがBN適用後より1S.D.以下となったが，成人男子の平均値から見ると1S.D.以内であった．Upper 1 to NAは角度のみ術前1S.D.以上であったが，BN適用後から1S.D.以下となり，唇側傾斜が是正されていた．Lower 1 to NB距離はほぼ一定しており，角度は減少を続けたが，つねに1S.D.以内であった．Interincisal angleは上述の歯軸変化を反映し，一貫して増加を続けた．

リケッツ分析

　Interincisal angleが上記同様の傾向であった．Lower facial heightは増加して1S.D.以内になった．Upper molar to PTVは成長により1S.D.以上になった．下顎前歯は術前と比較し舌側傾斜しているが，Mandibular incisor protrusion, inclinationは下顎前歯が舌側傾斜しているにもかかわらず，値が増加している．この値の変化はPoint Aの後方への変化とポゴニオンの前方への変化にともなうA-Po planeの変化がもたらした結果である．Facial depth, Facial axisはBN適用による下顔面高の増大にともない減少したが，ポゴニオンの前方成長により動的治療終了時に向けては増加がみられた．Convexity of point Aはこの影響に加え，Nasionの前方成長により，BNによる減少予測量を上回る減少を示した．

マクナマラ分析

　Nasion perpendicular to point Aの値がBN適用後大きく減少し，動的治療終了にかけてもさらに減少した．これはBNの効果に加え，Nasionの前方成長が大きかったためである．Midfacial length, Mandibular length, Lower anterior facial heightはBN適用後ともに3S.D.以上であったが，動的治療終了時に成人男子の平均値で見ると1～2S.D.上回る結果になった．BN適用後ならびに動的治療終了時のMidfacial lengthとMandibular lengthの値はそれぞれ100.5mmと136.5mm，101.2mmと136.7mmとなっていた．Midfacial lengthに対応したMandibular lengthの値を表1-9（P.24）から読み比較すると，BN適用後には3.7mm上回り，動的治療終了時では1.7mm上回る結果となっていた．

プロポーション分析

　Lower anterior facial heightの値は13.1mm増加したが，SGLB to SN：SN to Me'が1.04の比率で術後も変わらず，SN to Stms：Stmi to Me'の比率が1.78から2.01と目標どおりになった．Mandibular plane angleの1.4°の増加，Go-Gn to SNの0.7°の増加，Lower facial heightの増加，Facial axisの2.3°の減少があったがプロポーションはむしろ良好になったので，この点でもBNの適用は適正な範囲と考える．

●まとめ

　これらの結果から，上顎の前方位改善，下顎骨の前方成長促進，過蓋咬合の改善が目標どおりなされたと考えられる．リケッツ分析のMandibular incisor protrusionのみ1S.D.以上舌側に位置しているが，スタイナー分析のacceptable compromiseからANB2.9°付近の値を参照してみると，Lower 1 to NB 5mm, 26°となっており，下顎前歯はさらに1.7mm舌側に位置したほうが良いので，結果は妥当な範囲であると判断される．

●ヘルマン分類 Ⅳ A 期の治療

症例 5　13 歳 5 か月，女性

資料：初診時
- 側面頭部エックス線規格写真（図 4 - 12A）
- 12 歳 Norm との重ね合わせ FH plane at CF（B）
- 口腔内・顔面写真（C）

図 4 - 12, 13　第一大臼歯
実線：左側，破線：右側

症例 5　　13 歳 5 か月，女性（図 4 - 12A〜C）

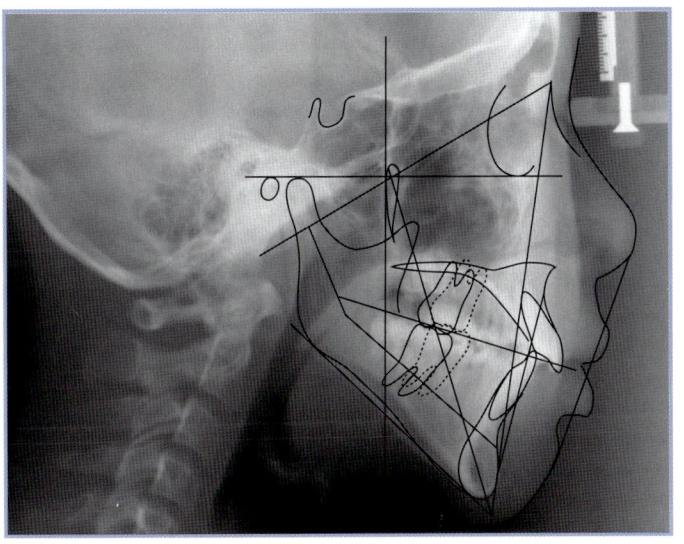

図 4 - 12A

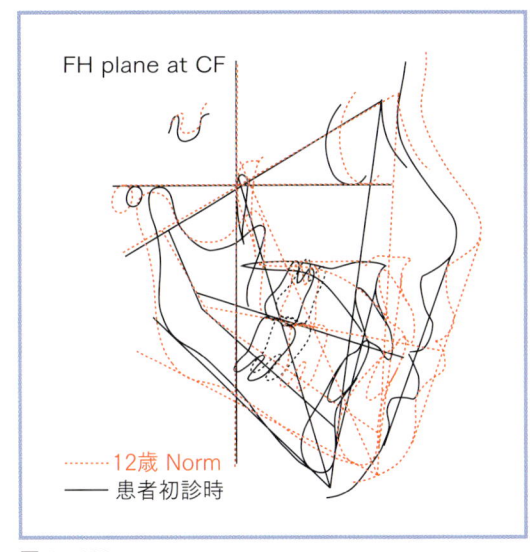

図 4 - 12B

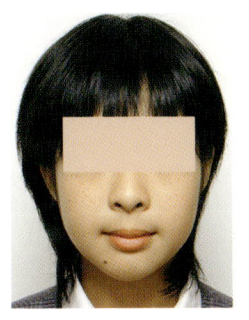

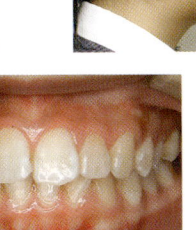

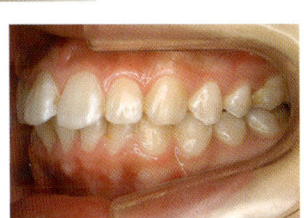

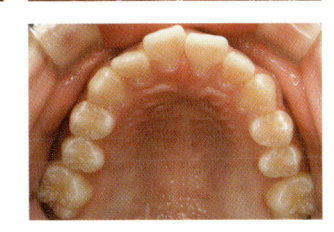

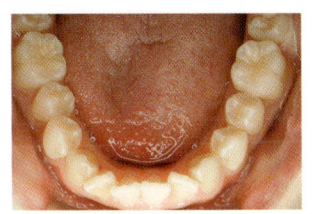

図 4 - 12C

症例5のポイント

本症例はいわゆるハイアングルケースでドリコフェイシャルパターン（dolico-facial pattern．参照：リケッツ分析，症例8）を有する．正面頭部エックス線規格写真（図4-13）で見られるような下顎骨の非対称，オルソパントモグラフィ（図4-14）での下顎頭形態の変形や，近心傾斜した下顎歯の植立状態を側面頭部エックス線規格写真と比較することの重要性，抜歯部位に対する考え方を述べる．

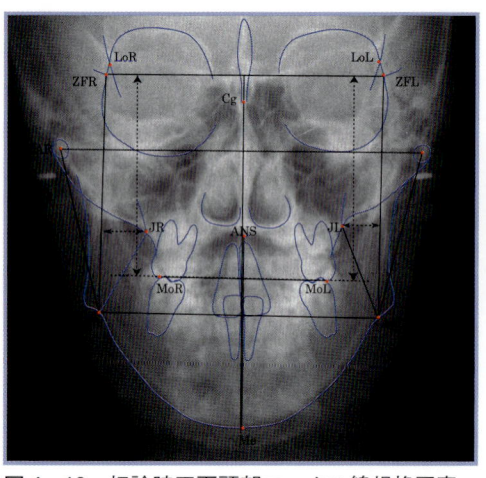

図4-13 初診時正面頭部エックス線規格写真．
左右の頰骨前頭縫合を結ぶZF平面（ZFR-ZFL）からCg（Crista galli：鶏冠頸部）を通る垂線を顔面骨格の正中線と考える．左右のMo（上下顎大臼歯の影像の最外側の交点）を結ぶFrontal occlusal plane（MoR-MoL），左右のantegonial notchを結ぶAg平面（AgR-AgL），上下顎間のANS-Me平面，これらの平行性，垂直性なども参照・評価の対象となる．

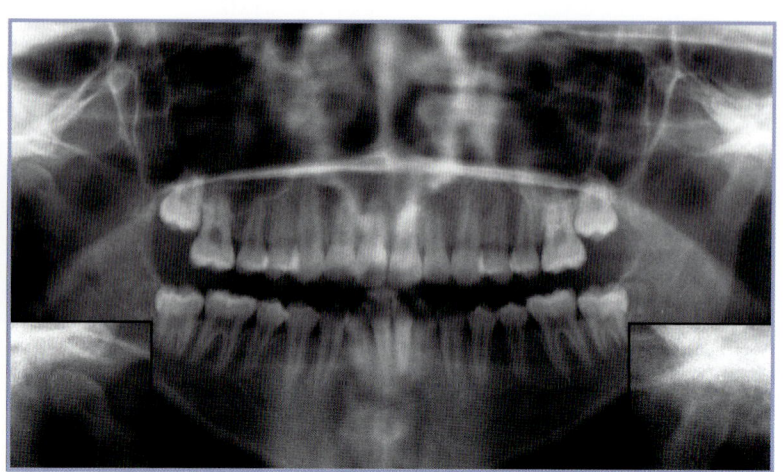

図4-14 初診時オルソパントモグラフィ．
右側顎関節前上方に吸収性変化が見られる（解剖学的には下顎頭中央から外側にかけての変化）．右側下顎臼歯は近心傾斜が認められる．

各法による側面頭部エックス線規格写真分析値と平均値の比較

各分析法から得られた特徴を記す．

表4-5-1 ダウンズ分析による計測値．

骨格系計測項目	平均値（女子）	S.D.	治療前	治療後
Facial angle	84.8	3.1	81.7	80.7
Angle of convexity	7.6	5.0	12.4	8.7
A-B plane to facial plane	−4.8	3.5	−10.3	−7.7
Mandibular plane angle	28.8	5.2	43.3	46.4
Y-axis to frackfort plane	65.4	5.6	67.9	69.8
歯系計測項目				
Cant of occlusal plane	11.4	3.6	17.7	18.1
Interincisal angle	124.1	7.6	121.9	108.5
Lower 1 to mandibular plane angle	6.3	5.8	−9.6	1.1
Lower 1 to occlusal plane angle	23.8	5.3	16.1	29.4
Distance upper 1 to facial convexity plane A-P(mm)	8.9	1.9	11.0	9.3

ダウンズ分析（表4-5-1）

骨格系：Angle of convexity, Y-axisを除き1〜2S.D.以上の差異があった．

歯系：Interincisal angleを除き1〜2S.D.以上の差異があった．

2 アングルⅡ級不正咬合 症例5

表4-5-2 ツイード分析による計測値.

計測項目	平均値	S.D.	治療前	治療後
FMA	27.3	3.1	43.3	46.4
IMPA	95.5	3.1	80.4	91.1
FMIA	57.2	3.9	56.3	42.6

表4-5-5 ウィッツ分析による計測値.

計測項目	平均値（女子）	S.D.	治療前	治療後
AO-BO（mm）	－1.1	1.8	1.3	－1.1

ツイード分析（表4-5-2）

FMA, IMPA がともに3 S.D. 以上差異があった．

ウィッツ分析（表4-5-5）

値は1 S.D. 以上であった．

表4-5-3 スタイナー分析による計測値.

計測項目	平均値（10歳9か月女子）	S.D.	治療前	平均値（成人）	S.D.	治療後
SNA	81.5	3.4	79.4	81.5	3.5	77.2
SNB	77.2	3.0	72.3	77.6	3.7	72.3
ANB	4.1	1.8	7.1	3.7	1.9	4.9
Upper 1 to NA(mm)	6.2	1.9	5.4	5.4	2.2	6.0
Upper 1 to NA	24.7	5.2	26.6	22.1	7.0	29.3
Lower 1 to NB(mm)	7.8	2.4	7.2	7.4	2.4	11.2
Lower 1 to NB	31.0	6.6	24.5	29.5	5.5	37.4
Pog to NB(mm)	0.4	1.2	1.9	1.9	1.5	1.6
Interincisal angle	120.3	10.1	121.9	124.7	8.8	108.5
Occlusal plane to SN	19.2	3.7	26.1	15.1	4.8	25.7
Go-Gn to SN	36.1	4.6	50.7	30.4	6.3	52.2

スタイナー分析（表4-5-3）

骨格系：SNA は1 S.D. 以内，SNB は1 S.D. 以下で，ANB は1 S.D. 以上であった．Go-Gn to SN は3 S.D. 以上であった．

歯系：Upper 1 to NA 距離および角度，Lower 1 to NB 距離については1 S.D. 以内であるが，Lower 1 to NB 角度は1 S.D. 以下，Occlusal plane to SN は1 S.D. 以上であった．

表4-5-4 リケッツ分析による計測値.

計測項目	平均値（13歳女子）	C.D.	治療前	平均値（16歳女子）	C.D.	治療後
Field Ⅰ 歯に関する問題						
Interincisal angle	124.5	6.1	121.9	124.5	6.0	108.5
Field Ⅱ 上下顎の関係						
Convexity of point A	5.0	3.0	6.6	4.7	2.9	4.7
Lower facial height	48.6	4.2	55.9	48.6	4.1	56.7
Field Ⅲ 歯と骨格の関係						
Upper molar to PTV	16.3	3.4	12.4	18.0	3.0	17.9
Mandibular incisor protrusion(mm)	3.6	2.0	1.5	3.6	2.4	7.1
Mandibular incisor inclination	23.5	4.0	19.1	23.5	4.2	33.5
Field Ⅳ 審美性に関する問題						
Lower lip to E-plane	1.8	2.0	3.8	1.4	2.1	2.7
Field Ⅴ 頭蓋と顔面の関係						
Facial depth	87.9	3.0	81.7	88.3	3.0	80.7
Facial axis	85.9	3.8	77.8	85.9	4.0	75.3
Mandibular plane angle	25.4	6.3	43.3	24.9	6.3	46.4
Field Ⅵ 内部構造						
Mandibular arc	27.3	4.7	25.8	28.0	3.8	24.7

リケッツ分析（表4-5-4）

Lower facial height, Facial depth, Facial axis, Mandibular plane angle に1～2 S.D. 以上差異があった．Interincisal angle が1 S.D. 以内であるにもかかわらず，Mandibular incisor protrusion および inclination が1 S.D. 以下なので，上顎前歯の唇側傾斜が示唆される．Upper molar to PTV は1 S.D. 以下である．

87

表4-5-6 マクナマラ分析による計測値.

計測項目	平均値(12歳)	S.D.	治療前	平均値(成人女子)	S.D.	治療後
軟組織および頭蓋底に対する上顎の位置						
Nasolabial angle	103.7	9.0	112.7	99.0	9.0	103.3
Nasion perpendicular to point A(mm)	−0.6	2.7	−2.3	−0.7	3.2	−6.0
上下顎の関係						
Midfacial length(Cd-A)(mm)	89.3	3.7	82.9	91.5	4.7	82.3
Mandibular length(Cd-Gn)(mm)	113.3	4.8	112.2	121.5	5.5	114.2
Max./Mand. Differential(mm)	24.0	3.5	29.3	30.0	3.6	31.9
Lower anterior facial height(ANS-Menton)(mm)	69.2	4.0	72.3	71.0	4.6	74.7
FH plane to mandibular plane angle(degree)	30.6	4.4	43.3	26.5	6.2	46.4
Facial axis(Ba-Pt-Gn)(degree)	−6.3	4.0	−12.2	−3.4	3.7	−14.7
頭蓋底に対する下顎の位置						
Nasion perpendicular to Pog(mm)	−9.1	5.4	−17.4	−7.3	6.7	−19.9
歯　列						
U1 to point A perpendicular(mm)	4.9	2.3	4.4	5.3	2.2	3.9
L1 to A-Po(mm)	4.7	2.3	1.5	4.9	2.7	7.1

マクナマラ分析(表4-5-6)

Midfacial length, Max./Mand. Differential, Mandibular plane angle, Facial axis, Nasion perpendicular to Pog, L1 to A-Po に1～2S.D.以上の差異があった．

診断と治療方針の立案

●診断

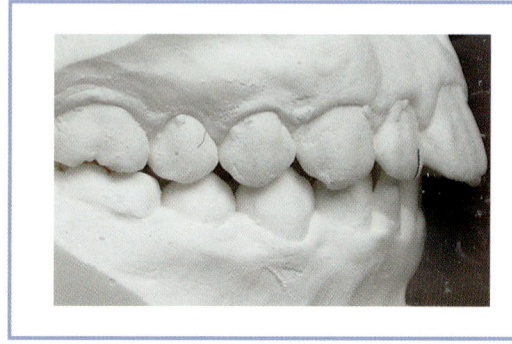

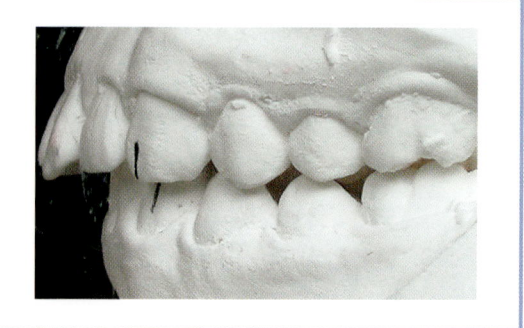

図4-15

〈臼歯関係について〉

口腔内写真：

　一見Ⅰ級不正咬合のようにも見えるが，これは撮影のトリックである．すなわち，側方咬合状態を撮影するときにやや上方から撮影すると，図4-12Cのように I 級の臼歯関係のように写ってしまう．

　しかしながらスタディモデルを真横からみると，臼歯関係は右側がややⅡ級，左側ではさらにその傾向が強いことがわかる(図4-15)．

　図4-12Aの側面頭部エックス線規格写真では，上下第一大臼歯を左右別々に記した(実線：左側，破線：右側)．

　ほかにも第一大臼歯関係を見誤る要因として，

・上顎第一大臼歯の近心捻転
・下顎第一大臼歯の近心傾斜(本症例の右側下顎大臼歯)ないし近心転位

などには注意を要する．

正面頭部エックス線規格写真との関連：

　本症例は下顎骨体から下顎枝にかけての左右差があり，側面でのトレースは左右の中央を描き分析するが，正面頭部エックス線規格写真で見られるように下顎骨の非対称が存在する．本症例は修復・補綴物などもなく，左右側の鑑別が困難である．側面頭部エックス線規格写真ではフィルム面に近い側の像がより鮮明に写る傾向があるが，正面頭部エックス線規格写真からみると，右側臼歯部が左側臼歯部に比べ高位を示すことなども参考になる．

オルソパントモグラフィとの関連：

　右下顎頭の吸収性変化，右側下顎歯列の近心傾斜所見が認められ，下顎の左右差を表現している（下顎頭のオルソパントモグラフィ上の像と解剖学的対応については，森田ら[62]の報告を参照）．下顎右側歯列の近心傾斜と下顎頭の形態変化，下顎骨の非対称などは相互に関連している事象であることを読み取ることができ，顎・咬合機能障害との関連性も疑う必要がある．これらは，さらなる資料収集を示唆する所見であると認識することも読影技術の1つである．

上下顎歯槽基底の前後的・垂直的関係

　A-B plane to facial plane, ANB および AO-BO, Max./Mand.differential より，**上下顎歯槽基底の前後的関係**に問題がある．SNA, Nasion perpendicular to Point A の値より上顎の位置はほぼ平均的と考えられるが，SNB, Facial depth, Facial axis, Nasion perpendicular to Pog が小さいので，下顎骨の後方位が示される．N-B plane を基準としたポゴニオンの位置は1S.D.以上であるが，この基準平面からの評価は下顎骨の前後的位置の評価ではなく，どちらかといえば審美性に関連が深い．Mandibular length を見ると下顎骨自体は小さくないので，この症例では Mandibular plane angle(Go-Gn to SN), Lower anterior facial height が大きいこと，すなわち**上下顎歯槽基底の垂直的関係**が問題の本質であることがわかる．

　ツイードは FMA の値を指標に治療の難易度を分類している．以下

16〜35°：Normal variation

16〜25°：抜歯に関しては30°以上のものより抜歯の確率が少なく安定した咬合と良好な予後を期待できる

35°以上：下顎切歯を良好に位置づけることは物理的に難しく，安定した結果や調和のとれた審美性を確立することは限定的になり，予後不良である．

　リケッツ分析では Mandibular plane angle の大きな症例などをドリコフェイシャルパターンをもつ顔貌と分類し，歯の移動に際しては慎重な配慮をするよう警鐘を鳴らしている．ドリコフェイシャルパターンについては，開咬症例の項（症例8）で詳述する．

　上下前歯の位置および傾斜：上顎前歯に関してはどの計測項目も1S.D.以内であるが，下顎前歯は NB plane や A-Po plane に対して，あるいは Occlusal plane, Mandibular plane に対して1S.D.以上の差異をもって舌側傾斜を示す項目が多い．

　総括すると **Mandibular plane angle の急傾斜と下顎前歯の舌側傾斜，下顎骨の右側偏位をともなう，骨格性Ⅱ級症例**となる．

● **治療方針の立案**

　本症例も下顎の位置を前方に位置させたいと考えるが，Mandibular length から見て下顎骨自体を大きくするのではなく，下顎を閉口方向に回転させたい症例である．しかしながら前歯部オーバーバイトは深いという矛盾する状況である．これを是正するにはオーバーバイトを減少させたうえで外科的に治すか，TAD を用いて前歯・大臼歯の圧下を図らなければならない．今後はこうした症例も増えていくと考えるが，TAD が普及していない頃の症例でもあり，また非外科的な方法を供覧するほうが本書の目的にかなうと考えた．

　最初に，ANB に代表される上下顎の歯槽基底位置関係是正を念頭に置かなければならない．これはオーバージェットの改善にともなうものであり，上顎前歯の後方移動により行う．これは上顎第一大臼歯関係の是正とも関連する．上顎第一大臼歯を遠心に移動してⅠ級関係に持ち込む方法と，上顎第一小臼歯を抜歯する方法とがある．後者の場合，術後の大臼歯関係はⅡ級となる．前者による治療は Upper molar to PTV が1 S.D. 以下のため，困難が予想される（上顎第二大臼歯抜歯が提唱されることもある）．加えて Mandibular plane angle が大きい症例では，そのような移動方法がさらなる Mandibular plane angle の増加をまねくことが経験されており[63]，得策とは言えない．

下顎前歯の位置目標については熟考を要する．ツイード分析では FMIA が1 S.D. 以内であるにもかかわらず IMPA が3 S.D. を超えて舌側傾斜しており，「下顎基底骨に直立させる」という Tweed の考え方に則れば下顎前歯は10°程度唇側傾斜させなくてはならない．しかし，これは FMIA の値を悪化させるというトレードオフ関係におかれている．このような矛盾が Tweed をして「下顎下縁平面が急傾斜している症例は，下顎切歯を良好に位置づけることは物理的に難しい」と言わしめた理由であろう．

第3章でも述べたように，下顎前歯の位置づけはアーチレングスディスクレパンシー（本症例では－2.6mm）やセファロメトリックディスクレパンシー，および臼歯関係などから考えなければならない．セファロメトリックディスクレパンシーは FMIA を基準に算出する場合と，IMPA を基準に算出する場合では対応が異なることもある．本症例では FMIA 基準では移動の必要がないので，アーチレングスディスクレパンシー＝トータルディスクレパンシーで下顎非抜歯の適用となる．IMPA 基準では15.1°の下顎前歯唇側移動が必要となり，Cephalometric correction ＋12.1mm，トータルディスクレパンシー＋9.5mm となり，スペースが余る計算となる．スタイナー分析の Pog to NB：Lower 1 to NB＝1：1 の目標からすれば，下顎前歯の唇側傾斜は審美性を犠牲にする方向であることは明らかである．よって下顎第一小臼歯を抜歯する意味はなく，下顎非抜歯の選択となる．このような整合性のなさも，本症例が骨格的に平均値から大きく乖離していることに起因するものである．

最終的に本症例では ANB，オーバージェットの改善の目的で，上顎第一小臼歯抜歯，下顎非抜歯を選択し，大臼歯関係をⅡ級におくという目標を立てた．下顎前歯はアーチレングスディスクレパンシーに Spee 湾曲1.5mm 是正の分を加え，(2.6＋1.5)×2.5＝10.25°唇側傾斜させ，IMPA 90.65°とすることに決定した．

本症例のようなⅡ級臼歯関係を有する症例では，下顎第二小臼歯の抜歯により大臼歯を近心移動すれば，大臼歯関係をⅠ級にすることが可能となる．さらに小臼歯抜歯は臼歯部の vertical dimension を減少させ，開咬傾向の改善につながるという意見もある．Logan[64]は第二小臼歯抜歯によりその可能性を示唆したが，研究対象とした資料には，本症例のような下顎下縁平面の急傾斜をともなうものは含まれていない．また Chau ら[65]は開咬傾向の患者群で調査した結果，矯正前後の vertical dimension に変化はみられなかったと述べていることから，抜歯によりこのような効果を過度に期待することには慎重になったほうがよいと考える．

治療結果の重ね合わせと解説

資料：治療終了後
・側面頭部エックス線規格写真（図4-16A）
・12歳 Norm との重ね合わせ FH plane at CF(B)[*6]
・治療前後の重ね合わせ S-N plane at S(C)
・Palatal plane at ANS, Mandibular plane at Me(D)
・動的治療終了時口腔内・顔面写真(E)

[*6]：実年齢は16歳3か月であるが，標準図形との比較では頭蓋底の長さが近いものを適用したほうがわかりやすい．

2　アングルⅡ級不正咬合　症例5

症例5　13歳5か月，女性：治療終了後（図4-16A〜E）

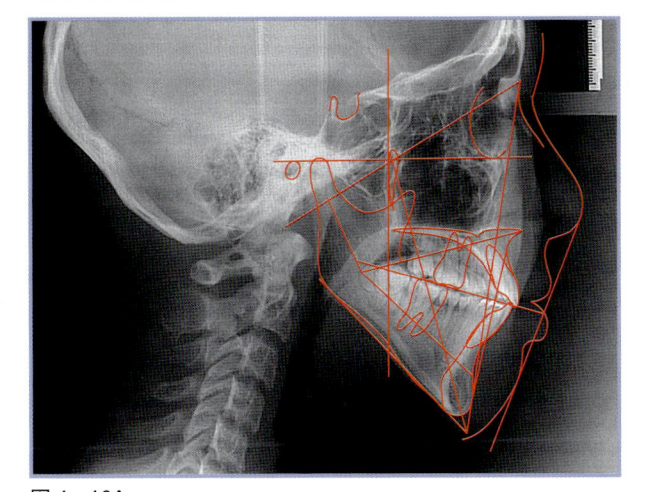

図4-16A

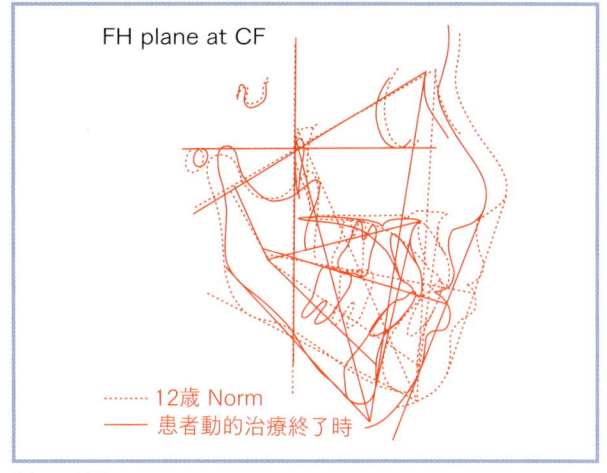

図4-16B
FH plane at CF
･････ 12歳 Norm
―― 患者動的治療終了時

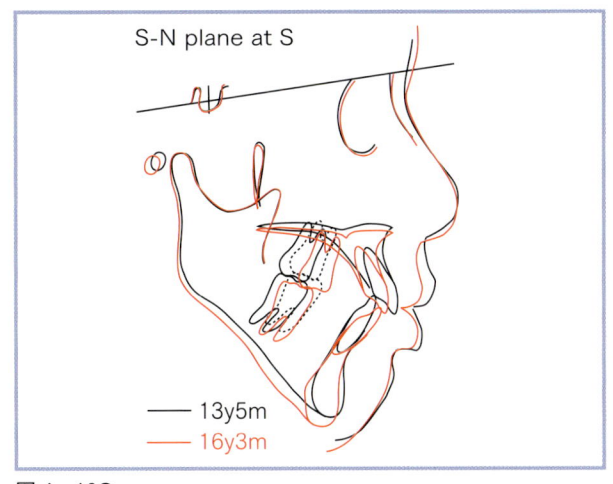

図4-16C
S-N plane at S
―― 13y5m
―― 16y3m

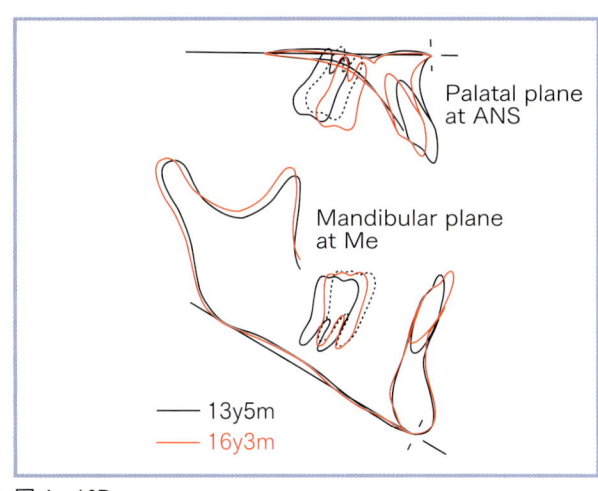

図4-16D
Palatal plane at ANS
Mandibular plane at Me
―― 13y5m
―― 16y3m

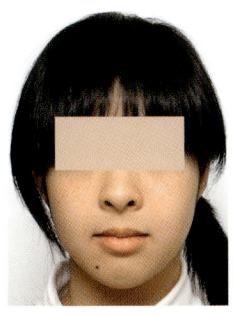

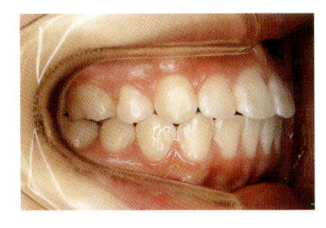

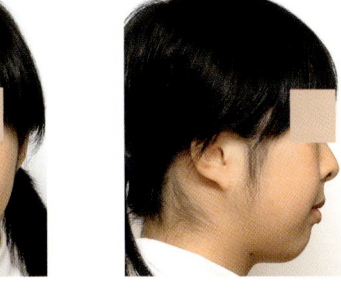

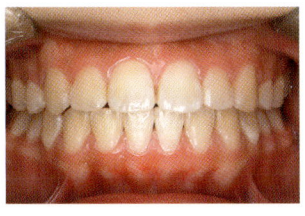

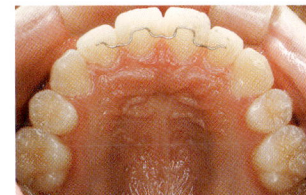

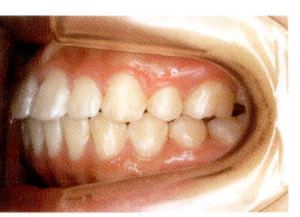

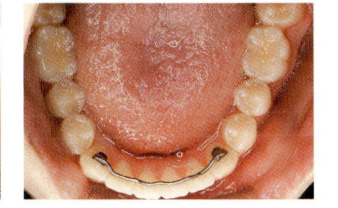

図4-16E

91

年齢的に骨格の成長が認められる．実測長である Mandibular length は成長による増加を示しているが，Midfacial length は上顎前歯移動による Point A の後退（図 4 - 16C：Palatal plane at ANS 重ね合わせ参照）の結果，わずかに減少していた．同様に SNA, Convexity of point A, Nasion perpendicular to point A の減少が認められた．下顎は成長により実測長が増加したものの，開咬方向に回転（clockwise rotation）が起こったため，上下顎歯槽基底の垂直的関係を示す Y-axis, Mandibular plane angle（Go-Gn to SN），Lower facial height, Lower anterior facial height の増加，Facial angle, SNB, Pog to NB, Facial axis, Mandibular arc, Nasion perpendicular to Pog の減少などが認められた．この変化は上顎第一大臼歯の近心移動にともなう挺出が原因となっている可能性が高い（図 4 - 16C：Palatal plane at ANS 重ね合わせ参照）．成長変化の項でも述べたが，Lower facial height や Facial axis などは増齢による変化のない計測項目であり，下顎の clockwise rotation は大臼歯関係をⅡ級方向に変化させ，上下それぞれの咬合平面の平行性喪失，側貌軟組織審美性の悪化をまねくため，過蓋咬合でないかぎり変化を最小限にとどめる治療を心がけるべきである．

しかしながら，本症例のような開咬傾向の症例は咬合力が弱い[66]こともあり，下顎の clockwise rotation を起こしやすく，伝統的な矯正メカニクスでは限界もある．TAD の普及が進んだ現在ならば，望ましくない変化の制御や，必要な移動を得た後に生じた挺出を是正することが可能であろう．以上の総和として，上下顎歯槽基底の前後的関係を示す Angle of convexity, A-B plane to facial plane, ANB, Convexity of point A, AO-BO は 1 S.D. 以内となった．

上顎前歯は，舌側への移動にともない Distance upper 1 to facial convexity plane, U1 to point A perpendicular の減少が認められたが，Upper 1 to NA は増加した．計測値はどの項目も 1 S.D. 以内または近似した値となっているが，これらの結果は N 点の成長，Point A の後方変化，ポゴニオンの位置変化が起こっているため基準平面自体が動いており，上顎前歯の位置変化から想像されるほど大きな変化になっていない．それらよりも，上顎前歯の位置変化は Nasolabial angle の数値変化により，よく反映され，上唇の審美性も良好となった．

下顎前歯は唇側傾斜にともない Lower 1 to occlusal plane angle, FMIA, IMPA, Lower 1 to NB, Mandibular incisor protrusion, inclination は 1〜3 S.D. 以上の差異になってしまった．スタイナー分析による治療目標設定では，側面頭部エックス線規格写真分析の理想的値に近づけるための歯の移動と，実現可能な移動では相反する場合もあることを学んだが，本症例のように骨格的な変異が強い場合，とくにその乖離が大きくなる．これについては審美性に対する強い要望がある場合，外科的な手法も考慮しなければならないことを示唆するものである．矯正治療のみで行う場合は，咬合に関することと審美性に与える影響に分けて考察すればよいだろう．

咬合としてはアンテリアガイダンスの与え方に術者の理論がきちんと反映されていれば，本症例の術後結果は下顎前歯が下顎骨の基底部に対して直立し，オクルーザルプレーンに対する角度も 1 S.D. の範囲に近いので，受け入れ可能な状況であると考えられる．

審美性の観点からは本症例の場合，術後の Nasolabial angle, Lower lip to E-plane が 1 S.D. 以内となっているが，下口唇からオトガイにかけてのラインにやや緊張がみられる．この点については術前の口唇組織量，口唇閉鎖状態，赤唇部の厚みなどを診査し，予測される事態を十分話し合って治療を進めるよう注意していただきたい．

3 アングルⅢ級不正咬合

●早期診断

症例6　5歳7か月，女性

資料：初診時
- 側面頭部エックス線規格写真（図4-17A）
- 8歳Normとの重ね合わせ FH plane at CF（B）
- 口腔内・顔面写真（C）

症例6　5歳7か月，女性：初診時（図4-17A〜C）

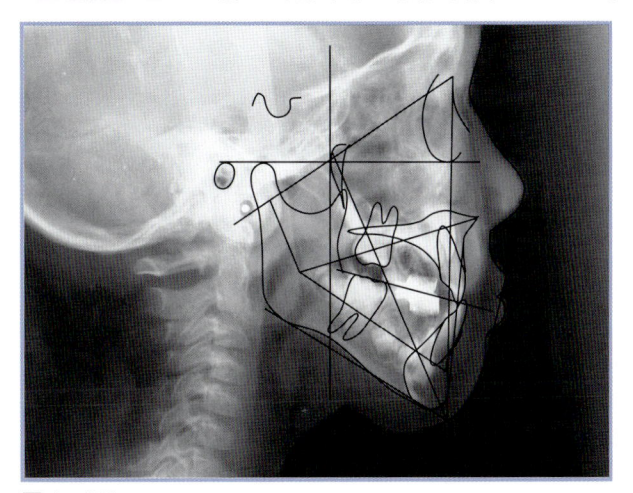

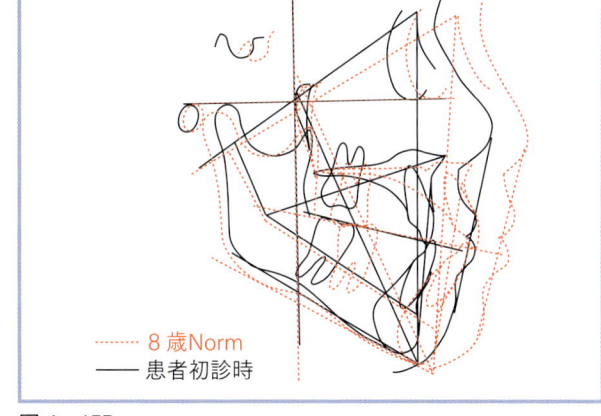

図4-17A

図4-17B

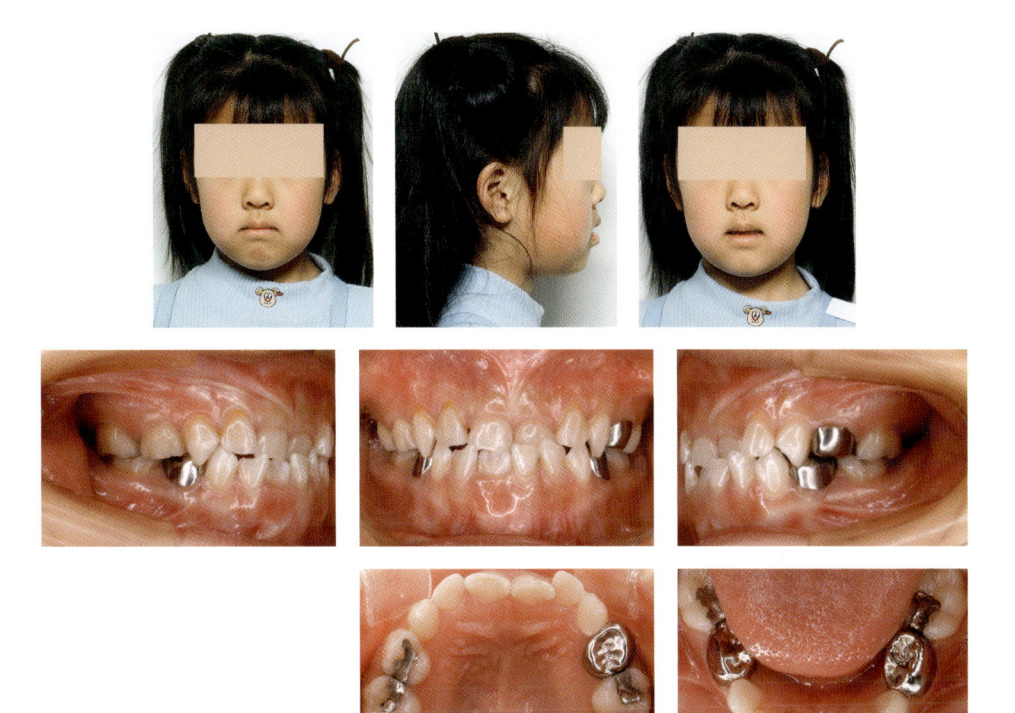

図4-17C

症例6のポイント

矯正治療開始年齢としてはやや早いと思われる年齢であるが，症例のもつ本質を理解し，治療開始の判断，成長の見通しなどをコンサルテーションする状況も珍しいことではない．ここでは早期の骨格性下顎前突症例の成長期における治療を取り上げ，分析においては何に着目すればよいのか，またそれが成長にともなう変化と治療によってどのように変化するのかを追って解説する．

各法による側面頭部エックス線規格写真分析値と平均値の比較

ダウンズ分析，スタイナー分析，ツイード分析，ウィッツ分析の平均値は，10歳以上ないしは成人を対象に調査したものであるため，本症例のような低年齢では厳密には比較が困難であるが，臨床の現場では分析が必要な場面もある．しかも，診断は成長発育があることを前提に下していくものであるため，年間変化量などが，あらかじめわかっていると判断しやすい．一方，リケッツ分析とマクナマラ分析では成長期における平均値および平均成長量が利用できるため，近似する年齢を用いて直接的に比較し，予測も可能となる．

各分析法から得られた特徴を記すが，歯系の項目は乳歯列であるため，単純な比較は困難である．乳歯列は全般に歯軸が垂直で形態も小さいので，計測値もそれを反映したものとなっている．

表4-6-1 ダウンズ分析による計測値．

骨格系計測項目	平均値（女子）	S.D.	治療前	前方牽引後	IVC	治療後
Facial angle	84.8	3.1	88.8	87.9	92.5	92.8
Angle of convexity	7.6	5.0	9.3	13.4	3.9	−2.6
A-B plane to facial plane	−4.8	3.5	−7.0	−9.2	−6.6	−6.4
Mandibular plane angle	28.8	5.2	32.0	33.4	30.0	31.0
Y-axis to frackfort plane	65.4	5.6	61.8	63.5	59.6	60.1
歯系計測項目						
Cant of occlusal plane	11.4	3.6	11.5	13.7	5.4	5.4
Interincisal angle	124.1	7.6	141.1	139.4	111.9	113.8
Lower 1 to mandibular plane angle	6.3	5.8	−5.3	−10.4	2.6	−1.4
Lower 1 to occlusal plane angle	23.8	5.3	15.2	9.3	27.1	24.2
Distance upper 1 to facial convexity plane A-P(mm)	8.9	1.9	0.6	3.2	8.2	6.8

ダウンズ分析（表4-6-1）

骨格系：Facial angleが1 S.D.以上であった．

歯系：1〜3 S.D.以上の差を示す項目が多いが，乳歯列の特色がでており，単純な比較はできない．

表4-6-2 ツイード分析による計測値．

計測項目	平均値	S.D.	治療前	前方牽引後	IVC	治療後
FMA	27.3	3.1	32.0	33.4	30.0	31.0
IMPA	95.5	3.1	84.7	79.5	92.6	88.6
FMIA	57.2	3.9	63.3	67.0	57.5	60.4

ツイード分析（表4-6-2）

FMA以外は比較ができない．FMAは1 S.D.以上であった．

表4-6-5 ウィッツ分析による計測値．

計測項目	平均値（女子）	S.D.	治療前	前方牽引後	IVC	治療後
AO-BO (mm)	−1.1	1.8	−4.5	−2.3	−1.2	−1.9

ウィッツ分析（表4-6-5）

値は1 S.D.以下で絶対値も大きく，上下顎歯槽基底の前後的差異の大きい症例であることが示された．

表4-6-3 スタイナー分析による計測値.

計測項目	平均値(10歳9か月女子)	S.D.	治療前	前方牽引後	IVC	平均値(成人)	S.D.	治療後
SNA	81.5	3.4	84.9	85.8	86.3	81.5	3.5	83.8
SNB	77.2	3.0	79.8	78.7	82.9	77.6	3.7	81.7
ANB	4.1	1.8	5.1	7.1	3.3	3.7	1.9	2.1
Upper 1 to NA(mm)	6.2	1.9	−3.0	−1.2	6.8	5.4	2.2	8.0
Upper 1 to NA	24.7	5.2	8.8	13.0	31.4	22.1	7.0	35.0
Lower 1 to NB(mm)	7.8	2.4	5.8	4.8	8.5	7.4	2.4	7.7
Lower 1 to NB	31.0	6.6	25.0	20.5	33.5	29.5	5.5	29.1
Pog to NB(mm)	0.4	1.2	1.0	0.7	3.1	1.9	1.5	7.5
Interincisal angle	120.3	10.1	141.1	139.4	111.9	124.7	8.8	113.8
Occlusal plane to SN	19.2	3.7	19.3	21.5	13.2	15.1	4.8	13.2
Go-Gn to SN	36.1	4.6	38.6	40.9	37.0	30.4	6.3	37.8

スタイナー分析(表4-6-3)

骨格系：すべて1S.D.以内であった．ダウンズ分析と同じ理由で歯系の単純比較はできない．

表4-6-4 リケッツ分析による計測値.

計測項目	平均値(5歳)	C.D.	治療前 (5y7m)	平均値(6歳)	C.D.	前方牽引後 (6y8m)	平均値(10歳女子)	C.D.	IVC (10y9m)	平均値(14歳女子)	C.D.	治療後 (14y2m)
Field I 歯に関する問題												
Interincisal angle	140.1	7.9	141.1			139.4	124.5	5.3	111.9	124.5	6.0	113.8
Field II 上下顎の関係												
Convexity of point A	4.4	1.7	4.3	4.7	1.7	6.6	5.4	3.1	2.0	4.8	3.1	−1.5
Lower facial height	46.7	3.2	50.3	47.6	3.2	49.0	48.6	3.8	50.0	48.6	4.1	51.4
Field III 歯と骨格の関係												
Upper molar to PTV	18.2	2.0	18.7			24.3	13.9	3.2	14.5	17.4	3.0	21.0
Mandibular incisor protrusion	1.8	1.5	2.5			0.2	3.6	2.3	5.0	3.6	2.0	3.5
Mandibular incisor inclination	16.1	4.1	20.8			14.2	23.5	3.8	32.9	23.5	4.1	33.8
Field IV 審美性に関する問題												
Lower lip to E-plane			2.2			4.1	2.3	2.0	9.0	1.6	2.0	1.0
Field V 頭蓋と顔面の関係												
Facial depth	84.5	2.4	88.8	84.5	3.0	87.9	87.3	3.2	92.5	88.2	3.1	92.8
Facial axis	87.2	2.8	80.4	87.1	2.7	79.1	85.9	3.7	83.3	85.9	4.0	82.6
Mandibular plane angle	28.2	3.7	32.0	27.9	3.4	33.4	26.1	6.0	30.0	25.1	6.1	31.0
Field VI 内部構造												
Mandibular arc	28.3	2.7	38.3	28.7	2.9	38.2	26.4	6.0	29.9	27.7	3.9	30.2

リケッツ分析(表4-6-4)

骨格系：Lower facial height, Facial depth, Facial axis, Mandibular plane angle, Mandibular arcに1〜3S.D.以上の差異があった．

歯系：Mandibular incisor inclinationが1S.D.以上唇側傾斜しており，Mandibular arcが3S.D.以上であった．

表4-6-6 マクナマラ分析による計測値.

計測項目	平均値(8歳)	S.D.	治療前 5y7m	前方牽引後 6y8m	平均値(10歳)	S.D.	IVC 10y9m	平均値(成人女子)	S.D.	治療後 14y2m
軟組織および頭蓋底に対する上顎の位置										
Nasolabial angle	103.7	9.0	115.2	110.6	102.9	8.6	89.8	99.0	9.0	93.1
Nasion perpendicular to point A(mm)	−0.9	2.8	3.2	4.5	−1.2	2.5	4.7	−0.7	3.2	1.8
上下顎の関係										
Midfacial length(Cd-A)(mm)	82.1	3.3	74.4	77.8	84.9	3.8	82.0	91.5	4.7	84.9
Mandibular length(Cd-Gn)(mm)	101.4	3.6	102.1	105.8	106.0	3.9	116.5	121.5	5.5	129.2
Max./Mand. Differential(mm)	19.3	2.6	27.7	28.0	21.1	2.8	34.5	30.0	3.6	44.3
Lower anterior facial height(ANS-Menton)(mm)	63.7	3.7	66.6	68.6	65.4	3.6	70.2	71.0	4.6	78.6
FH plane to mandibular plane angle(degree)	31.4	4.1	32.0	33.4	31.7	4.3	30.0	26.5	6.2	31.0
Facial axis(Ba-Pt-Gn)(degree)	−5.8	3.7	−9.6	−10.9	−6.3	3.5	−6.8	−3.4	3.7	−7.5
頭蓋底に対する下顎の位置										
Nasion perpendicular to Pog(mm)	−10.6	4.4	−2.2	−4.1	−10.5	4.5	5.1	−7.3	6.7	6.4
歯列										
U1 to point A perpendicular(mm)	1.9	2.4	−1.7	0.3	3.7	1.9	8.3	5.3	2.2	8.7
L1 to A-Po(mm)	3.4	2.0	2.5	0.2	3.9	2.0	5.0	4.9	2.7	3.5

マクナマラ分析(表4-6-6)

8歳との比較であるため距離計測は単純に比較できないが，Nasolabial angle, Nasion perpendicular to point A が1S.D.以上，Midfacial length が2S.D.以下，Max./Mand. Differential が3S.D.以上 Facial axis が1S.D.以下，Nasion perpendicular to Pog が1S.D.以上であった．

診断と治療方針の立案

●診断

ダウンズ分析，スタイナー分析においては骨格的な不調和を示す項目がFacial angleだけにしか示されていない．Facial angleと異名同項目であるリケッツ分析のFacial depthも1S.D.以上であるため，オトガイ部が前方位にあるといえる．

Y-axisは1S.D.以内であるが，類似項目のFacial axisはリケッツ分析でもマクナマラ分析でも1～2S.D.以下なので，下顎は多少clockwise rotationの傾向にあるようである．Mandibular plane angle(Go-Gn to SN)は分析方法によって，1S.D.以内であったり1S.D.以上であったりするので，下顎下縁平面で見た下顎骨の回転に明確な傾向は示されない．しかしながらFacial axisなどは下顎のclockwise rotationというⅡ級方向を示しているにもかかわらず，ポゴニオンの位置を示す計測項目がⅢ級方向を示すという矛盾に，骨格性の下顎前突の"芽"を読みとらなければならない．

一方，ウィッツ分析では相対的に見て1S.D.以上下顎歯槽基底が前方位であることが示されている．また，マクナマラ分析ではMax./Mand. Differentialが3S.D.以上と，ここでも上下顎の相対的な大きさの違いが明確になっている．これはMandibular lengthが1S.D.以内だが，Midfacial lengthが2S.D.以下であることが大きな要因となっている．Nasion perpendicular to point Aにおいて上顎が前方位を示していても，AO-BO, Max./Mand. differential 2つの分析値からみて，これがN点の後方位にあることに起因し，上顎前突を意味するものではないことを理解すべきである[*7]．

ダウンズ分析，スタイナー分析では骨格系の不調和を示す情報が少ないが，マクナマラ分析やウィッツ分析から得られた上下顎のアンバランスを示す情報が得られる事実を比較すると，この時期の分析はマクナマラ分析やウィッツ分析のほうが利用価値は

高いように思われる*⁸.

本症例は口腔内写真だけを見ると，上顎乳中切歯の舌側傾斜が強いことによる反対咬合症例と診断されがちであるが，上下顎歯槽基底部の前後的な差異が大きく，上顎骨の劣成長が著しいことを考慮すると，重度の骨格性下顎前突に移行することも十分警戒しなければならない症例といえよう．

● 治療方針の立案

ヘルマンの分類ⅡA～ⅢA期の反対咬合127名を調査した永原らは，ⅡA期中に14.17%，ⅢA期中に15.75%が自然治癒したと報告した[67]．そのなかで，ⅡA期中に自然治癒するには臨床的に以下の4条件をすべて満たしている場合であることを示した．

> ❶反対咬合の範囲が上顎乳側切歯間と下顎乳犬歯間を超えないこと
> ❷オーバージェット－2mm以上，オーバーバイト2mm以下
> ❸強制的に下顎を後退させたときにオーバージェットが0mm以上
> ❹上下乳犬歯関係を正面からとらえたときに咬頭間距離が＋4mm以上離れていること

さらに同論文中で，3歳時乳歯列完成期の側面頭部エックス線規格写真を利用したDeciduous indicatorという指標を示し（－0.58 Anterior cranial base length ＋1.31Posterior facial height －0.76 Porion location －2.02 Wits appraisal －70.28），この値がマイナスのときは自然治癒，プラスのときは反対咬合のままとした．

乳歯列における反対咬合を診断しなければならないときは，口腔内所見とこのような側面頭部エックス線規格写真の指標を参考にするとよいだろう．

本症例では下顎前歯1本の交換が始まっているが，上記4条件のうち2つしか満たされていないので，自然治癒の可能性が低い症例と考えられる．そこでMidfacial lengthが小さいことを考え，第一期治療として上顎前方牽引による被蓋改善を目指すこととした．その後は永久前歯の被蓋関係，および臼歯関係が正常状態を維持するかどうかを経過観察し，必要ならば抑制的矯正を施す．永久歯列期に入ると第二次性徴が顕著になり，下顎骨の過成長が発現する可能性があるため，第二期治療としてマルチブラケット治療が必要であることを伝達した．この時点では再度の症例分析が必要となり，方針の再検討が必要であることを後述する．

治療経過

資料：上顎前方牽引治療1年経過後
- 側面頭部エックス線規格写真（図4－18A）
- 8歳Normとの重ね合わせ FH plane at CF（B）
- 治療前との重ね合わせ Ba-N at CC（C），6 S（D）
- 口腔内写真（E）

---

*⁷：リケッツ分析の本書で扱っていない項目にAnterior cranial base lengthという項目がある．この項目の値は5歳で平均52.4mm，標準偏差±3.4mmであり，本症例の値48.8mmと比較し，前頭蓋底距離が短いことがわかる．

*⁸：ダウンズ分析，スタイナー分析でも，低年齢を対象とした平均値データが入手できればこれら分析も利用可能だが，成長発育を前面に出して体系づけた臨床理論ではないので，系統的な研究をあまり見ない．

第4章　典型的な不正咬合症例をとおして学ぶ―臨床においてよく見る症例の診断，治療目標の設定，治療評価について―

症例6　　5歳7か月，女性：治療経過（図4-18A〜E）

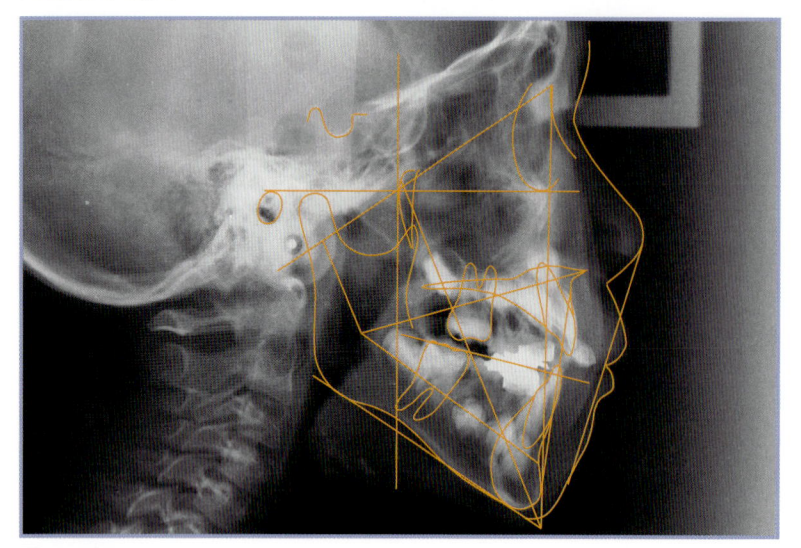

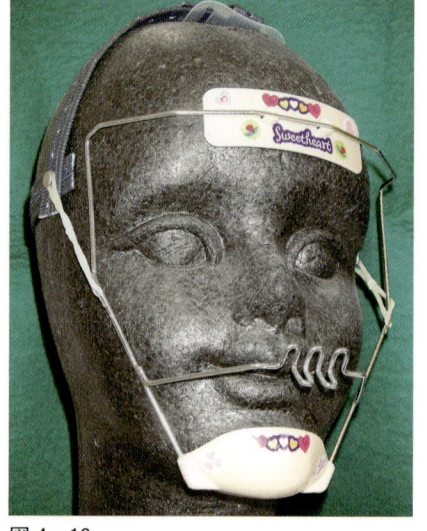

図4-18A

図4-19

FH plane at CF

······· 8歳Norm
――― 患者上顎前方牽引治療後

図4-18B

Ba-N plane at CC

――― 患者初診時
――― 患者上顎前方牽引治療後

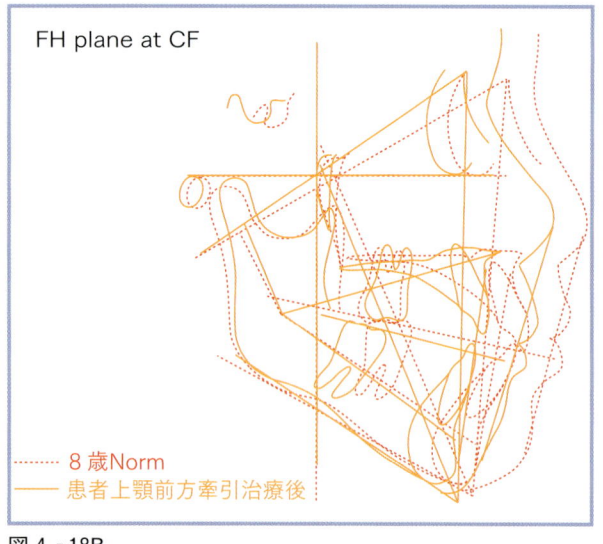

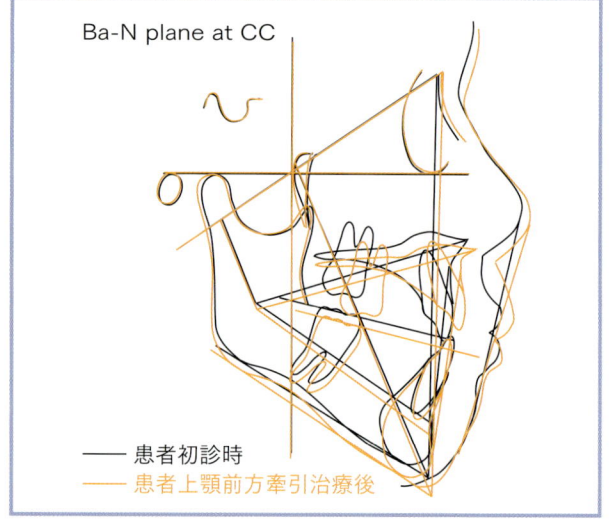

図4-18C

MANDIBULAR CHANGE

MAXILLA RY CHANGE

CHANGE IN MAXILLA RY TEETH

CHANGE IN MANDIBULAR TEETH

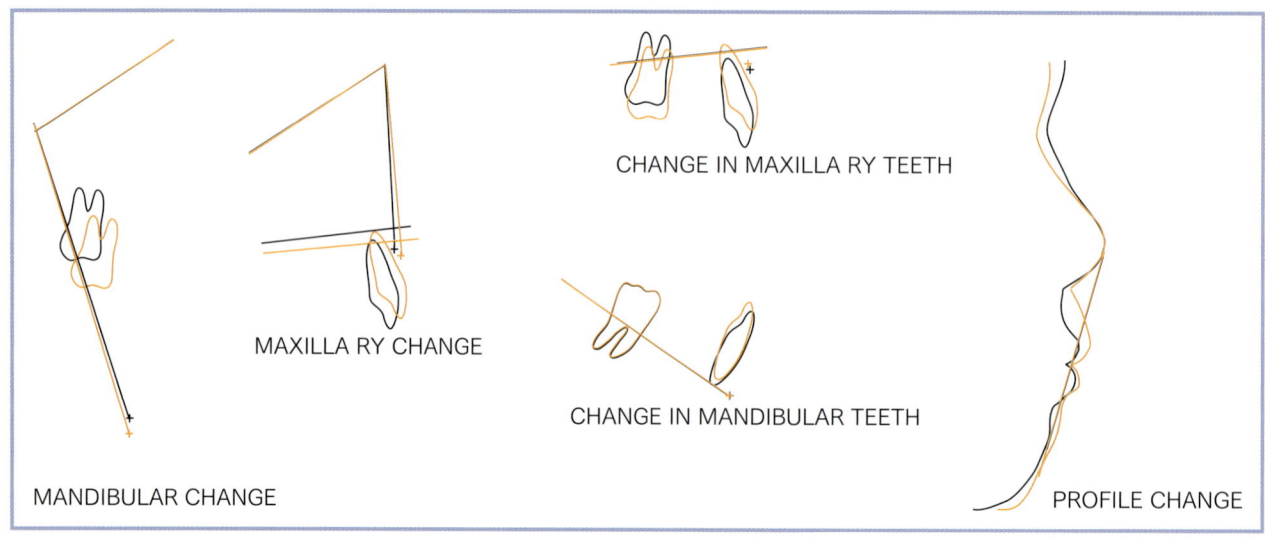

PROFILE CHANGE

図4-18D

98

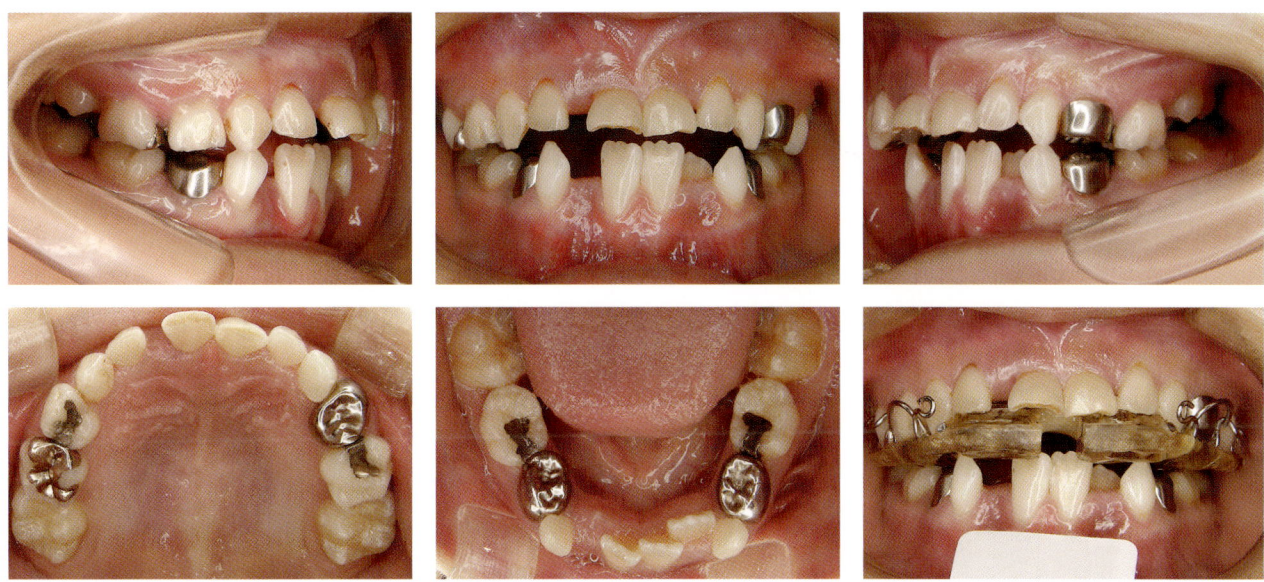

図4-18E

　この時点での特徴は，上顎前方牽引治療（フェイシャルマスク治療；図4-19）によるPoint Aの前方位化である．これによって，Angle of convexity, A-B plane to facial plane, AO-BO, SNA, ANB, Convexity of point A, Nasion perpendicular to point Aなどに整形的変化を示す数値変化が認められた．Facial Maskは額とオトガイを固定源とするため，下顎のclockwise rotationも同時に惹起し，その変化が上記数値変化の一部に含まれているほか，Facial axis, Mandibular plane angle（FMA, Go-Gn to SN）にも表れている．

　これらの変化を重ね合わせ図で的確に表現するには，6S（図4-18D）のほうが適している．ことにPoint Aの前方変化を正確に読むにはN点の前方成長量を差し引いて考える必要があり，S-N plane at SやPalatal plane at ANSなどでは表現できず，S-N plane at Nや6S中のMaxillary changeがよい．

　本症例ではヘルマン分類ⅣC期よりマルチブラケット治療を開始した．この時点での資料を提示する．

ヘルマン分類ⅣC期よりマルチブラケット治療開始時

資料：ヘルマン分類ⅣC期よりマルチブラケット治療開始時
- 側面頭部エックス線規格写真（図4-20A）
- 12歳Normとの重ね合わせ FH plane at CF（B）
- 上顎前方牽引治療後との重ね合わせ Ba-N at CC（C），6S（D）
- 口腔内写真（E）

第 4 章 典型的な不正咬合症例をとおして学ぶ―臨床においてよく見る症例の診断，治療目標の設定，治療評価について―

症例 6　5 歳 7 か月，女性：マルチブラケット開始時（図 4 - 20A〜E）

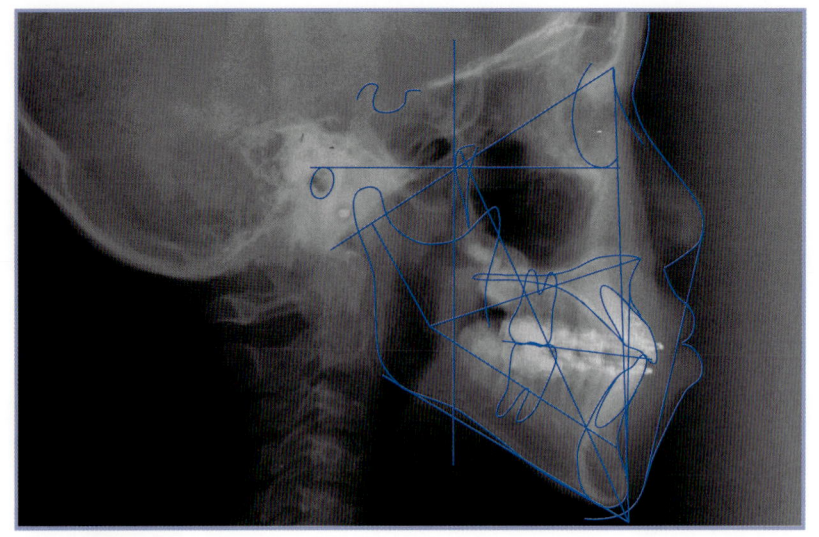

図 4 - 20A

FH plane at CF

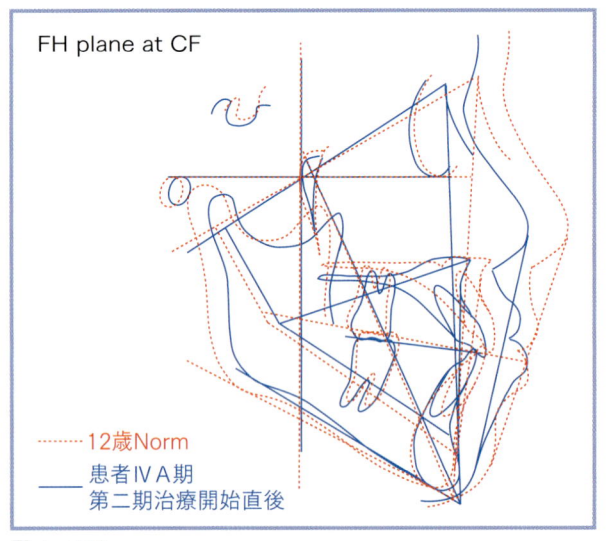

・・・・・12歳Norm
―――患者ⅣA期
　　　第二期治療開始直後

図 4 - 20B

Ba-N plane at CC

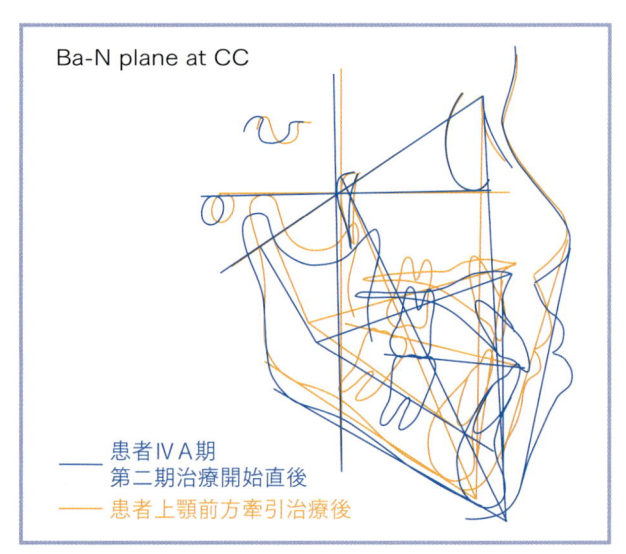

―――患者ⅣA期
　　　第二期治療開始直後
―――患者上顎前方牽引治療後

図 4 - 20C

MANDIBULAR CHANGE　　MAXILLARY CHANGE　　CHANGE IN MAXILLARY TEETH　　CHANGE IN MANDIBULAR TEETH　　―――患者初診時　　PROFILE CHANGE

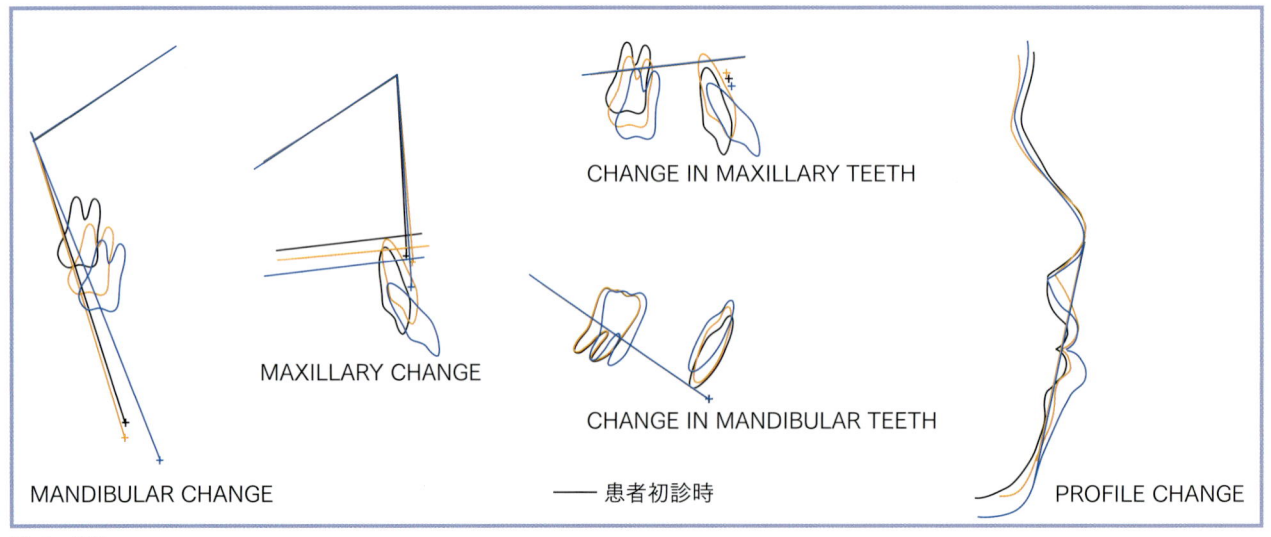

図 4 - 20D

100

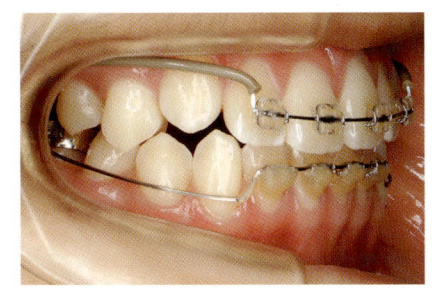

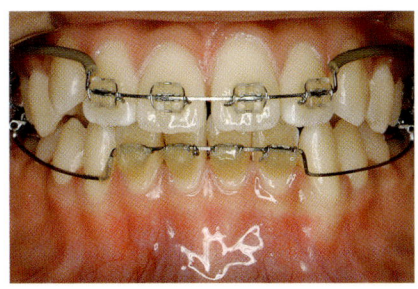

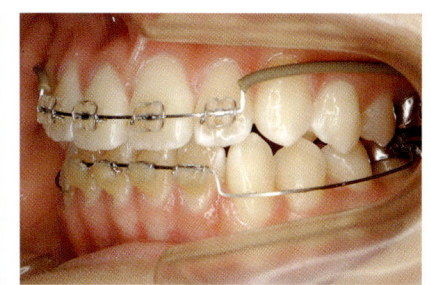

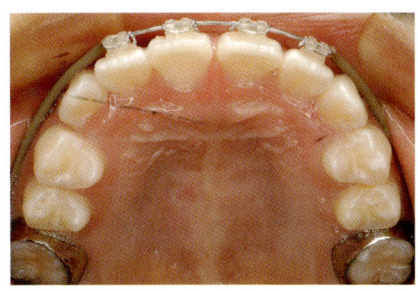

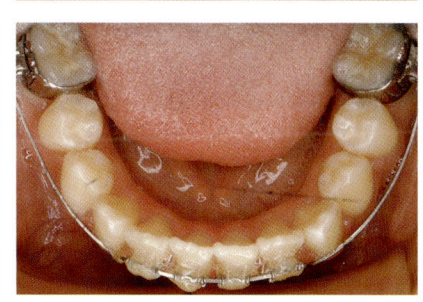

図4-20E

　この時点での特徴は，上顎前方牽引後，下顎が counter clockwise rotation をともないながら，かなりの前方成長を示したことである．これが Facial angle, Angle of convexity, Y-axis, Mandibular plane angle(FMA, Go-Gn to SN), SNB, Pog to NB, Facial axis, Convexity of point A, Facial depth, Mandibular arc, Mandibular length, Nasion perpendicular to Pog などに表れている．

　上顎前方牽引により，上顎前突を示す数値にまで改善していた ANB, Convexity of point A は平均値近くまで減少していた．AO-BO は数値的には上記とは逆方向に変化しているが，咬合平面の平坦化でカモフラージュされている（**AO-BO による比較の要注意点である**）．ツイード分析では FMA, IMPA, FMIA ともに1S.D. 以内と，理想的であるかのように表現されているので，この分析法の特徴が逆説的によく理解される．

　ところで，この側面頭部エックス線規格写真を眺めると，上下顎前突として審美性に問題があることが指摘されよう．そのことをはっきり示すのが

- スタイナー分析の Upper 1 to NA 角度
- リケッツ分析の Mandibular incisor inclination
- マクナマラ分析の Nasolabial angle や U1 to point A perpendicular

である．

　この時期までに前頭蓋底の長さがもう少し長く成長していたり（通常は N は前方成長するが，本症例ではまったく伸びていない：図4-20C），鼻尖が高くなったりしたのであれば，審美性，咬合の両面から満たされていたものと思われる．上顎劣成長症例がすべてこのようになるわけではないが，本症例のように便宜抜歯を選択しなければならないものもあるので，第二期治療の開始にあたって側面頭部エックス線規格写真分析を提示し，経過と今後の方針が患者側によく理解されることが大切である．

治療結果の重ね合わせと解説

資料：治療終了時
- 側面頭部エックス線規格写真（図4-21A）
- 12歳 Norm との重ね合わせ FH plane at CF(B)
- 第二期治療開始前と動的治療終了後の重ね合わせ Ba-N at CC(C)
- 治療前後の重ね合わせ S-N plane at S(D), Palatal plane at ANS, Mandibular plane at Me(E), Ba-N at CC(F), 6 S(G)
- 動的治療終了時口腔内・顔面写真(H)

第 4 章 典型的な不正咬合症例をとおして学ぶ―臨床においてよく見る症例の診断，治療目標の設定，治療評価について―

症例 6　　5 歳 7 か月，女性：治療終了時（図 4 -21A～H）

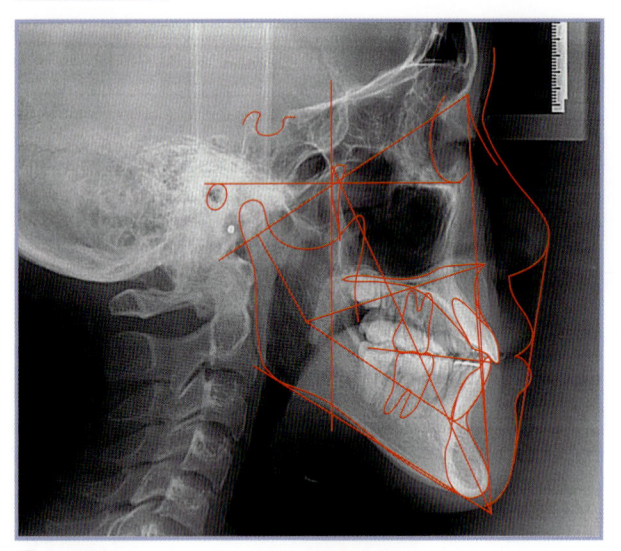

図 4 -21A

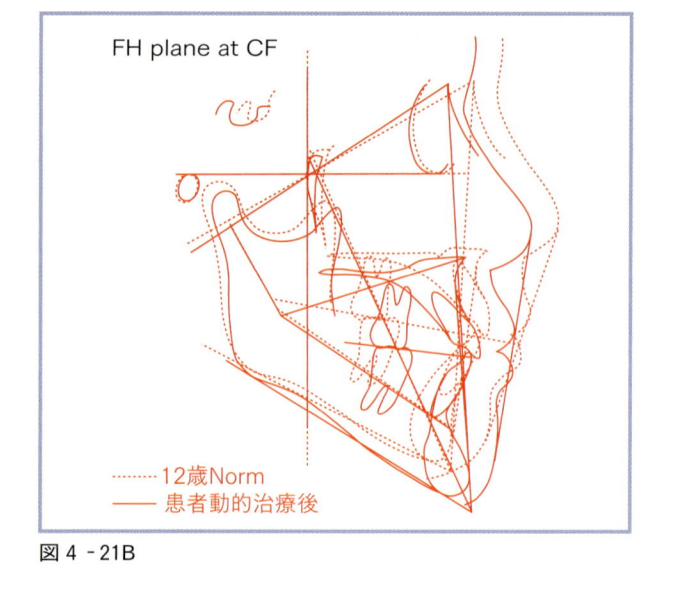

図 4 -21B　FH plane at CF
- - - - 12歳Norm
──── 患者動的治療後

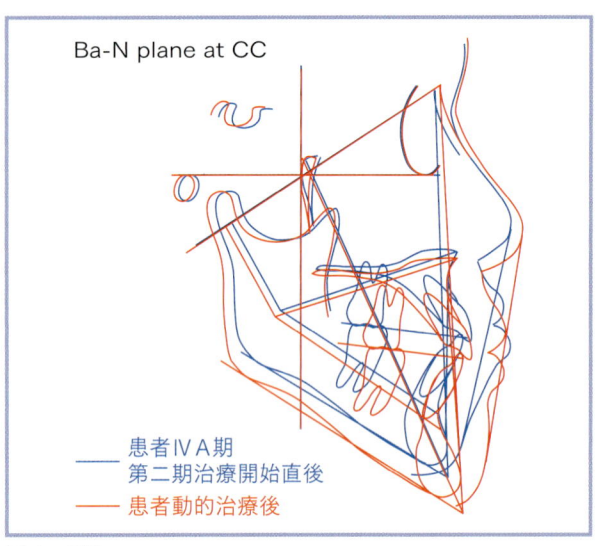

図 4 -21C　Ba-N plane at CC
──── 患者ⅣA期 第二期治療開始直後
──── 患者動的治療後

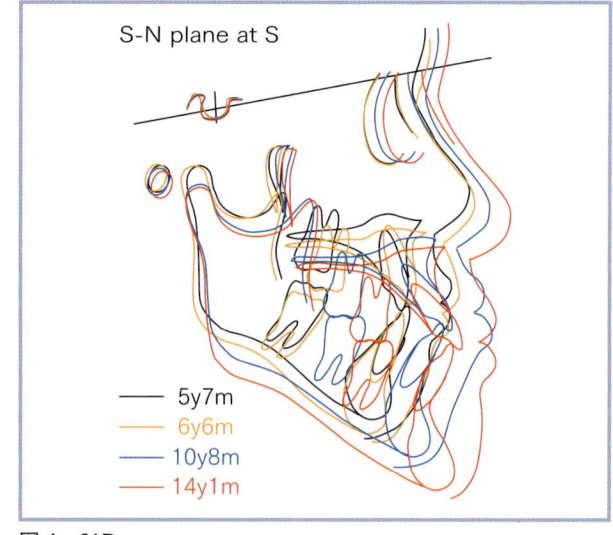

図 4 -21D　S-N plane at S
──── 5y7m
──── 6y6m
──── 10y8m
──── 14y1m

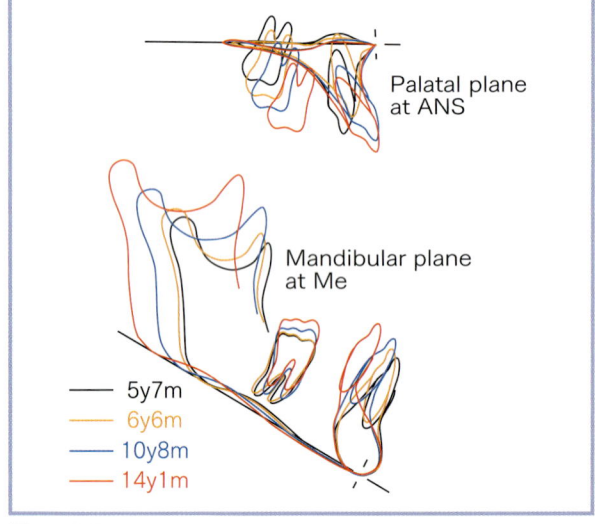

図 4 -21E　Palatal plane at ANS / Mandibular plane at Me
──── 5y7m
──── 6y6m
──── 10y8m
──── 14y1m

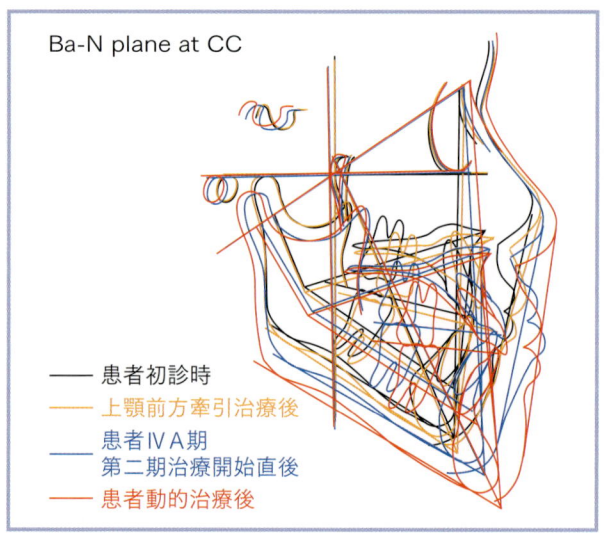

図 4 -21F　Ba-N plane at CC
──── 患者初診時
──── 上顎前方牽引治療後
──── 患者ⅣA期 第二期治療開始直後
──── 患者動的治療後

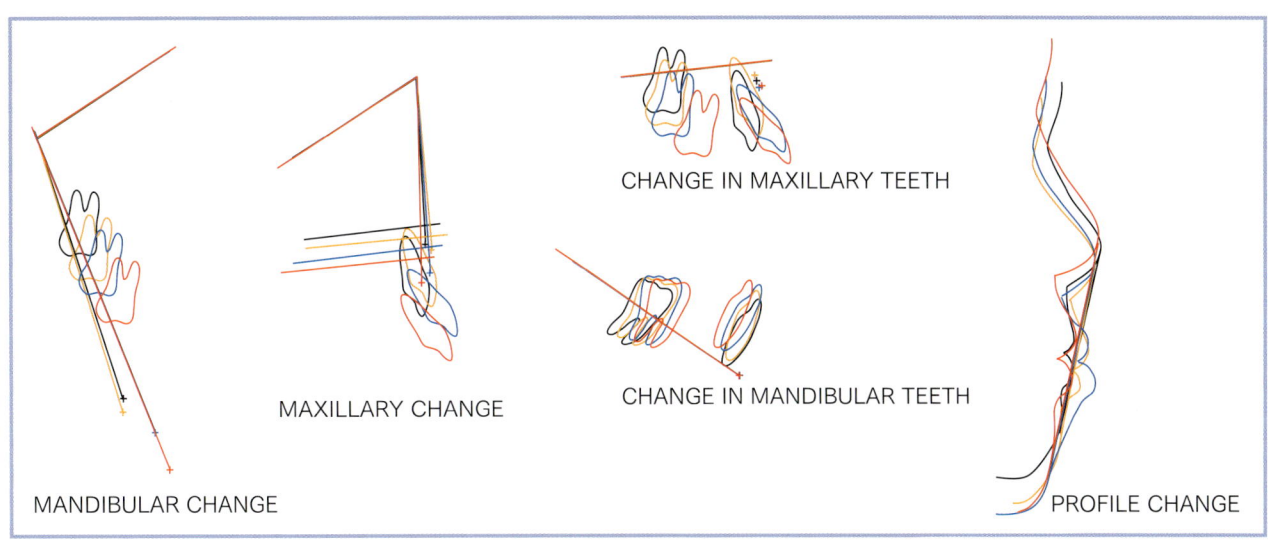

3 アングルIII級不正咬合 症例6

MANDIBULAR CHANGE　　MAXILLARY CHANGE　　CHANGE IN MAXILLARY TEETH　　CHANGE IN MANDIBULAR TEETH　　PROFILE CHANGE

図4-21G

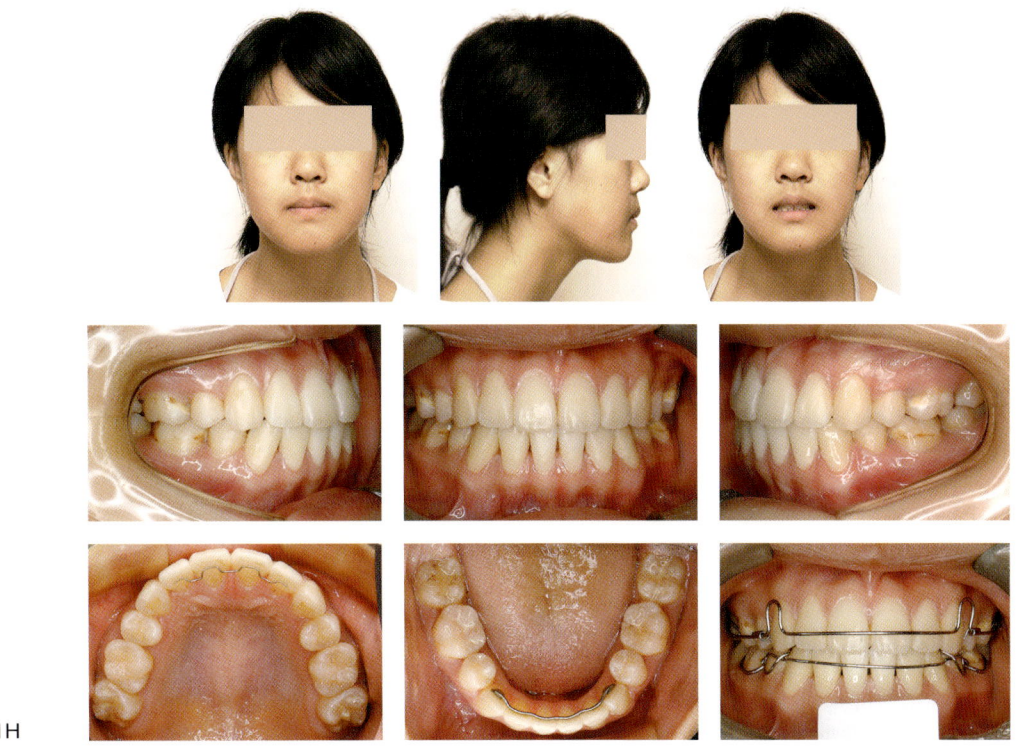

図4-21H

　骨格系の変化は，ヘルマン分類IV C期にみられた傾向がさらに継続し，下顎の前方成長にともなう変化が，Facial angle, Angle of convexity, AO-BO, Pog to NB, Convexity of point A, Facial depth, Mandibular arc, Mandibular length, Max./Mand. Differential, Nasion perpendicular to Pog に表れていた．これらほとんどの値は1～3 S.D. 以上の差異を示し，下顎前突傾向がさらに顕著となった．しかしながら，Point A, Point B, および Mandibular plane angle (Go-Gn to SN)に関連する項目は必ずしも同様な傾向になっていない．これは第一小臼歯を便宜抜歯した矯正治療の結果であり，上下顎前歯位置の変化にともなう Point A, Point B の位置変化ならびに下顎の clockwise rotation の変化が起こったことによる．

　第二期治療の開始にあたって，上下顎前歯位置の治療目標をスタイナー分析などで決定してもよい．

ⅣC時のUpper 1 to NAやLower 1 to NBの値からは歯軸をアップライトさせる目標が立てられるが，下顎の前方成長が続く場合には上顎前歯を唇側傾斜させなければ被蓋が保たれない場合も多い．また抜歯空隙の閉鎖時に下顎前歯が舌側傾斜しやすくなることが経験されており，メカニクス上の配慮が必要である．この成長が持続し，患者自身の協力性にも問題が生じるようになったときは，治療の長期化，口腔衛生状態の低下，肉体的精神的経済的負担の増加などの問題が発生しやすくなるので，医療者側の的確な判断が求められる．

したがって骨格性下顎前突症例では，動的治療中は側面頭部エックス線規格写真分析値について経時的に比較精査することはもとより，頸椎にある成長発育指標なども注視する必要がある[68]．さらに，身長の伸び，手根骨の状態のエックス線写真などの成長発育の指標もあわせ，総合的に動的治療終了のタイミングを決めていくと良い[69]．

治療後の下顎前歯は下顎下縁平面基準のLower 1 to mandibular plane angle, IMPAの値が1～2S.D.以下と舌側傾斜を示した．Mandibular incisor inclinationで見ると，逆に2S.D.以上で唇側傾斜となり，Lower 1 to occlusal plane, FMIA, Lower 1 to NB，で見ると1S.D.以内となり適正となる．このように評価がまったく異なって表現される点はオトガイ部（ポゴニオンなど）の突出や下顎骨体の過大（Mandibular planeの形態による影響が大きい）などの特徴に影響されている．このような骨格性下顎前突の成り立ちを十分理解し，咬合の安定性と審美性の両面を満たすことを目標としたい．それにはNasolabial angle, Lower lip to E-plane，オトガイ軟組織部形態，上顎前歯の視覚的な審美性など，軟組織形状やスマイルなどを見ながら前歯を慎重にコントロールすることが大切である．

上顎前歯の位置は上述の予想どおり，Distance upper 1 to facial convexity plane, Upper 1 to NA, U1 to point A perpendicularなどが1S.D.以上になった．また，動的治療中の下顎の成長および抜歯空隙閉鎖時の下顎前歯の過度な舌側傾斜を避けるようにしたため，適正なオーバージェットとオーバーバイトを確保する観点から，必然的にこのような位置に決められてしまった．

このように成長期の骨格性下顎前突治療は予測が難しく，意図する方向に必ずしも導きえない状況に遭遇する．こうした状況を嫌い，成長終了を待って第二期治療を開始したほうが良いという意見もある．予見性，確実性，患者との関係など，さまざまな考慮のなかで個々のケースごとに判断しなければならないことであるが，外科矯正治療に移行する可能性も否定できないので，その受け皿が確保されていないなかでは安易に第二期治療に踏み込むべきではないだろう．著者らの医院で成長期における反対咬合治療約500例を検討した結果，矯正治療のみで治療可能な例は約94％であり，4％は逆被蓋まで後戻りを示し，外科矯正治療に至った例は2％であった．

（unpublished data：2009年第68回日本矯正歯科学会大会にて発表）

●成長終了後の症例（外科併用矯正治療とのボーダーライン症例）

症例7　19歳5か月，男性

資料：初診時
・側面頭部エックス線規格写真（図4-22A）
・16歳Normとの重ね合わせFH plane at CF（B）
・口腔内・顔面写真（C）

3 アングルⅢ級不正咬合 症例7

症例7 19歳5か月，男性：初診時（図4-22A～C）

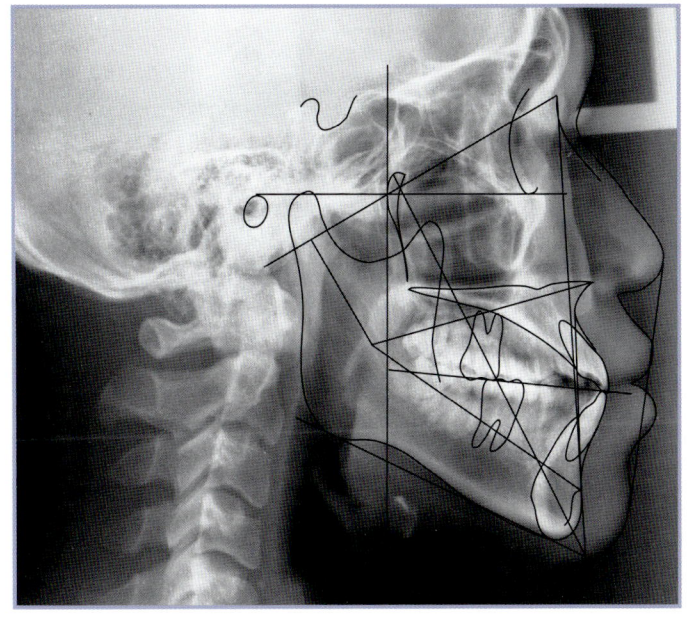

図4-22A

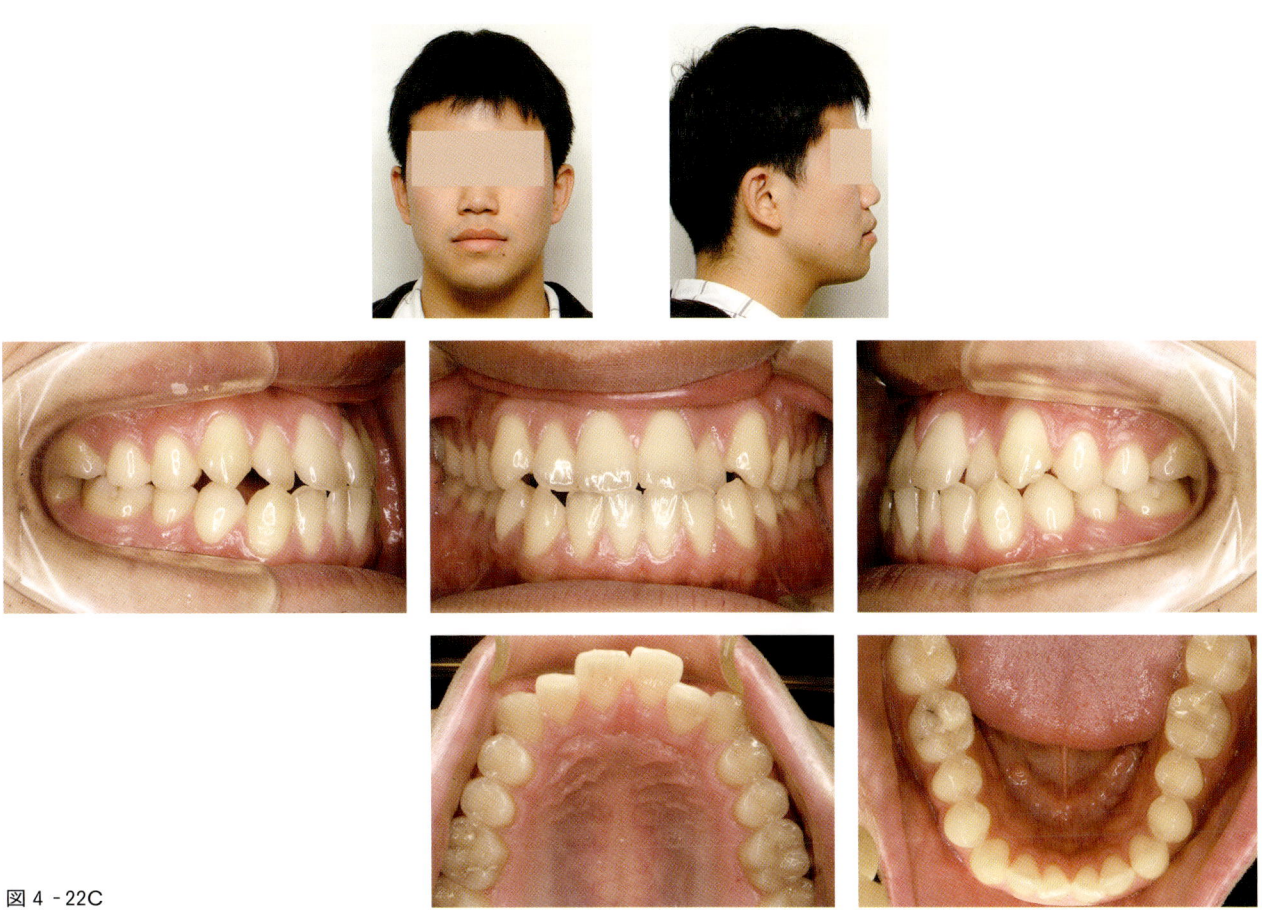

FH plane at CF
・・・・・ 16歳 Norm
―― 患者初診時

図4-22B

図4-22C

105

症例7のポイント

外科矯正治療によるか，矯正歯科治療単独で行うか，判断に迷う場面もしばしばある．本症例は骨格性下顎前突ではあるが，矯正歯科治療単独で行われることが多い程度の治療例である．しかしながら，この程度の症状でも骨格的な問題が十分解決できない矯正治療単独で行う場合と，それらを解決した場合とでは治療結果が大きく異なることを比較検討する．

各法による側面頭部エックス線規格写真分析値と平均値の比較

各分析法から得られた特徴を記す．

表4-7-1 ダウンズ分析による計測値.

骨格系計測項目	平均値（男子）	S.D.	治療前	治療後	外科予測
Facial angle	85.1	5.7	93.6	93.6	88.0
Angle of convexity	5.6	4.3	2.7	2.6	12.2
A-B plane to facial plane	−5.1	3.3	−0.5	−2.5	−7.3
Mandibular plane angle	26.3	6.3	24.4	24.4	30.6
Y-axis to frackfort plane	65.7	3.3	59.4	59.4	64.4
歯系計測項目					
Cant of occlusal plane	9.5	4.0	5.2	4.6	12.5
Interincisal angle	129.7	9.0	119.3	143.3	131.7
Lower 1 to mandibular plane angle	4.7	7.2	2.8	−10.1	−1.1
Lower 1 to occlusal plane angle	21.7	6.0	22.0	9.7	17.0
Distance upper 1 to facial convexity plane A-P(mm)	7.9	2.3	9.4	4.5	7.7

ダウンズ分析（表4-7-1）

骨格系：Facial angle, A-B plane to facial plane, Y-axis に1 S.D. 以上の差異があり，骨格性の下顎前突傾向を示している．

歯系：Cant of occlusal plane, Interincisal angle が1 S.D. 以下であった．

表4-7-2 ツイード分析による計測値.

計測項目	平均値	S.D.	治療前	治療後	外科予測
FMA	27.3	3.1	24.4	24.4	30.6
IMPA	95.5	3.1	92.8	79.9	88.9
FMIA	57.2	3.9	62.8	75.7	60.5

表4-7-5 ウィッツ分析による計測値.

計測項目	平均値（男子）	S.D.	治療前	治療後	外科予測
AO-BO (mm)	−1.2	1.9	−7.7	−5.1	−2.9

ツイード分析（表4-7-2）

FMIA が1 S.D. 以上であり，下顎前歯がやや舌側傾斜を示している．

ウィッツ分析（表4-7-5）

値は3 S.D. 以下であり，咬合平面に対する上下顎歯槽基底の前後的差異が大きいことを示す．

表4-7-3 スタイナー分析による計測値.

計測項目	平均値(成人)	S.D.	治療前	治療後	外科予測
SNA	81.5	3.5	90.1	90.1	89.9
SNB	77.6	3.7	89.4	89.2	84.6
ANB	3.7	1.9	0.8	0.9	5.3
Upper 1 to NA(mm)	5.4	2.2	8.2	3.3	2.0
Upper 1 to NA	22.1	7.0	28.6	17.7	15.0
Lower 1 to NB(mm)	7.4	2.4	8.9	2.8	7.7
Lower 1 to NB	29.5	5.5	31.3	17.4	28.0
Pog to NB(mm)	1.9	1.5	−1.2	0.7	−1.2
Interincisal angle	124.7	8.8	119.3	142.3	131.7
Occlusal plane to SN	15.1	4.8	9.9	9.0	16.4
Go-Gn to SN	30.4	6.3	28.6	28.6	34.0

スタイナー分析(表4-7-3)

骨格系：SNA，SNB がそれぞれ2S.D.，3S.D. 以上になっており，N点に対し上下顎ともに前方位であることを示している．また ANB が1S.D. 以下であることから，骨格的下顎前突傾向を示す．

しかしながら Pog to NB は1S.D. 以下であり，通常の下顎前突のようなポゴニオン部の発達した状態とは特徴を異にしている．

歯系：upper 1 to NA 距離が1S.D. 以上で，前方位を示した．

表4-7-4 リケッツ分析による計測値.

計測項目	平均値(20歳男子)	C.D.	治療前	治療後	外科予測
Field I 歯に関する問題					
Interincisal angle	124.5	6.3	119.3	142.3	131.7
Field II 上下顎の関係					
Convexity of point A	4.5	3.0	1.5	1.5	7.0
Lower facial height	48.6	2.9	48.8	48.8	51.5
Field III 歯と骨格の関係					
Upper molar to PTV	19.2	3.1	22.0	27.9	23.6
Mandibular incisor protrusion(mm)	3.6	1.7	8.9	1.2	4.0
Mandibular incisor inclination	23.5	4.1	29.3	16.2	21.1
Field IV 審美性に関する問題					
Lower lip to E-plane	4.0	1.2	4.4	−0.9	0.6
Field V 頭蓋と顔面の関係					
Facial depth	88.6	2.9	93.6	93.6	88.0
Facial axis	85.9	4.0	87.5	87.5	82.2
Mandibular plane angle	24.6	6.9	24.4	24.4	30.6
Field VI 内部構造					
Mandibular arc	28.5	3.6	35.3	35.3	28.8

リケッツ分析(表4-7-4)

Facial depth が1S.D. 以上で骨格性の下顎前突傾向を示す．

Mandibular incisor protrusion，Mandibular incisor inclination がそれぞれ3S.D.，1S.D. 以上であり，下顎前歯が唇側傾斜していることを示す．Mandibular arc が1S.D. 以上であり，過蓋咬合傾向を示す．

第4章 典型的な不正咬合症例をとおして学ぶ―臨床においてよく見る症例の診断，治療目標の設定，治療評価について―

表4-7-6 マクナマラ分析による計測値．

計測項目	平均値（成人男子）	S.D.	治療前	治療後	外科予測
軟組織および頭蓋底に対する上顎の位置					
Nasolabial angle	93.4	11.7	63.7	72.6	95.0
Nasion perpendicular to point A(mm)	−0.3	3.2	5.7	5.7	4.57
上下顎の関係					
Midfacial length(Cd-A)(mm)	96.9	4.1	94.2	94.2	94.8
Mandibular length(Cd-Gn)(mm)	130.4	4.8	136.3	136.3	130.3
Max./Mand. Differential(mm)	33.6	3.0	42.1	42.1	35.5
Lower anterior facial height(ANS-Menton)(mm)	74.8	4.6	80.9	80.9	80.9
FH plane to mandibular plane angle (degree)	25.1	4.1	24.4	24.4	30.6
Facial axis(Ba-Pt-Gn)(degree)	−3.7	2.9	−2.5	−2.5	−7.8
頭蓋底に対する下顎の位置					
Nasion perpendicular to Pog(mm)	−6.8	5.4	8.0	8.0	−4.7
歯列					
U1 to point A perpendicular(mm)	5.5	1.7	10.4	5.3	3.8
L1 to A-Po(mm)	4.2	1.6	8.9	1.2	4.0

マクナマラ分析（表4-7-6）

Nasolabial angleが2S.D.以下である．Nasion perpendicular to point Aは1S.D.以上，Nasion perpendicular to Pogは2S.D.以上になっているので上顎歯槽基底の前方位，ポゴニオンはさらなる前方位を示す．本症例のMidfacial lengthは94mmであり，このときの標準のMandibular lengthおよびLower anterior facial heightは表1-9（P.24）よりそれぞれ121〜124mm，66〜67mmであるため明らかに下顎骨が過大で，下顔面高が大きい症例である．またU1 to point A perpendicular，L1 to A-Poは2S.D.以上と，上下顎前歯は前方位を示していた．

表4-7-7 プロポーション分析．

計測項目	Ideal比率	治療前 計測値	治療前 比率	治療後 計測値	治療後 比率	外科予測 計測値	外科予測 比率
SGLB to SN	100	78.9	1.08	78.9	1.08	81.1	1.03
SN to Me'		85.5		85.5		83.8	
SN to Stms	2.00	27.7	2.08	23.6	2.61	26.2	2.20
Stmi to Me'		57.8		61.6		57.6	

プロポーション分析（表4-7-7）

SGLB to SN：SN to Me'の比率は1.08，SN to Stms：Stmi to Me'の比率は2.08と，ほぼ標準に近かった．

診断と治療方針の立案

●診断

骨格系ではどの分析においても，上下顎歯槽基底の水平的位置関係において下顎が相対的に大きい傾向を有している．ただしSNA，Nasion perpendicular to point Aの値でみられるように，上顎骨歯槽基底は前方位にあるので，骨格的な下顎前突の特徴が軽減されて見える．

Pog to NB が1S.D. 以下であることは骨格性下顎前突の特徴とは相容れない値である．これは SNB, Nasion perpendicular to Pog が3〜2S.D. 以上と，下顎骨の前方位は揺るぎないものであるが，Point B とポゴニオン部分の前後差が少ない症例であると解釈される．

歯系ではスタイナー分析とマクナマラ分析において，上顎前歯の前方位が示されている．下顎前歯については，骨格性下顎前突患者の場合，負のオーバージェットを補償するように舌側傾斜することが多いとされている[70]．本症例ではダウンズ分析(Lower 1 to mandibular plane angle, Lower 1 to occlusal plane angle)，スタイナー分析(Lower 1 to NB)において下顎前歯位置は1S.D. 以内を示しており，リケッツ分析(Mandibular incisor protrusion, inclination)，マクナマラ分析(L1 to A-Po)では逆に唇側傾斜していることが示され，ツイード分析(FMIA)だけがわずかに1S.D. を超えて舌側傾斜していることを示していた．

したがって下顎前歯は，A-Po plane 基準で見た場合には唇側傾斜を示し，下顎下縁平面基準で見たときは基底骨に直立しており，咬合平面基準，N-B plane 基準では平均的な位置にあるなど，症例6 P.104でも述べたが，本症例でもそれぞれの基準で解釈が異なることに注意しなければならない．Interincisal angle についても下顎前歯が舌側傾斜を示す場合は1S.D. を超えて大きくなることがしばしばであるが，本症例では分析法により1S.D. 以内か1S.D. をわずかに下回る程度であった．

●**治療方針の立案**

骨格性下顎前突症例の場合，矯正歯科治療のみで行うか，外科矯正治療で行うかの判断には，単に形態だけの問題ではなく患者の希望も加味し，手術にともなうリスクなどについても考慮のうえで判断される．それらについては他の成書[71]を参照されたい．

本症例は上下顎歯槽基底部の前後的差異が大きいにもかかわらずオトガイ部の発育が少なく，オーバージェットも著しいマイナスを呈さないことから，矯正歯科治療のみでも十分な審美性の確保と咬合再構成を図ることが可能と考えられる．外科併用の矯正歯科治療とするか，矯正歯科治療のみで行うかの一指標として著者らの報告[72]を参照すると，IMPA の値が小さく，かつ AO-BO の値が小さい症例で外科矯正を選択している場合が多いので，この観点からも本症例では矯正歯科治療単独の適応となろう．

本症例において外科矯正治療を行わない場合，上顎前歯の叢生と右側大臼歯部のIII級関係の是正が課題となろう．非抜歯治療で考えた場合，右側下顎臼歯部の遠心移動については TAD を利用すればI級関係を達成できるであろうが，上顎前歯の叢生改善と前歯部被蓋関係の改善を図った場合には，上顎前歯をさらに前方位に位置させなければならず，Nasolabial angle が2S.D. 以下であることからみても審美面への影響が大きくなる．これらを解決するために，上下第一小臼歯の抜歯を選択した．

治療結果の重ね合わせと解説

資料：治療終了時
- 側面頭部エックス線規格写真(図4-23A)
- 16歳 Norm との重ね合わせ FH plane at CF(B)
- 治療前後の重ね合わせ Ba-N at CC(C)，6 S(D)
- 動的治療終了時口腔内・顔面写真(E)

第 4 章　典型的な不正咬合症例をとおして学ぶ―臨床においてよく見る症例の診断，治療目標の設定，治療評価について―

症例 7　19歳 5 か月，男性：治療終了時（図 4-23A〜E）

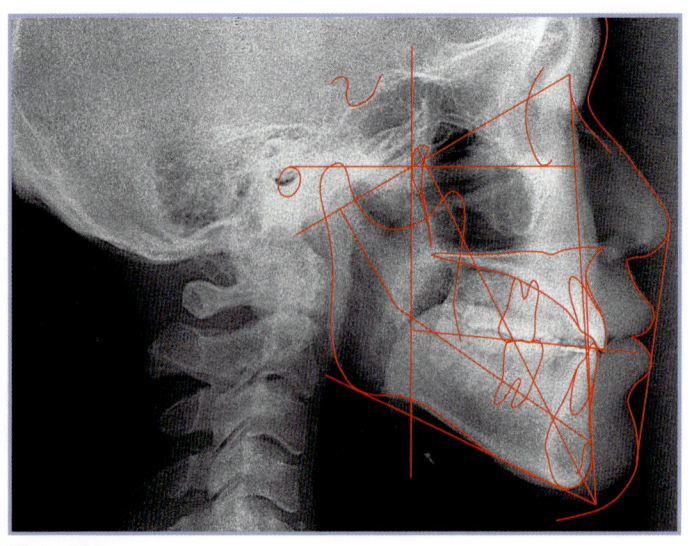

図 4-23A

FH plane at CF
...... 16歳 Norm
─── 患者動的治療後

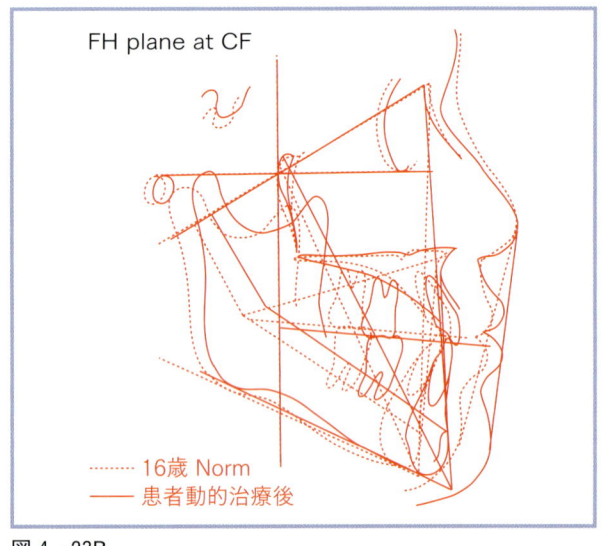

図 4-23B

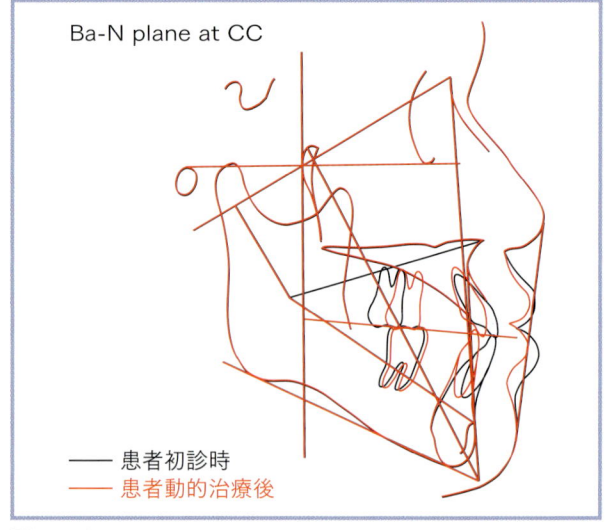

Ba-N plane at CC
─── 患者初診時
─── 患者動的治療後

図 4-23C

MANDIBULAR CHANGE

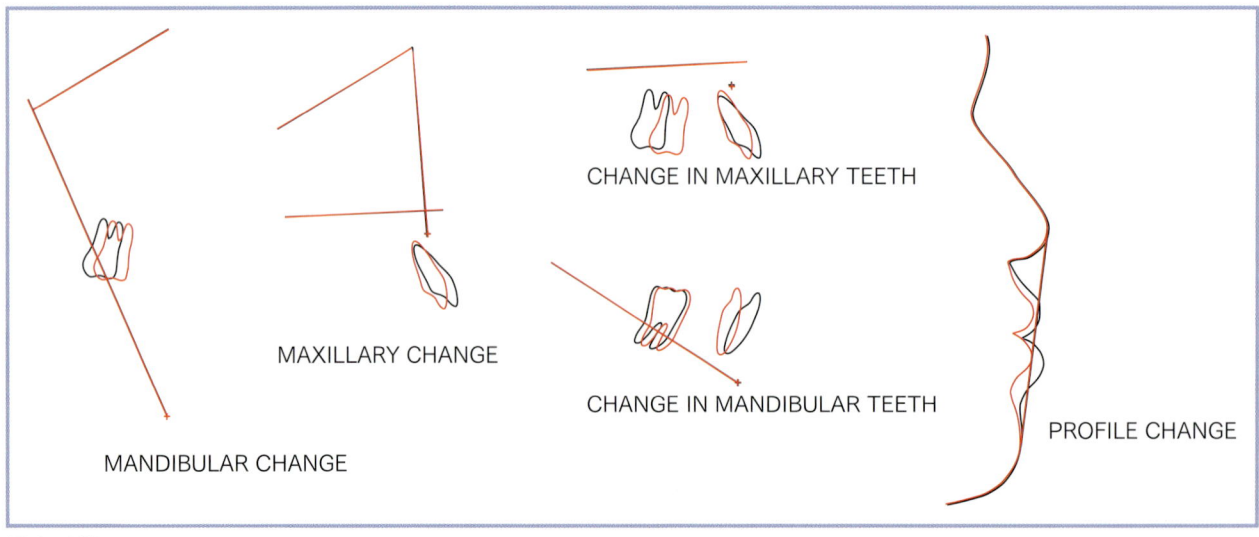

MAXILLARY CHANGE

CHANGE IN MAXILLARY TEETH

CHANGE IN MANDIBULAR TEETH

PROFILE CHANGE

図 4-23D

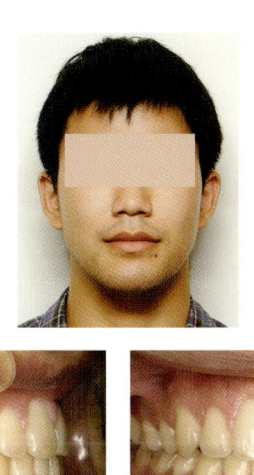

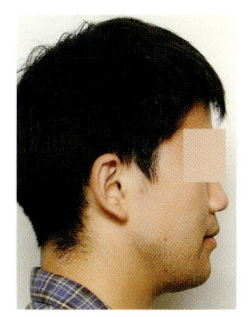

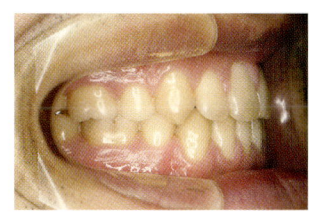

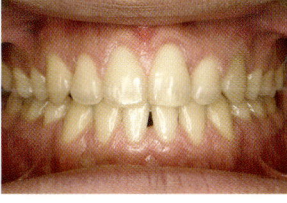

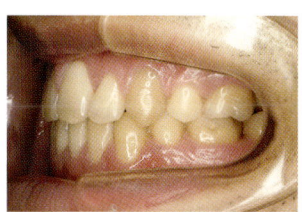

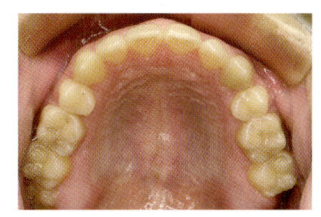

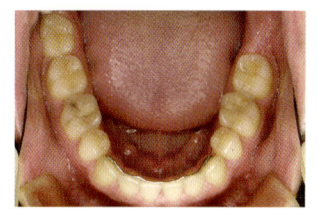

図 4-23E

　外科矯正治療ではないため，**骨格系**の改善はない．しかし，前歯の移動にともなって Point A, Point B, Occlusal plane に変化が生じていることから，A-B plane to facial plane, SNB, AO-BO にはわずかながら変化がでている．

　歯系では上顎前歯の前方位について，ダウンズ分析の Distance upper 1 to facial convexity plane, スタイナー分析の Upper 1 to NA が 1 S.D. 以下，マクナマラ分析の U1 to point A perpendicular が 1 S.D. 以内に改善していた．下顎前歯の位置および歯軸に関しては，ダウンズ分析の Lower 1 to mandibular plane angle, Lower 1 to occlusal plane angle, ツイード分析の IMPA, FMIA, スタイナー分析の Lower 1 to NB, リケッツ分析の Mandibular incisor protrusion, Mandibular incisor inclination, マクナマラ分析の L1 to A-Po は 1 S.D. から 2 S.D. を超えて舌側傾斜していた．このため Interincisal angle も 1～2 S.D. 以上となっていた．

　リケッツ分析で Upper molar to PTV の値が 5.9mm 増加し 2 S.D. 以上となった．これは第一大臼歯関係を I 級関係にするために近心移動させた結果である．

　軟組織について，Nasolabial angle は 8.9°改善し，Lower lip to E-plane は 3 S.D. 以下となった．この下唇の変化も下顎前歯の舌側傾斜が原因となっている．この影響からか，プロポーション分析では下口唇から軟組織メントンまでの比率が高まっている．

　以上の結果を見ると，上顎前歯の叢生および前方位や右側大臼歯のIII級関係を改善する目的での抜歯の効果は果たせたが，とくに下顎前歯舌側傾斜が強くでている．一般に骨格性下顎前突症例では被蓋改善のため，あるいは付随することの多い上顎前歯の唇側傾斜是正にともない，下顎前歯は舌側傾斜を余儀なくされることが多い．そうせざるをえない根本は，上下顎歯槽基底部の前後的差異の大きさにあるのである．このような下顎前歯の状態では，術後の咬合安定性や下歯根部の歯肉歯槽骨の状態などは注意を払って経過を見る必要がある．

第4章 典型的な不正咬合症例をとおして学ぶ―臨床においてよく見る症例の診断，治療目標の設定，治療評価について―

外科併用矯正治療のシミュレーション

- トレース（図4-24A）
- 治療前と外科予測との重ね合わせ Ba-N at CC（B）

上記結果が物語るように，骨格性下顎前突症例の場合，外科を併用しないかぎり，上下顎歯槽基底部の前後的位置関係の改善の効果は限定的であり，オトガイ部の位置については変えることができない．このため側面頭部エックス線規格写真による計測値を平均値に近づける努力には，自ずと限界がある．

そこで本症例を上顎第一小臼歯抜歯にて上下顎骨形成手術併用の矯正治療を行ったときのシミュレーションを作成してみた（図4-24A, B）．

症例7　19歳5か月，男性：外科併用矯正治療のシミュレーション（図4-24A, B）

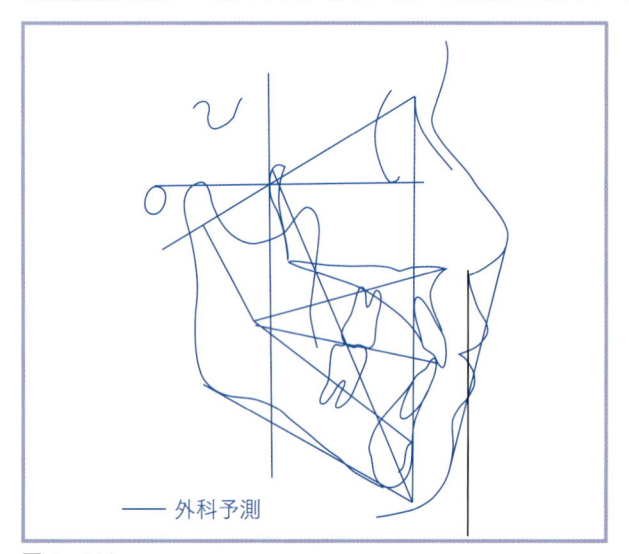

図4-24A

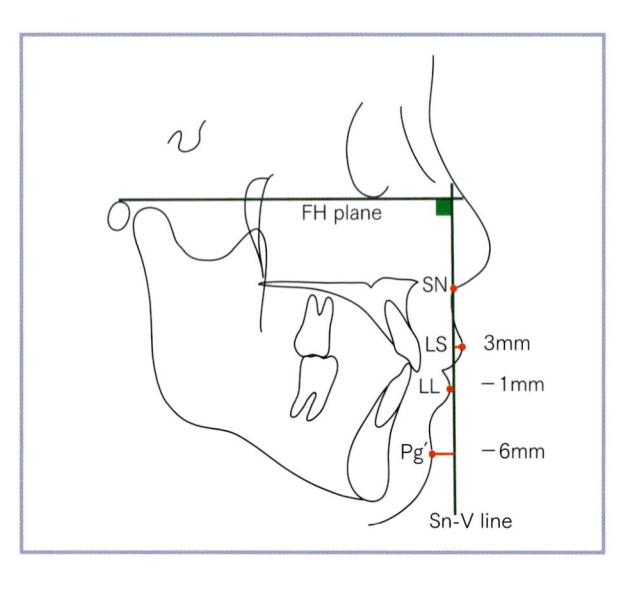

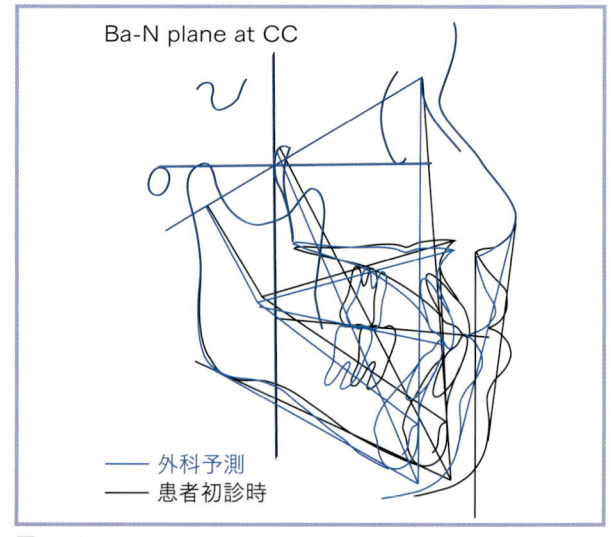

図4-24B

図4-25　Sn-V line を基準線とした上口唇，下口唇，軟組織ポゴニオンの日本人平均値．

上顎叢生状態の解消は上述の非外科矯正治療と同様，上顎第一小臼歯抜歯によっている．したがって下顎をセットバックした位置での大臼歯関係はⅡ級になる．分析値については**表4-7-1〜6**に併記してある．

外科矯正治療を行う際に，側面頭部エックス線規格写真上で上下顎骨をどこに位置づけるかについては，さまざまな手法があるが比較的簡便な方法としてSn-V line（図4-25）を紹介する[73]．この方法は軟組織計測点 SN（Subnasale）から FH plane に垂直なラインを描き，その基準線から上口唇・下口唇・Pg′までの垂直距離を平均値に近づけるには，上下顎をどのように動かしたらよいかで手術の設計を決めていく方法である．具体的には側面頭部エックス線規格写真のトレースと上顎部分，下顎部分だけを描いたトレースを用意し，上顎部分と下顎部分についてアーチレングスディスクレパンシーなどを考慮して歯軸変化と軟組織変化を与え（通常は術前矯正治療が終わった時期のトレースを使うので，この作業は不要），それらを動かしながら平均的な顔貌になるよう位置づける．これに関する平均値としては，瀧上ら[74]が日本人の平均値を発表しているので参照されたい．

本症例では口唇が厚いので，日本人の標準値に上下口唇を合わせると Pg′が後方になりすぎるため，口唇は平均値よりそれぞれ3mm ずつ前方に位置さ せ Pg′を平均値に合わせた．このシミュレーションによれば，ダウンズ分析では Angle of convexity 以外の計測項目は1S.D. 以内の値となるだろう．この計測値が小さいのはポゴニオンの発達が弱いことによる．ツイード分析においては IMPA，FMIA の値がわずかに舌側傾斜を示すが，これは術前の傾向であり，下顎前歯を唇側傾斜させるとスペースが生じてしまうために，それが十分解消できなかったことに起因する．スタイナー分析においては Point A, Point B の前方位は残るが ANB は1S.D. 以内になるだろう．矯正治療のみでは Lower 1 to NB が1〜2S.D. 以下と著しく舌側傾斜する現象は回避されるだろう．リケッツ分析では口唇がやや入りすぎること，マクナマラ分析においては下顎を clockwise rotation させたことにともなって Lower anterior facial height や Facial axis が1S.D. を超えるようになったくらいで，かなり平均的な顔貌に近づくと思われる．プロポーション分析でも口唇部に無理がなく，矯正治療のみの結果より良いと予測される．

ここで見られるように，本症例では外科矯正治療適用のインディケーションは小さいものの，上下顎歯槽基底部の位置関係の差異は大きいことに変わりなく，この部分の改善が側面頭部エックス線規格写真分析値の改善に大きな役割を果たすことが理解されよう．

4 開咬や過蓋咬合など上下顎の垂直的な問題に対する診断

●開咬症例

症例8　36歳10か月，女性

資料：初診時
・側面頭部エックス線規格写真（図4-26A：本症例は上顎中切歯の高位のため functional occlusal を採用）
・16歳 Norm との重ね合わせ FH plane at CF（B）
・口腔内・顔面写真（C）

第4章 典型的な不正咬合症例をとおして学ぶ─臨床においてよく見る症例の診断，治療目標の設定，治療評価について─

症例8　36歳10か月，女性：初診時（図4-26A〜C）

図4-26A

FH plane at CF
・・・・・ 16歳 Norm
── 患者初診時

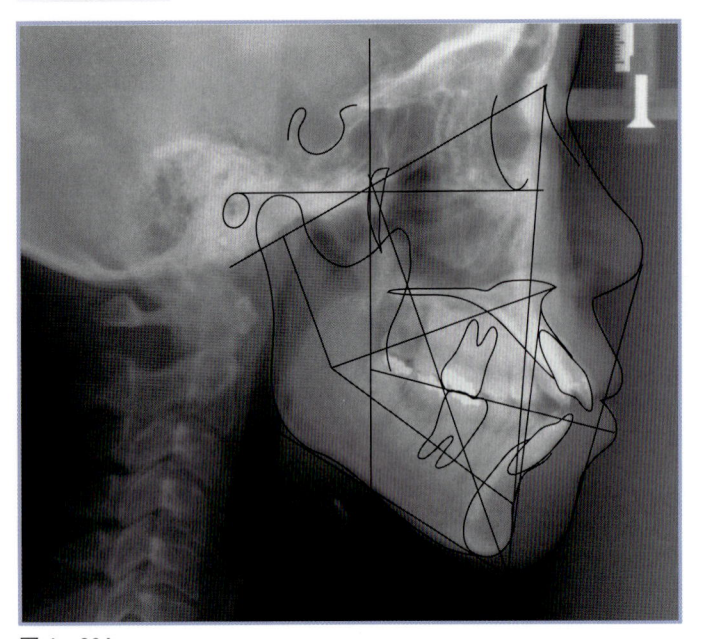

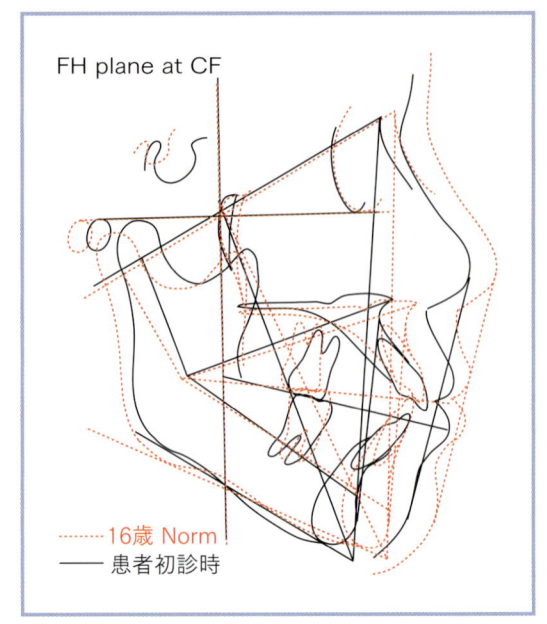

図4-26B

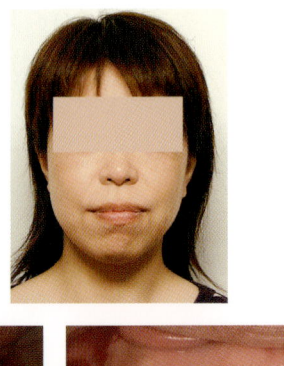

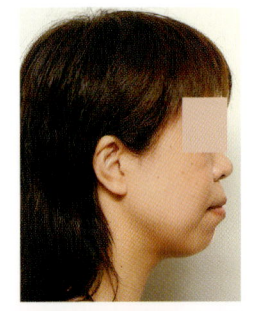

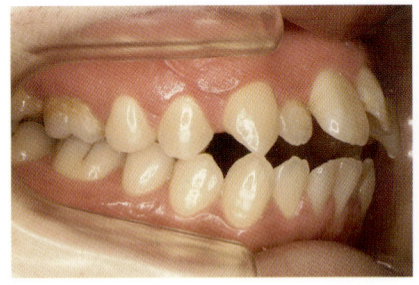

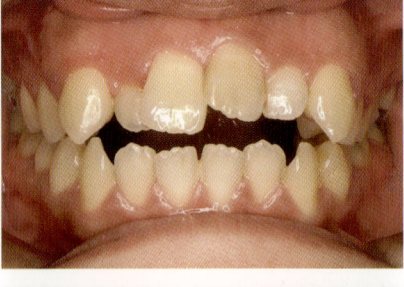

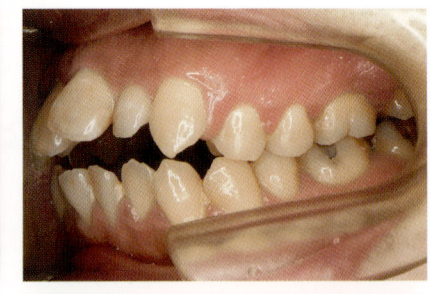

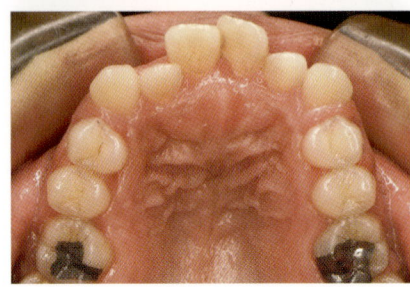

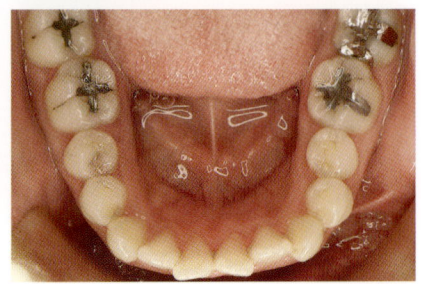

図4-26C

症例8のポイント

開咬を診断する場合は,それが歯槽性のものか,骨格性のものかを区別することが大切である.

これは形態改善の指標を提示するだけでなく,咀嚼筋や舌・口唇等の機能の違い[51]から,固定源に対する配慮も大きく異なるからである.

骨格性の開咬か否かは口腔内を見ただけでは判断がつかない場合もあり,側面頭部エックス線規格写真診断の重要性の再認識ができるよう,本症例の後に興味ある比較を示した.

各法による側面頭部エックス線規格写真分析値と平均値の比較

各分析法から得られた特徴を記す.

表4-8-1 ダウンズ分析による計測値.

骨格系計測項目	平均値(女子)	S.D.	治療前	治療後
Facial angle	84.8	3.1	85.2	85.2
Angle of convexity	7.6	5.0	6.3	6.3
A-B plane to facial plane	−4.8	3.5	−3.1	−3.1
Mandibular plane angle	28.8	5.2	32.0	32.0
Y-axis to frackfort plane	65.4	5.6	66.3	66.3
歯系計測項目				
Cant of occlusal plane	11.4	3.6	12.4	14.2
Interincisal angle	124.1	7.6	100.1	137.8
Lower 1 to mandibular plane angle	6.3	5.8	14.6	−2.0
Lower 1 to occlusal plane angle	23.8	5.3	34.2	15.9
Distance upper 1 to facial convexity plane A-P(mm)	8.9	1.9	18.1	8.8

ダウンズ分析(表4-8-1)

骨格系:1 S.D. 以上の差異がある項目はなかった.

歯系:Lower 1 to Mandibular plane angle, Lower 1 to occlusal plane angle には1 S.D. 以上の差異, Interincisal angle, Distance upper 1 to facial convexity plane には3 S.D. 以上の差異が認められた.

表4-8-2 ツイード分析による計測値.

計測項目	平均値	S.D.	治療前	治療後
FMA	27.3	3.1	32.0	32.0
IMPA	95.5	3.1	104.6	88.0
FMIA	57.2	3.9	43.4	60.0

表4-8-5 ウィッツ分析による計測値.

計測項目	平均値(女子)	S.D.	治療前	治療後
AO-BO (mm)	−1.1	1.8	−5.4	−5.4

ツイード分析(表4-8-2)

FMAが1 S.D. 以上, IMPAが2 S.D. 以上で, FMIAが3 S.D. 以下であった.

ウィッツ分析(表4-8-5)

値は2 S.D. 以下であるが, functional occlusal plane を用いているため数値はより小さくなっており, 通常の咬合平面のとり方の場合は−3.5である.

表4-8-3 スタイナー分析による計測値.

計測項目	平均値（成人）	S.D.	治療前	治療後
SNA	81.5	3.5	76.2	76.2
SNB	77.6	3.7	73.4	73.4
ANB	3.7	1.9	2.8	2.8
Upper 1 to NA(mm)	5.4	2.2	14.9	5.2
Upper 1 to NA	22.1	7.0	35.0	13.6
Lower 1 to NB(mm)	7.4	2.4	13.8	6.0
Lower 1 to NB	29.5	5.5	42.1	25.7
Pog to NB(mm)	1.9	1.5	−0.9	−0.9
Interincisal angle	124.7	8.8	100.1	137.8
Occlusal plane to SN	15.1	4.8	24.6	24.5
Go-Gn to SN	30.4	6.3	42.5	42.5

スタイナー分析（表4-8-3）

骨格系：SNA, SNB が1S.D. 以下，Go-Gn to SN が1S.D. 以上，Pog to NB が1S.D. 以下であった．

歯系：Upper 1 to NA 距離が3S.D. 以上，角度が1S.D. 以上であった．Lower 1 to NB 距離，角度が2S.D. 以上であった．Occlusal plane to SN は1S.D. 以上，Interincisal angle は2S.D. 以下であった．

表4-8-4 リケッツ分析による計測値.

計測項目	平均値（20歳女子）	C.D.	治療前	治療後
Field I　歯に関する問題				
Interincisal angle	124.5	5.8	100.1	137.8
Field II　上下顎の関係				
Convexity of point A	4.7	3.7	3.4	3.4
Lower facial height	48.6	4.1	53.7	53.7
Field III　歯と骨格の関係				
Upper molar to PTV	18.0	2.7	19.5	21.1
Mandibular incisor protrusion(mm)	3.6	2.8	12.6	5.3
Mandibular incisor inclination	23.5	4.4	38.7	22.3
Field IV　審美性に関する問題				
Lower lip to E-plane	1.4	2.0	5.4	−0.5
Field V　頭蓋と顔面の関係				
Facial depth	88.3	3.0	85.2	85.2
Facial axis	85.9	4.1	80.7	80.7
Mandibular plane angle	24.9	5.9	32.0	32.0
Field VI　内部構造				
Mandibular arc	28.0	4.0	37.2	37.2

リケッツ分析（表4-8-4）

骨格系：Lower facial height, Facial depth, Facial axis, Mandibular plane angle の各項目は1S.D. 以上の差異があった．

歯系：Interincisal angle が3S.D. 以下，Mandibular incisor protrusion, Mandibular incisor inclination が3S.D. 以上であった．

軟組織系のLower lip to E-plane が1S.D. 以上であった．

表4-8-6 マクナマラ分析による計測値.

計測項目	平均値（成人女子）	S.D.	治療前	治療後
軟組織および頭蓋底に対する上顎の位置				
Nasolabial angle	99.0	9.0	91.2	103.8
Nasion perpendicular to point A(mm)	−0.7	3.2	−1.7	−1.7
上下顎の関係				
Midfacial length(Cd-A)(mm)	91.5	4.7	84.1	84.1
Mandibular length(Cd-Gn)(mm)	121.5	5.5	119.5	119.5
Max./Mand. Differential(mm)	30.0	3.6	35.4	35.4
Lower anterior facial height(ANS-Menton)(mm)	71.0	4.6	79.3	79.3
FH plane to mandibular plane angle (degree)	26.5	6.2	32.0	32.0
Facial axis(Ba-Pt-Gn)(degree)	−3.4	3.7	−9.3	−9.3
頭蓋底に対する下顎の位置				
Nasion perpendicular to Pog(mm)	−7.3	6.7	−10.6	−10.6
歯列				
U1 to point A perpendicular(mm)	5.3	2.2	14.0	4.4
L1 to A-Po(mm)	4.9	2.7	12.6	5.3

マクナマラ分析（表4-8-6）

Midfacial length が1 S.D. 以下，Max./Mand. Differential が1 S.D. 以上，Lower anterior facial height が1 S.D. 以上，Facial axis が1 S.D. 以下，U1 to point A perpendicular が3 S.D. 以上，L1 to A-Po が2 S.D. 以上であった．

表4-8-7 プロポーション分析.

計測項目	Ideal 比率	治療前 計測値	治療前 比率	治療後 計測値	治療後 比率
SGLB to SN	100	71.7	1.09	70.4	1.11
SN to Me'		78.1		78.4	
SN to Stms	2.00	28.9	1.70	31.1	1.52
Stmi to Me'		49.1		47.3	

プロポーション分析（表4-8-7）

SGLB to SN：SN to Me′ の比率は1.09，SN to Stms：Stmi to Me′ の比率は1.70であった．

よって，下顔面高がやや長く，なかでも鼻下点から口唇接合部までの比率が高いといえる．

診断と治療方針の立案

開咬については，歯槽性と骨格性に分けて診断する[75]のが一般的であるが，どちらであるかを判定する計測項目は，**骨格系**のY-axis, Mandibular plane angle（Go-Gn to SN, FMA），Facial axis, Lower facial height, Facial depth, Mandibular arc, Lower anterior facial height などが用いられる．

●診断のポイント

骨格系で見ると，
- ダウンズ分析ではどの項目も1 S.D. 以内
- 一方，スタイナー分析ではSNA, SNB が1 S.D. 以下
- マクナマラ分析ではMidfacial length が1 S.D. 以下
- Nasion perpendicular to point A が1 S.D. 以内

であることから，S-N plane to FH plane が大きく（頭蓋底傾斜が強い：11.2°，P.61比較参照）N点の後方位

をともなう上顎の劣成長症例と解釈できる．

ANBが1S.D.以内でAO-BOが2S.D.以下であるのもN点の後方位が原因であり，AO-BOがより小さい数値と化しているものの上下歯槽基底の前後的差異は明らかである．

Mandibular lengthが1S.D.以内の値を示すので，それを基準に表1-9（第1章, P.24）を見ると，119〜122mm付近ではMidfacial lengthが93mm，Lower anterior facial heightが65〜66mmであり，上顎骨が劣成長で前下顔面高が大きい開咬症例と診断される．

●診断

総合的に見て，本症例は**上顎劣成長による骨格性下顎前突傾向を有する骨格性の開咬症例**であると診断される．しかしながらY-axis, Mandibular plane angle(Go-Gn to SN, FMA), Facial axis, Lower facial height, Facial depthなどの数値は一部1S.D.以上の差異をもつ項目があるものの，本質的に下顎のclockwise rotationを示す数値がない．

したがって，本症例の開咬の本質は上顎骨の劣成長とANSの高位であるととらえたほうがよいだろう．プロポーション分析のSN to Stms：Stmi to Me'の値が1.7であり，下顔面の上顎相当部が大きいこともこれを裏づけている．このような症例では"歯槽性開咬"と分類されることもあるが，著者らの感覚では一般用語ではないが，"上顎開咬"と呼んだほうが良いと考えている．

歯系については，上下第一大臼歯関係は左右ともにⅠ級であり，上顎前歯，下顎前歯の唇側傾斜を示す計測項目がすべて1S.D.から3S.D.以上，Interincisal angleも3S.D.以上になっているので，これらから見ても**歯槽性開咬の要素も多分にもっている症例**である．

●治療方針の立案

上記より骨格性の開咬を念頭におく必要があるが，各計測項目の平均値との乖離が小さいことから，**骨格系の改善はとりあえず考慮からはずしておく**．

歯系では上下前歯唇側傾斜の改善が必要であり，その量も多いことから上下第一小臼歯4本の抜歯が必須である．ここでは治療目標を明確にするために，Tweedのアーチレングスディスクレパンシーの冒頭で述べた式（第3章, P.43）に当てはめて検討する．

セファロメトリックディスクレパンシーは，FMIAを基準に57.22°−43.4°＝13.82°の舌側傾斜による改善をすると仮定すると，アーチレングスへの換算では2.5で除して2倍するので，−11.1mmとなる．アーチレングスディスクレパンシーの−1.8mmと合わせてトータルディスクレパンシーが−12.9mmとなる．

その他にはアーチレングスに及ぼす要素がないので，抜歯スペース6.8＋6.8＝13.6mmでほぼ帳消しとなる．抜歯スペースの1/3は下顎第一大臼歯が近心移動するであろう（スタイナー分析：第3章, P.44〜45，図3-3参照）との観測があるため，これを阻止するように考えなければならない．関連して，Ⅰ級の関係を維持するためには，上顎第一大臼歯も近心移動はゆるされなくなる．そこで，上顎第一大臼歯の近心移動防止の手段としては顎外固定法やTADを考慮することとなり，本症例では口蓋にTADを適用することとした．

治療結果の重ね合わせと解説

資料：動的治療終了時
・側面頭部エックス線規格写真（図4-27A）
・16歳Normとの重ね合わせ FH plane at CF(B)
・治療前後の重ね合わせ S-N plane at S(C)
・Palatal plane at ANS, Mandibular plane at Me(D)
・動的治療終了時口腔内・顔面写真(E)

4　開咬や過蓋咬合など上下顎の垂直的な問題に対する診断　症例8

症例8　36歳10か月，女性：治療終了時（図4-27A〜E）

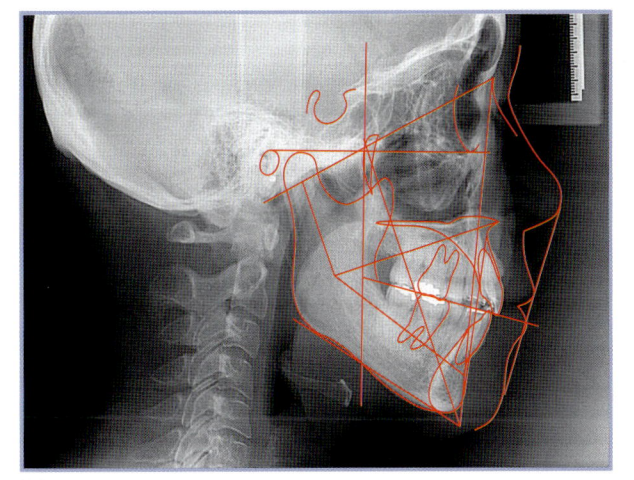

図4-27A

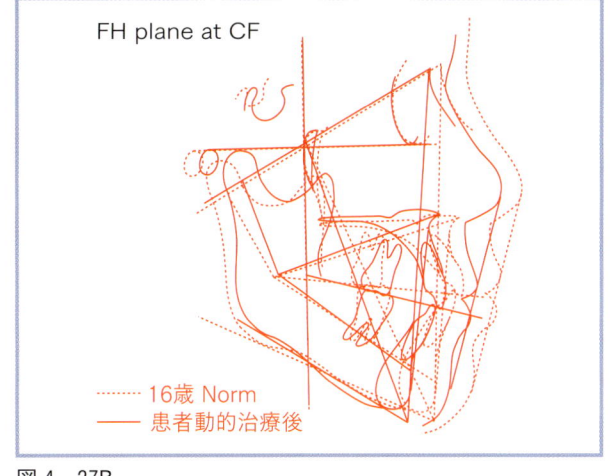

図4-27B　FH plane at CF
・・・・・ 16歳 Norm
―― 患者動的治療後

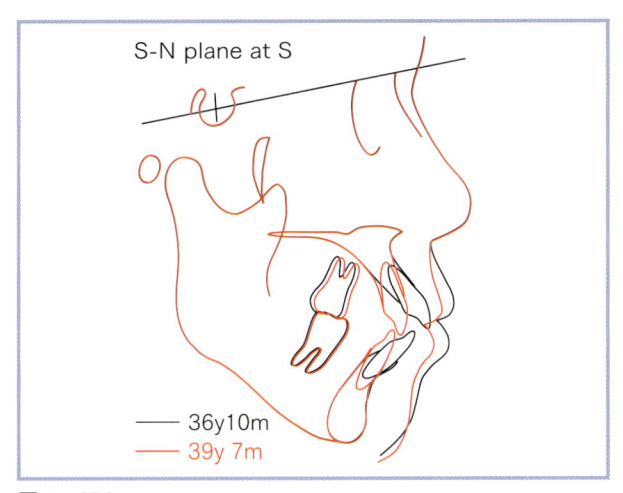

図4-27C　S-N plane at S
―― 36y10m
―― 39y 7m

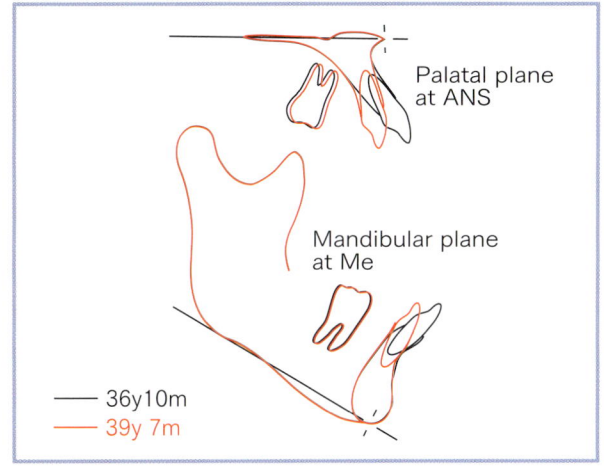

図4-27D　Palatal plane at ANS／Mandibular plane at Me
―― 36y10m
―― 39y 7m

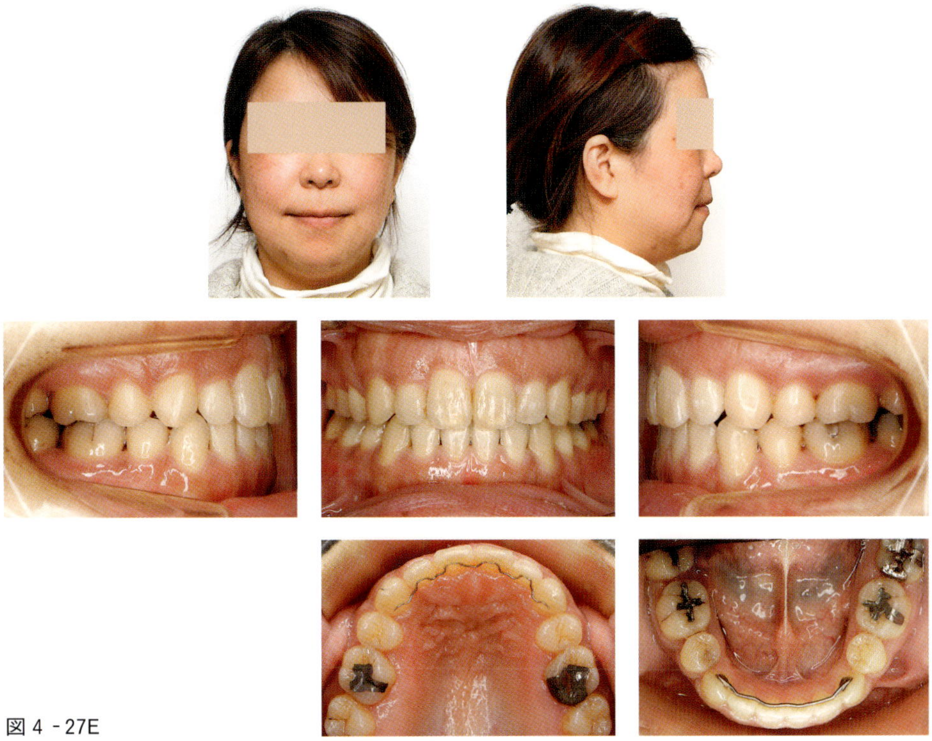

図4-27E

119

骨格系の変化は起こらなかった．

歯系では，Distance upper 1 to facial convexity plane, Upper 1 to NA 距離，U1 to point A perpendicular など上顎前歯の位置を示す計測値は1S.D.以内になったが，Upper 1 to NA 角度は1S.D.以下となった．

Lower 1 to mandibular plane angle, Lower 1 to occlusal plane angle, IMPA など，咬合平面，下顎下縁平面を基準とした下顎前歯位置を示す計測値は1S.D.から2S.D.以下を示したが，N-B plane, A-Po plane を基準とした下顎前歯の計測値は1S.D.以内であった．

下顎前歯に関する評価については，これまでにでてきた症例でも基準によってさまざまな評価が下されていたが，すでに1948年のダウンズ分析に関する論文中にも，以下の注意点が指摘されている．

ダウンズ分析には下顎前歯に関する計測項目が2つあるが，これは下顎下縁平面にバリエーションが多いために，Lower 1 to occlusal plane の値でチェックするよう促している．また Lower 1 to Mandibular plane angle は値のばらつきが大きくなり，審美性に直接関連した項目として解釈するには適さず，審美性の評価に関してはむしろ，スタイナー分析の Lower 1 to NB や Ricketts が提唱した（論文データではなく Ricketts がイリノイ大学のフェローだった時代に直接聞いたものと思われる記載となっている）Lower 1 to A-Po（Mandibular incisor inclination）のほうが合理的であると述べている[76]．

これらの評価の違いを考察すると，N-A plane, N-B plane を基準とした前歯の評価はそれぞれの顎に対する位置関係としての評価であり，とくに前歯の視覚性を左右するものである．これに関して言えば下顎前歯の位置は良いが，上顎前歯の歯軸は垂直すぎることになる．

A-Po plane 基準の評価は上下顎歯槽基底の前後的位置関係に配慮した評価であり，また，それらに影響されてしまう評価でもある．そこでウィッツ分析値の小さい本症例では，A-Po plane 基準の場合，Mandibular incisor inclination, Mandibular incisor protrusion（L1 to A-Po）は大きめの数値がでていることを考慮したうえで，下顎前歯位置・歯軸は適正と評価される．

下顎下縁平面あるいは咬合平面を基準とする場合は，下顎骨そのものに下顎前歯がどのように位置しているかの評価であり，咬合の安定度に関連するものと考えられる．この観点では舌側傾斜が強いので良い状況ではなく，これは開咬や下顎前突傾向があることも災いしている．

> 以上の全項目が1S.D.以内に収まれば理想であるが，何を優先にしていくかで目標そのものも変わってくる．

本症例では**開咬の閉鎖**が至上命題であるため，アップアンドダウンエラスティックの多用により，目標を上回る歯軸の直立となってしまったと考えられる．術後の審美性は満足されたものの，咬合の安定性を注視して経過を追っていかなければならない．

●開咬症例：垂直的顎関係を評価するには

Schudy[77]は

> ・hyper divergence（顎角が過剰に開大したもの）
> ・hypo divergence（顎角の開大が小さいもの）

という用語を紹介した．

類語として，ハイアングルケース，ローアングルケースという対比や，リケッツ分析における顔面型の分類であるドリコフェイシャルパターン（dolico-facial pattern），ブラキオフェイシャルパターン（brachio-facial pattern）という対比がある．

これらの特徴を表4-9にまとめた．分析法によっては同様の部位を計測しても，値の大小関係が逆になるものがあるので注意を要する．

表4-9 顔面型を判断する際に用いられる計測項目と値の大小.　　　　　　　　　　　　　　　　　　　　用　語

計測項目／分類名	Schudy	hyperdivergency	hypodivergency
	一般的	high angle	low angle
	Ricketts	dolicofacial pattern	brachio-facial pattern
ダウンズ分析			
Facial angle		小	大
Mandibular plane angle		大	小
Y-axis to frackfort plane		大	小
ツイード分析			
FMA		大	小
スタイナー分析			
Occlusal plane to SN		大	小
Go-Gn to SN		大	小
リケッツ分析			
Lower facial height		大	小
Facial depth		小	大
Facial axis		小	大
Mandibular plane angle		大	小
Mandibular arc		小	大
マクナマラ分析			
Lower anterior facial height(ANS-Menton)(mm)		大	小
FH plane to mandibular plane angle (degree)		大	小
Facial axis(Ba-Pt-Gn)(degree)		小	大
Nasion perpendicular to Pog(mm)		小	大

●項目の評価

・骨格性の開咬であるのか 歯槽性の開咬であるのか
・開咬傾向の症例であるのか，過蓋咬合傾向の症例であるのか

などの見分けをする．

これらの違いは，側面頭部エックス線規格写真上で観察される成長変化に違いが現れ，またメカニクスに対する歯の移動様相にも影響するため，矯正歯科臨床ではつねに念頭におくべき事項である．

●表4-9の計測項目の考察

すべて骨格系の計測項目であるが，多くの症例の歯系においてハイアングル傾向のものはオーバーバイトが小さく，ローアングル傾向のものは大きいという相関を示す．Facial angle, Mandibular plane angle(FMA, Go-Gn to SN), Y-axis, Lower facial height, Facial depth, Facial axis では，過蓋咬合症例と開咬症例の計測値の大小が平均値を挟んできれいに過蓋咬合側と開咬側に分かれている．このような症例では口腔内所見と計測結果が一致しており，分析もしやすい．しかしながら，これとは逆の様相を呈する症例があるので，改めて側面頭部エックス線規格写真分析の大切さを示したい．

分析結果の比較は表4-10にまとめた．骨格系の計測項目では口腔内写真からみた印象とは逆になっていることが理解される．

著者らの経験では，骨格的には過蓋咬合で開咬を呈する場合に開咬を閉鎖することについては，困難ではないが，過度にすると過蓋咬合の弊害が懸念される．

反対に，骨格的には開咬でありながら過蓋咬合を呈する症例に対して，過蓋咬合改善のメカニクスを安易に用いると，下顎骨のclockwise rotation(Facial axis, Y-axis の変化に代表される)が発生しやすく，結果として開咬をもたらすなど治療経過に重大な問題を生じることがあるので，とくに注意を要する．

第4章 典型的な不正咬合症例をとおして学ぶ─臨床においてよく見る症例の診断，治療目標の設定，治療評価について─

> **参考症例 1：骨格性過蓋咬合で開咬**（図 4 - 28）
>
> 資料：初診時
> ・側面頭部エックス線規格写真（A）
> ・8 歳 Norm との重ね合わせ FH plane at CF（B）
> ・口腔内・顔面写真（C）

参考症例 1　　8 歳，女性：初診時（図 4 - 28A〜C）

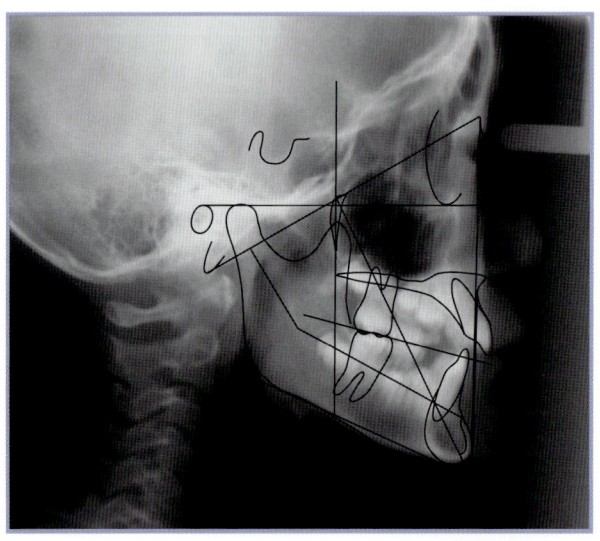

図 4 - 28A

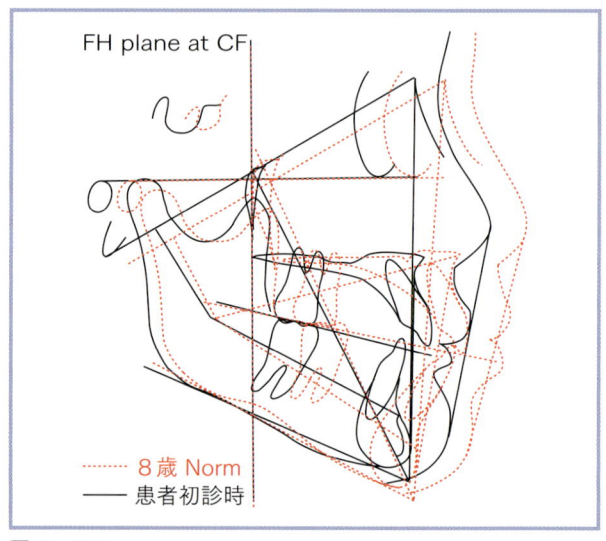

図 4 - 28B

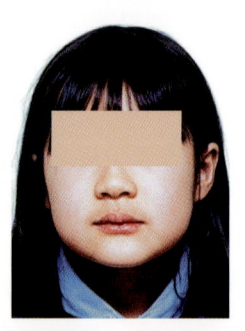

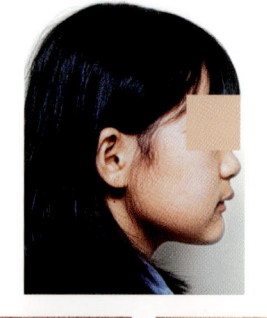

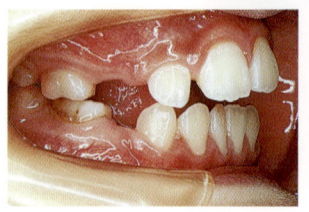

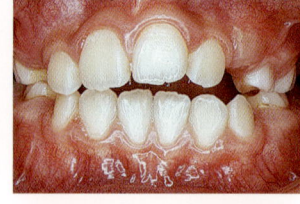

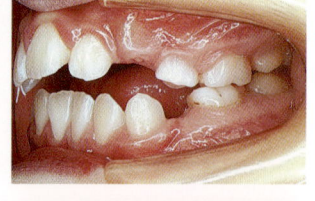

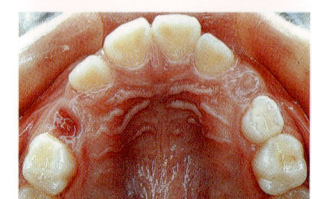

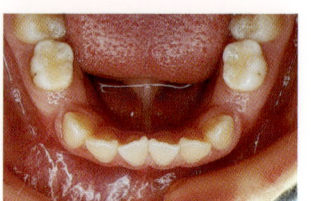

図 4 - 28C

122

4 開咬や過蓋咬合など上下顎の垂直的な問題に対する診断 症例8

参考症例2：骨格性開咬で過蓋咬合（図4-29）

資料：初診時
- 側面頭部エックス線規格写真（A）
- 12歳Normとの重ね合わせ FH plane at CF（B）
- 口腔内・顔面写真（C）

参考症例2　12歳，女性：初診時（図4-29A～C）

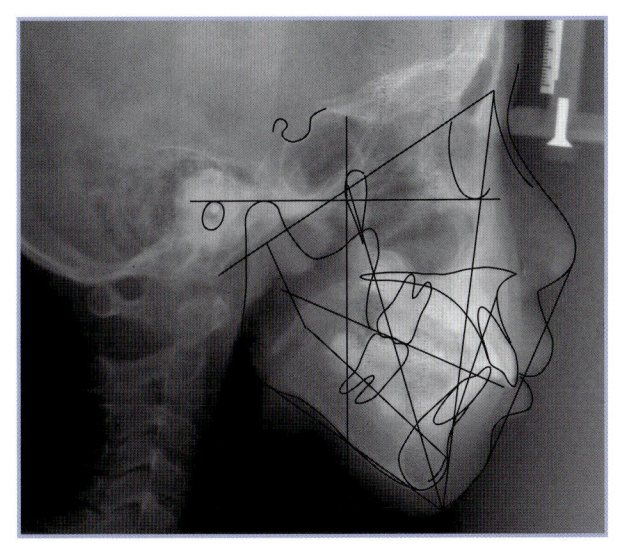

図4-29A

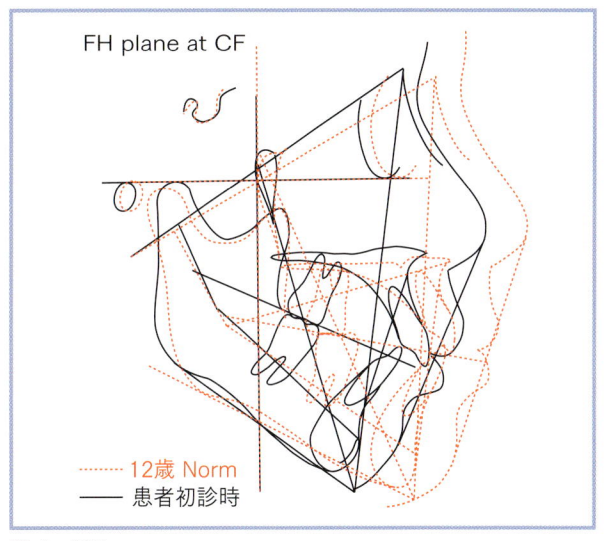

図4-29B

FH plane at CF

・・・・・ 12歳 Norm
―― 患者初診時

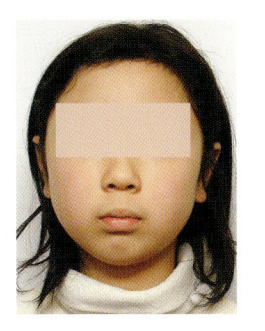

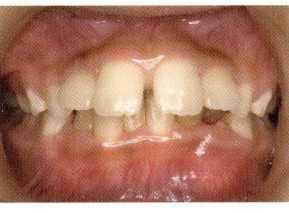

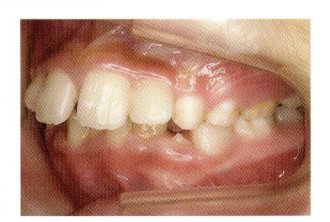

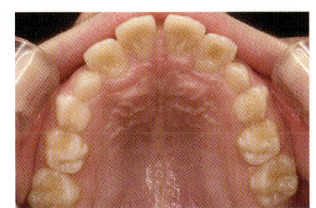

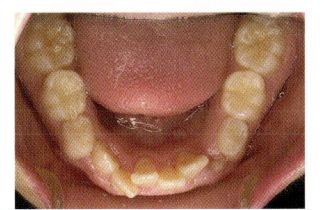

図4-29C

第 4 章　典型的な不正咬合症例をとおして学ぶ―臨床においてよく見る症例の診断，治療目標の設定，治療評価について―

表 4-10-1　ダウンズ分析による計測値．

骨格系計測項目	平均値（女子）	S.D.	参考症例 1	参考症例 2
Facial angle	84.8	3.1	88.8	82.8
Angle of convexity	7.6	5.0	1.0	16.2
A-B plane to facial plane	−4.8	3.5	−6.6	−11.2
Mandibular plane angle	28.8	5.2	23.0	33.9
Y-axis to frackfort plane	65.4	5.6	58.0	68.5
歯系計測項目				
Cant of occlusal plane	11.4	3.6	10.4	19.8
Interincisal angle	124.1	7.6	131.4	109.7
Lower 1 to mandibular plane angle	6.3	5.8	0.1	12.2
Lower 1 to occlusal plane angle	23.8	5.3	12.8	26.3
Distance upper 1 to facial convexity plane A-P(mm)	8.9	1.9	4.1	14.0

表 4-10-2　ツイード分析による計測値．

計測項目	平均値	S.D.	参考症例 1	参考症例 2
FMA	27.3	3.1	23.0	33.9
IMPA	95.5	3.1	90.1	102.2
FMIA	57.2	3.9	66.9	43.9

表 4-10-5　ウィッツ分析による計測値．

計測項目	平均値（女子）	S.D.	参考症例 1	参考症例 2
AO-BO（mm）	−1.1	1.8	−2.5	−2.5

表 4-10-3　スタイナー分析による計測値．

計測項目	平均値（10 歳 9 か月女子）	S.D.	参考症例 1	参考症例 2
SNA	81.5	3.4	79.9	79.7
SNB	77.2	3.0	77.1	71.7
ANB	4.1	1.8	2.8	8.0
Upper 1 to NA(mm)	6.2	1.9	3.8	6.0
Upper 1 to NA	24.7	5.2	26.3	23.7
Lower 1 to NB(mm)	7.8	2.4	0.5	10.2
Lower 1 to NB	31.0	6.6	19.6	38.6
Pog to NB(mm)	0.4	1.2	4.1	0.6
Interincisal angle	120.3	10.1	131.4	109.7
Occlusal plane to SN	19.2	3.7	19.7	30.6
Go-Gn to SN	36.1	4.6	31.1	43.8

表 4-10-4　リケッツ分析による計測値．

計測項目	平均値（9 歳女子）	C.D.	参考症例 1	参考症例 2
Field I　歯に関する問題				
Interincisal angle	124.5	5.9	131.4	109.7
Field II　上下顎の関係				
Convexity of point A	5.6	2.9	0.5	8.5
Lower facial height	48.6	3.9	41.6	56.2
Field III　歯と骨格の関係				
Upper molar to PTV	13.0	3.4	7.3	9.8
Mandibular incisor protrusion(mm)	3.6	2.2	−2.7	4.8
Mandibular incisor inclination	23.5	4.0	21.3	30.4
Field IV　審美性に関する問題				
Lower lip to E-plane	2.5	2.1	−4.9	5.1
Field V　頭蓋と顔面の関係				
Facial depth	87.0	3.1	88.8	82.8
Facial axis	85.9	4.0	87.6	73.2
Mandibular plane angle	26.4	6.1	23.0	33.9
Field VI　内部構造				
Mandibular arc	26.0	4.0	35.1	31.0

表4-10-6 マクナマラ分析による計測値.

計測項目	平均値(10歳女子)	S.D.	参考症例1	参考症例2
軟組織および頭蓋底に対する上顎の位置				
Nasolabial angle	102.9	8.6	110.8	99.4
Nasion perpendicular to point A(mm)	−1.2	2.5	−0.7	0.6
上下顎の関係				
Midfacial length(Cd-A)(mm)	84.9	3.8	83.6	79.4
Mandibular length(Cd-Gn)(mm)	106.0	3.9	110.5	104.1
Max./Mand. Differential(mm)	21.1	2.8	26.9	24.7
Lower anterior facial height(ANS-Menton)(mm)	65.4	3.6	61.3	73.8
FH plane to mandibular plane angle (degree)	31.7	4.3	23.0	33.9
Facial axis(Ba-Pt-Gn)(degree)	−6.3	3.5	−2.4	−16.8
頭蓋底に対する下顎の位置				
Nasion perpendicular to Pog(mm)	−10.5	4.5	−2.2	−15.0
歯 列				
U1 to point A perpendicular(mm)	3.7	1.9	3.5	6.3
L1 to A-Po(mm)	3.9	2.0	−2.7	4.8

＜Kim[78]のO.D.I.（図4-30）＞

Kimも上述のように骨格的な開咬でも，オーバーバイトの大きな症例やその逆である症例が存在し，不適切な治療がなされた例を取り上げ，上下顎歯槽基底の垂直的な位置関係に不調和がある不正咬合に対しては，従来の計測項目だけでは診断を誤ることを指摘した．

そこでO.D.I.(Overbite Depth Indicator)という指標により，上下の垂直的顎関係を簡便に表す方法を紹介した．

O.D.I.＝(A-B planeとMandibular planeのなす角)＋(FH planeとPalatal planeのなす角)

日本人の平均値および標準偏差は池上ら[24]が以下のとおり算出している．

```
 8歳：72.64±4.46
10歳：72.56±5.07
12歳：72.27±5.54
```

この数値が大きくなればなるほど過蓋咬合の傾向を示し，小さくなればなるほど開咬傾向を示す．

症例8をO.D.I.で分析すると，63.8と1S.D.を下回って小さいので，"骨格性開咬"という診断になる．これは本症例のようにPalatal plane前方が上に上がり，下顎がclockwise rotationをともなわず前方位であるほど値が小さくなる．その理由はO.D.I.の値としてA-B planeとMandibular planeのなす角を

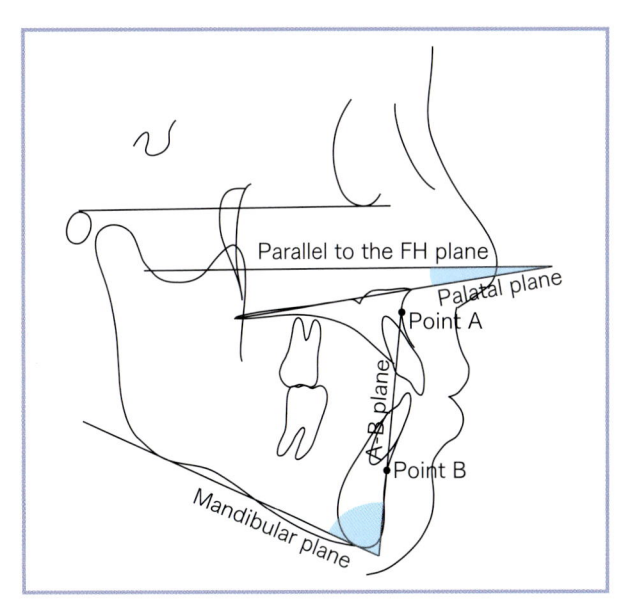

図4-30 KimによるO.D.I.の算定方法と日本人の平均値および標準偏差．

採用しているため，Point BがPoint Aと比較して相対的に前方位をとるほど，この角度が小さくなるからである．

図4-29のような症例ではA-B planeとMandibular planeのなす角が大きくなるため，Point BがPoint Aと比較して相対的に後方位をとればとるほど，治療の難易度は高まるにもかかわらずO.D.I.は大きくなり，骨格性の開咬と判断されなくなる．やはり，側面頭部エックス線規格写真分析を単独の指標で解釈することは，慎むべきであることが示唆される．

Reference
参考文献

1. Downs W B. Variations in facial relationships. Their significance in treatment and prognosis. Am J Orthod 1948；34：813-840.
2. Graber T M. New horizons in case analysis-clinical cephalometrics. Am J Orthod 1952；38：603-624.
3. Keim R G, Gottlieb E L, Nelson A H and Vogels D S. 2008 JCO study of Orthodontic diagnosis and treatment procedures. JCO 42：699-710.
4. 宮下邦彦．頭部X線規格写真法の基礎．東京：クインテッセンス出版，1999；330-339.
5. 飯塚哲夫，石川富士郎．頭部X線規格写真による症例分析法の基準値について．日本人成人男女正常咬合群．日矯歯誌 1957；16：4-12.
6. Tweed C H. Was the development of the diagnostic facial triangle as an accurate analysis based on fact or fancy?. Am J Orthod 1962；48：823-840.
7. Tweed C H. The Frankfort Mandibular incisor angle (FMIA) in orthodontic diagnosis, treatment planning and prognosis. Angle Orthod 1954；24：121-169.
8. Little R M, Reidel R and Artun J. An evaluation of changes in mandibular anterior alignment from 10 to 20 years post-retention. Am J Orthod 1988；93：423-428.
9. Iwasawa T, Moro T and Nakamura K. Tweed triangle and soft-tissue consideration of Japanese with normal occlusion and good facial profile. Am J Orthod 1977；72：119-127.
10. Steiner C C. Cephalometrics for you and me. Am J Orthod 1953；39：729-755.
11. Steiner C C. The use of cephalometrics as an aid for planning and assessing orthodontic treatment. Am J Orthod 1960；46：722-735.
12. Miura F, Inoue N and Suzuki K. Cephalometric standards for Japanese according to the Steiner analysis. Am J Orthod 1965；51：287-295.
13. 宍倉浩介．頭部X線規格写真による硬組織と軟組織とについての計測学的研究．日本人青年の正常咬合およびAngle Class I のものについて．日矯歯誌 1969；28：263-273.
14. 木下善之介(監修)，川本達雄，下間一洋，田隅泰三，河合秀一(編集)．レベルアンカレッジ・システム．概念と治療法．東京：新有堂，1990.
15. 藤井悟，加藤栄行，菅野真由美，金岡雅浩，大久保文子，齋藤健志，渡邉康文，成原雅道，山田博，赤坂守人．Ricketts分析法の乳歯列期における応用．第2報．年間成長量に関する検討．小児歯誌 1988；26：755-768.
16. 宮下邦彦．カラーアトラスX線解剖学とセファロ分析法．東京：クインテッセンス出版，2009；231-249.
17. Bell W H and White R P. Surgical correction of dentofacial deformities. Philadelphia：W B Sanders, 1980；115-123.
18. Riedel R A. The relation of maxillary structures to cranium in malocclusions and in normal occlusion. Angle Orthod 1952；22：142-145.
19. 松浦侃．日本人成人男女正常(理想)咬合者についての頭部X線規格写真による検討．歯学 1975；63：239-262.
20. Taylor C M. Changes in the relationship of nasion, point A, and point B and the effect upon ANB. Am J Orthod 1969；56：143-163.
21. Jenkins D H. Analysis of orthodontic deformity employing lateral cephalostatic radiography. Am J Orthod 1955；41：442-452.
22. Jacobson A. The "Wits" appraisal of jaw disharmony. Am J Orthod 1975；67：125-138.
23. Broadbent B H, Broadbent Jr. BH and Golden W H. Bolton standards of dentofacial developmental growth. Saint Louis：C V Mosby, 1975.
24. 池上富雄，小山勲男．Kim 分析および McNamara 分析における日本人小児（8-12才）正常咬合者の平均値について．第58回日本矯正歯科学会大会(抄)．1999；157.
25. Ioi H, Nakata S, Nakasima A and Counts A L. Comparison of cephalometric norms between Japanese and Caucasian adults in antero-posterior and vertical dimension, Euro J Orthod 2007；29：493-499.
26. McNamara J A Jr. Dentofacial adaptations in adult patients following functional regulator therapy, Am J Orthod 1984；85：57-71.
27. 中島祥博(編)．Roth Orthodontics．東京：ロス・ウイリアムス・スタディクラブ・イン・ジャパン．2003；15-21.
28. 矯正治療後の咬合の安定性と保定．中後忠男，三谷清二，浅井保彦，T. J. 青葉(訳)．東京：医歯薬出版，1995；9.
29. 混合歯列期の矯正治療．黒田敬之(監訳)，宮島邦彰(訳)．東京：東京臨床出版，1997；18.
30. Nezu H, Nagata K, Yoshida Y, Kosaka H and Kikuchi M. Cephalometric comparison of clinical norms between the Japanese and Caucasians. 日矯歯誌 1982；41：450-465.
31. Valinoti J R. Retrusion of the Mandibular Dentition. Angle Orthod 1986；269-293.
32. 坂本敏彦．日本人顎顔面頭蓋の成長に関する研究．SELLA TURCIA を基準として．日矯歯誌 1959；18：1-17.
33. Williams B H. Craniofacial proportionality in a horizontal and vertical plane, a study in normal lateralis. Angle Orthod 1958；23：26-34.
34. Jacobson A. The proportionate template as a diagnostic aid. Am J Orthod 1979；75：156-172.
35. Ackerman RJ. The Michigan school study norms expressed in template form. Am J Orthod 1979；75：282.
36. Ricketts R M. Perspectives in the clinical application of Orthodontia - The first fifty years. Angle Orthod 1981；51：115-150.
37. Schulhof R J, Nakamura S, Williamson W V. Rrediction of abnormal growth in Class III malocclusions. Am J Orthod 1977；71：421-430.
38. 根津浩，永田賢司，吉田恭彦，菊池誠．バイオプログレッシブ診断学．東京：ロッキーマウンテンモリタ，1984；100-144.

39. Rakosi T(著), 本橋康助(監訳), 福田滋, 堂信夫, 服部正(訳). Atlas 側面頭部X線規格写真分析マニュアル. 東京：医歯薬出版, 1984；138-152.

40. Howes A E. Model analysis for treatment planning. Am J Orthod 1952；38：183-207.

41. 大坪淳造. 日本人成人正常咬合者の歯冠幅径と歯列弓および Basal Arch の関係について. 日矯歯誌 1957；16：36-46.

42. 栗原三郎. 優しい歯の移動テクニック. 基礎編. 東京：デンタルリサーチ社, 1995；14-16.

43. 小野博志. 乳歯および永久歯の歯冠近遠心幅径と各歯列内におけるその相関について. 口病誌 1960；27：221-234.

44. Moyers R E. Hand book or orthodontics. 3rd ed. Chicago：Year Book Medical Publishers, 1973；351-386.

45. Uesato G, Kioshiwa Z, Kawamoto T, Koyama I and Nakanishi Y. Steiner cephalometric norms for Japanese and Japanese-Americans. Am J Orthod 1978；73：321-327.

46. 池上富雄(編). マルチループ エッジワイズ アーチワイヤーの臨床. 大阪：MEAW 研究会, 1990；115-131.

47. 飯塚哲夫, 瀬端正之, 岩澤忠正, 本橋康助(編). 歯科矯正学. 第3版. 東京：医歯薬出版, 1993；235-244.

48. Pancherz H. Treatment of Class II malocclusions by jumping the bite with the Harbst appliance. Am J Orthod 1979；76：423-442.

49. Köle H. Surgical operations on the alveolar ridge to correct occlusal abnormalities. Oral surg Oral Med Oral Pathol Oral Radiol endod 1959；12：515-529.

50. Suya H. Corticotomy in orthodontics. In：Hösl E, Baldauf A, eds. Mechanical and Biological Basics in Orthodontic Therapy. Heidelberg：Hütling Buch, 1991；207-226.

51. Tweed C H. A philosophy of orthodontic treatment. Am J Orthod and Oral Surg 1945；31：74-103.

52. Ricketts R M, Bench R W, Hilgers J J and Schulhof R. An overview of computerized cephalometrics. Am J Orthod 1972；61：1-28.

53. 出口敏雄. FH-SN angle および ANB angle の補正について. 日矯歯誌 1982；41：757-764.

54. Holdaway R A. Changes in relationship of points A and B during orthodontic treatment. Am J Orthod 1956；42：176-193.

55. 納村晋吉, 宗田俊勝. 日本人の Holdaway ratio の検討. 日矯歯誌 1974；33：36-39.

56. McNamara J A Jr. Components of class II malocclusion in children 8-10 years of age. Angle Orthod 1981；51：177-202.

57. Hilgers J J. The pendulum appliance for Class II non-compliance therapy. J Clin Orthod 1992；26：706-714.

58. Greenfield RL(著). 賀久浩生, 有本博英(訳). 非抜歯矯正. 東京：Oral Care, 1999；106-109.

59. Balters W. Die technick und ubung der allgeneinen und speziellen Bionatortherapie. Quintessenz 1964；5：77-85.

60. 根津浩, 永田賢司, 吉田恭彦, 菊池誠. バイオプログレッシブ診断学. 東京：ロッキーマウンテンモリタ, 1984；150.

61. 日本小児歯科学会. 日本人小児の頭部X線規格写真基準値に関する研究. 小児歯誌 1995；33：659-596.

62. 森田五月. 回転パノラマX線写真による顎関節部の画像形成に関する研究. 鶴見歯学 1997；23：365-376.

63. Jaraback J R and Fizzell J A. Technique and treatment with the light-wire appliances. Saint Louis：C V Mosby, 1963；139.

64. Logan L R. Second premolar extraction in Class I and Class II. Am J Orthod 1973；63：115-147.

65. Chau A L, Lim J Y and Lubit E C. The effect of extraction versus nonextraction orthodontic treatment on the growth of anterior face height. Am J Orthod Dentofac 1993；104：361-368.

66. 臼井暁昭, 駿河充城, 栗原三郎. 咬合力と顎顔面形態との関連性. 簡易型咬合計を用いて. 松本歯学 2003；29：251-257.

67. 三谷英夫(監修), 菅原準二, 浅野央男(編). 反対咬合治療のコンセンサスを求めて. 東京：東京臨床出版, 2002；58-67.

68. Mito T, Sato K and Mitani H. Predicting mandibular growth potential with cervical vertebral bone age. Am J Orthod 2003；14：173-177.

69. 佐藤亨至. 思春期成長における身体各部の成長タイミングに関する研究. 日矯歯誌 1987；46：517-533.

70. 須佐美隆三. 下顎前突者の顎顔面頭蓋形態の年齢的推移に関するX線計測学的研究. 日矯歯誌 1967；26：1-34.

71. 三谷英夫(監修), 菅原準二, 浅野央男(編). 反対咬合治療のコンセンサスを求めて. 東京：東京臨床出版, 2002；251-256.

72. 村松裕之, 野間秀郎, 内田慎也, 山村しげみ, 真部修, 前沢晋一, 納村晋吉. 骨格性下顎前突者の形態学的研究. 矯正治療患者と外科矯正治療患者の顎顔面頭蓋の形態学的相違および外科矯正適応基準に関する一考察. 日矯歯誌 1986；45：646-657.

73. Jacobson A(ed). Radiographic Cephalometry from basics to videoimaging. Chicago：Quintessence Publishing, 1995；239-253.

74. 瀧上啓志, 山口芳功, 押谷敏之, 西村一行, 岡野健, 坂本耕造. 審美治療のゴール設定に用いる Sn-V ラインの日本人標準値について. 日顎変形誌 2003；13：172.

75. 神山光男, 滝口弘毅. 頭部X線規格写真による開咬の分析. 日矯歯誌 1958；17：31-41.

76. Downs W B. Analysis of the dentofacial profile. Am J Orthod 1956；26：191-212.

77. Schudy F F. Vertical growth versus anteroposterior growth as related to function and treatment. Angle Orthd 1964；34：75-93.

78. Kim Y H. Overbite depth indicator with particular reference to anterior open-bite. Am J Orthod 1974；65：586-611.

79. Thurow R C(著). 坂本敏彦(校閲), 三谷英夫(訳). アトラス歯科矯正学の基本理論. 東京：書林, 1979；296.

あとがき

●多角的な視点から眺めることに重点をおく

　これまで述べたように，側面頭部エックス線規格写真は診断，治療方針の立案，治療目標の設定，治療経過の把握，治療評価において欠くことのできないツールであることが理解いただけたのではないだろうか．

　診断については，どの分析法もバランスのとれた顔貌をもつ正常咬合者などを基準としているが，医療倫理の観点から今後，新たなサンプルで診断基準をつくり上げることはほぼ不可能と思われる．Thurow は，これら基準値はその出所にかかわらず図形描写的で，集団に対する個体の位置にすぎないため，診断上の出発点であり，治療ゴールを設定したり，あるいはそれを提言したりするものと見なすべきではないとも述べている[79]．

　したがって，新たな基準値づくりに奔走するよりも既存のものを検証し，妥当性の判断や症例のパターンと目標値の組み合わせをつくっていくなどの活用を期待したい．本書で用いた基準値の多くは日本人を対象に調査されたものであるが，年齢，性別，人種によって違いがあるため，Thurow の指摘からもわかるように，あまり形式張った適応を図るよりも，多角的な視点から眺めることに重点をおいてほしい．さらに側面頭部エックス線規格写真と，それ以外のエックス線資料との関連性についても幅を広げてみていくべきで，その方面の研究が進むことも，あわせて期待したい．

　治療目標については外科矯正治療の発展や TAD の導入などにより，より高い目標を目指せる環境が整いつつある．治療目標に沿った治療方針やメカニクスの選択，開発などが一体となって標準化が進められれば，より望ましい治療環境ができ上がるものと考える．本書では扱っていないが，近年整容的要望の高まりから上顎前歯の位置づけが重要性を増しており，上顎前歯の位置づけを基準に治療法を組み立てていく方向性もでてきている．ことに外科矯正治療の治療方針立案には欠かせない部分となっている．このあたりも進んで学習するようにしていただきたい．

●重ね合わせを慎重に行う

　治療経過や治療後の評価については，重ね合わせを慎重に行うことを切望する．側面頭部エックス線規格写真は時として不鮮明な画像しか得られないことがあるが，それが理由で診断が大きく左右されることはない．しかし重ね合わせにおいては，部位をきちんと同定しないと評価がまったく異なってしまう．

　時期の異なる側面頭部エックス線規格写真を用いるときは，かえってそれぞれの不鮮明な点を補い合うことができるので，慎重に行えば重ね合わせの精度も上がる．得られた評価を症例ごとに日々の臨床にフィードバックすることを習慣にすれば，臨床上の判断や治療技術の向上に寄与することは間違いない．

　矯正歯科治療の経過は，同じように治療しても個人により反応が異なることがしばしばあるので，経過資料についても労を惜しまず分析比較しながら口腔内を眺め，個々人の反応様式について経験を積んでいくことが望ましい．

著者らの診療室では治療終了時に，すべての症例について治療の全過程を振り返り，初診時の側面頭部エックス線規格写真などと，治療中ないし終了時のそれらを比較，データベース化している．このような地道な作業が日々の臨床をブラッシュアップする素地となっている．

　最近では側面頭部エックス線規格写真そのものを研究しようとする傾向は少なくなりつつあるが，CTを含む他のエックス線写真との関連の研究は不十分である．それらを含めて"咬合"という大きな命題との一体化についても，今後深めていかなければならない．伝統的・慣習的に利用されているが，これからも必須のツールであることには違いなく，新たな知見との融合が図られるよう尽力していきたい．

●診断と治療方針が正しければ矯正歯科治療はうまくいくのか？

- 側面頭部エックス線規格写真上でのわずかな変化も，口腔内では意外に大きな変化として捉えられる
- バンド，ブラケット装着，ワイヤーベンディングを疎かにしてはならない

　稿を終えるにあたり，2つだけ伝えたいことがある．これは口伝に類するもので，学問的裏づけのあるものではないが，臨床を指向するうえで欠かすことができないと実感していることである．

　1つは「側面頭部エックス線規格写真上でのわずかな変化も，口腔内では意外に大きな変化としてとらえられる」という点である．たとえ1 mm，1°の変化であっても，驚くほどの改善を認めることがしばしばある．もうひとつは「バンド，ブラケット装着，ワイヤーベンディングを疎かにしてはならない」ということである．よく「診断と治療方針が正しければ矯正歯科治療はうまくいく」などと言われることがあるが，まったくの誤りである．正しい技術の適用をもってしても困難な症例はあり，ましてや技術がなければ比較的治療が容易と思われる症例でも難症例と化す．いずれも小生ができの悪い大学院生であった時代に，ご指導いただいた納村晋吉教授からのお言葉であるが，今日でもそれらの大切さを身をもって感じている．

　最後に，側面頭部エックス線規格写真と臨床との"架け橋"ともいうべきこの本を執筆するに至るまで，長きにわたって直接・間接にご指導をいただいてきた市川和博先生に謝意を捧げます．また，研究生活の基礎を育てていただいた濱 雄一郎先生，中島 榮一郎先生はじめ，資料提供その他，本書執筆にご指導くださった丸茂義二先生ほか多くの先生がた，日本大学歯学部矯正学教室の皆さま，市川矯正歯科医院スタッフに心より感謝申し上げるとともに，常に身辺をサポートしパワーを与えてくれた妻子の労に報いたい．

2010年 春

村松 裕之

●監修者略歴（Kazuhiro Ichikawa）

略　歴
1973年　日本大学歯学部卒業
1978年　同大学院歯学研究科歯科矯正学専攻 歯学博士取得，以後，矯正学教室兼任講師
1979年　市川矯正歯科医院開業，1988年　同理事長，2009年　同会長

所属学会　他
Tokyo Bioprogressive Study Club 会長，日本矯正歯科学会　専門医，認定医，指導医，日本臨床矯正歯科医会，日本小児歯科学会，日本口蓋裂学会，日本顎関節学会ほか　会員
American Association of Orthodontics, European Orthodontic Society, World Federation of Orthodontists 会員
訳書：オルソドンティック コンセプト＆ストラテジー ―ファン ダ リンデンの臨床への提案―（監訳．クインテッセンス出版，2007）　ほか

●著者略歴（Hiroyuki Muramatsu）

略　歴
1984年　日本大学歯学部卒業
1988年　同大学院歯学研究科歯科矯正学専攻，歯学博士取得
1988年～1998年　同大学生理学教室兼任講師
1988年　市川矯正歯科医院 勤務
1990年　同理事・院長，2009年　同理事長
2000年～　東海大学医学部付属病院診療部形成外科非常勤医師
2001年～2009年　都立八王子小児病院非常勤医師

所属学会　他
日本矯正歯科学会　専門医，認定医，日本小児歯科学会，日本口蓋裂学会，日本顎変形症学会，日本臨床矯正歯科医会　ほか 会員
American Association of Orthodontists, World Federation of Orthodontists 会員

連絡先：〒192-0904 東京都八王子市子安町4-6-1 Phi ビル3F
　　　　医療法人社団晋和会　市川矯正歯科医院　http://www.shinwa.or.jp/

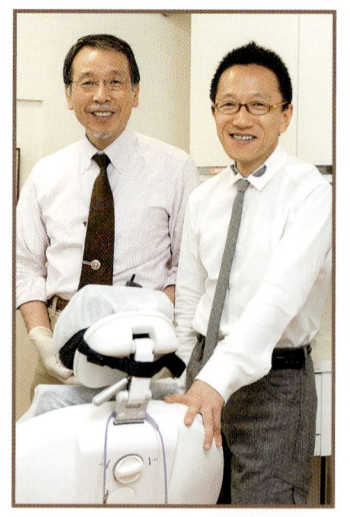

著者ら近影（撮影：深野未季）．
左：市川和博，右：村松裕之．

QUINTESSENCE PUBLISHING 日本

診断力のつくセファログラム読みとりのテクニック

2010年 6月10日　第1版第1刷発行
2024年11月15日　第1版第5刷発行

監 修 者　市川和博（いちかわかずひろ）

著　　者　村松裕之（まつむらひろゆき）

発 行 人　北峯康充

発 行 所　クインテッセンス出版株式会社
　　　　　東京都文京区本郷3丁目2番6号　〒113-0033
　　　　　クイントハウスビル　電話(03)5842-2270(代表)
　　　　　　　　　　　　　　　(03)5842-2272(営業部)
　　　　　　　　　　　　　　　(03)5842-2279(編集部)
　　　　　web page address　https://www.quint-j.co.jp

印刷・製本　サン美術印刷株式会社

Printed in Japan　　　　　　　　　　　禁無断転載・複写
ISBN978-4-7812-0139-9　C3047　　　落丁本・乱丁本はお取り替えします
　　　　　　　　　　　　　　　　　　定価はカバーに表示してあります

付録）原寸大テンプレート

〈目で見る標準〉

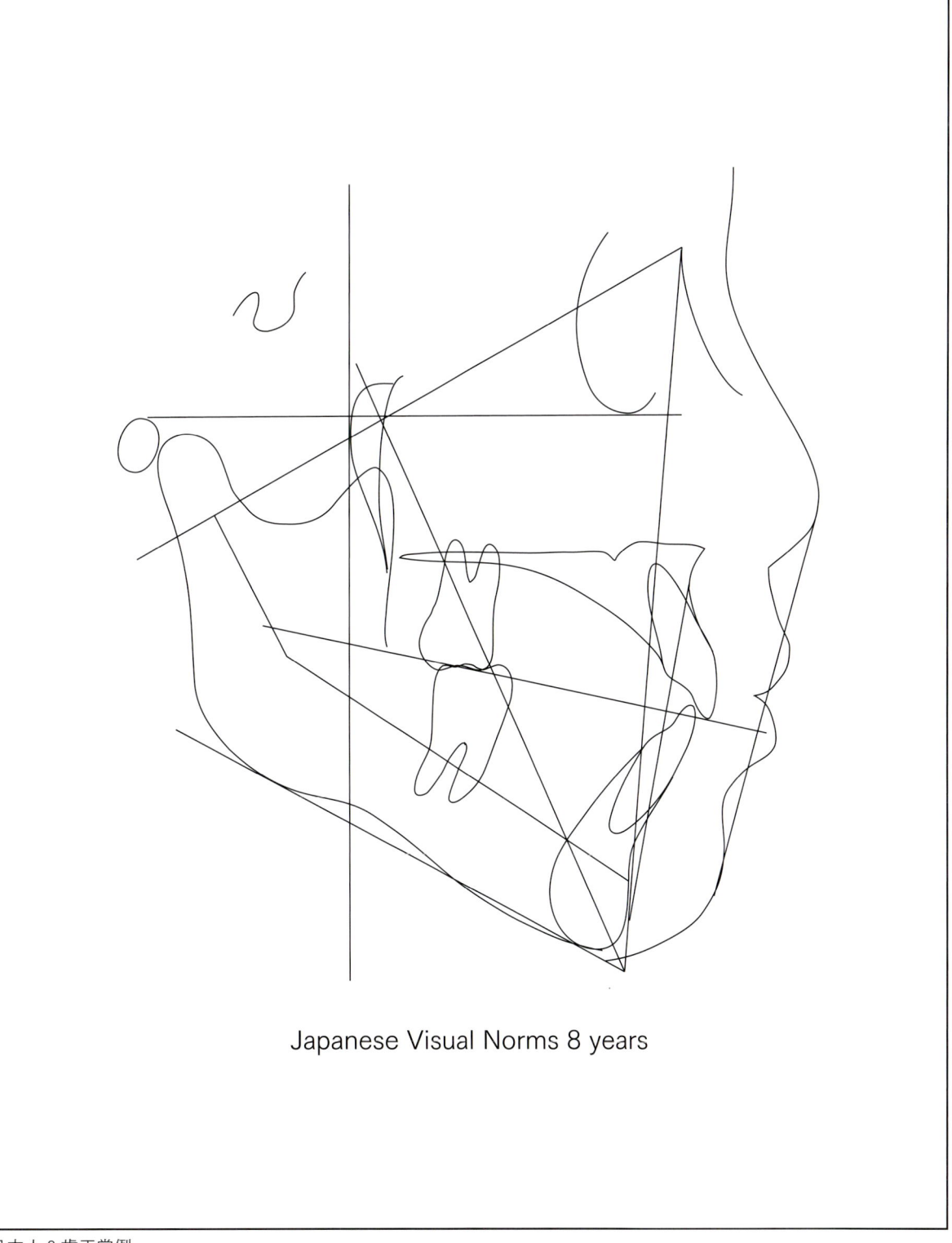

Japanese Visual Norms 8 years

日本人8歳正常例.

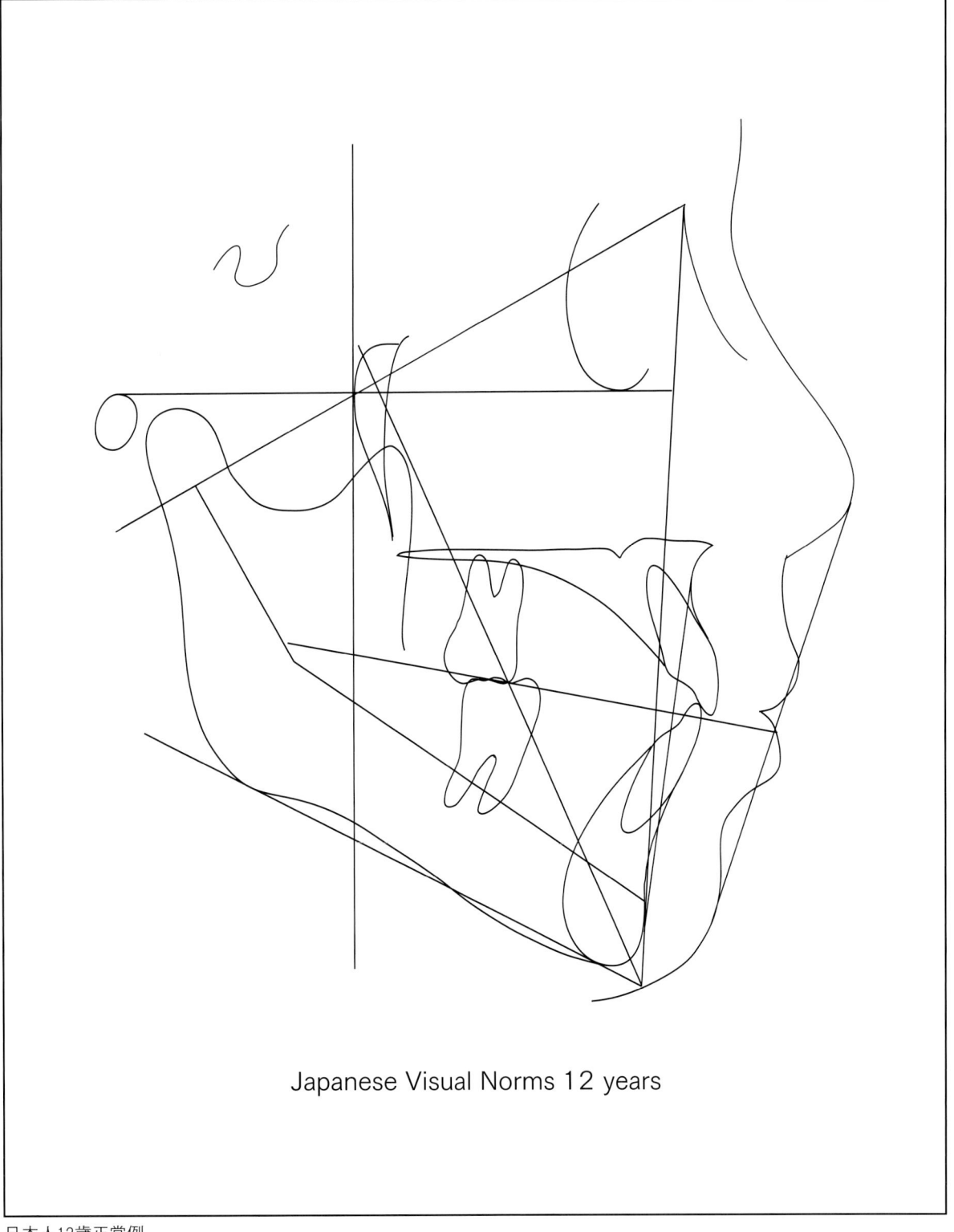

Japanese Visual Norms 12 years

日本人12歳正常例.

キリトリ線

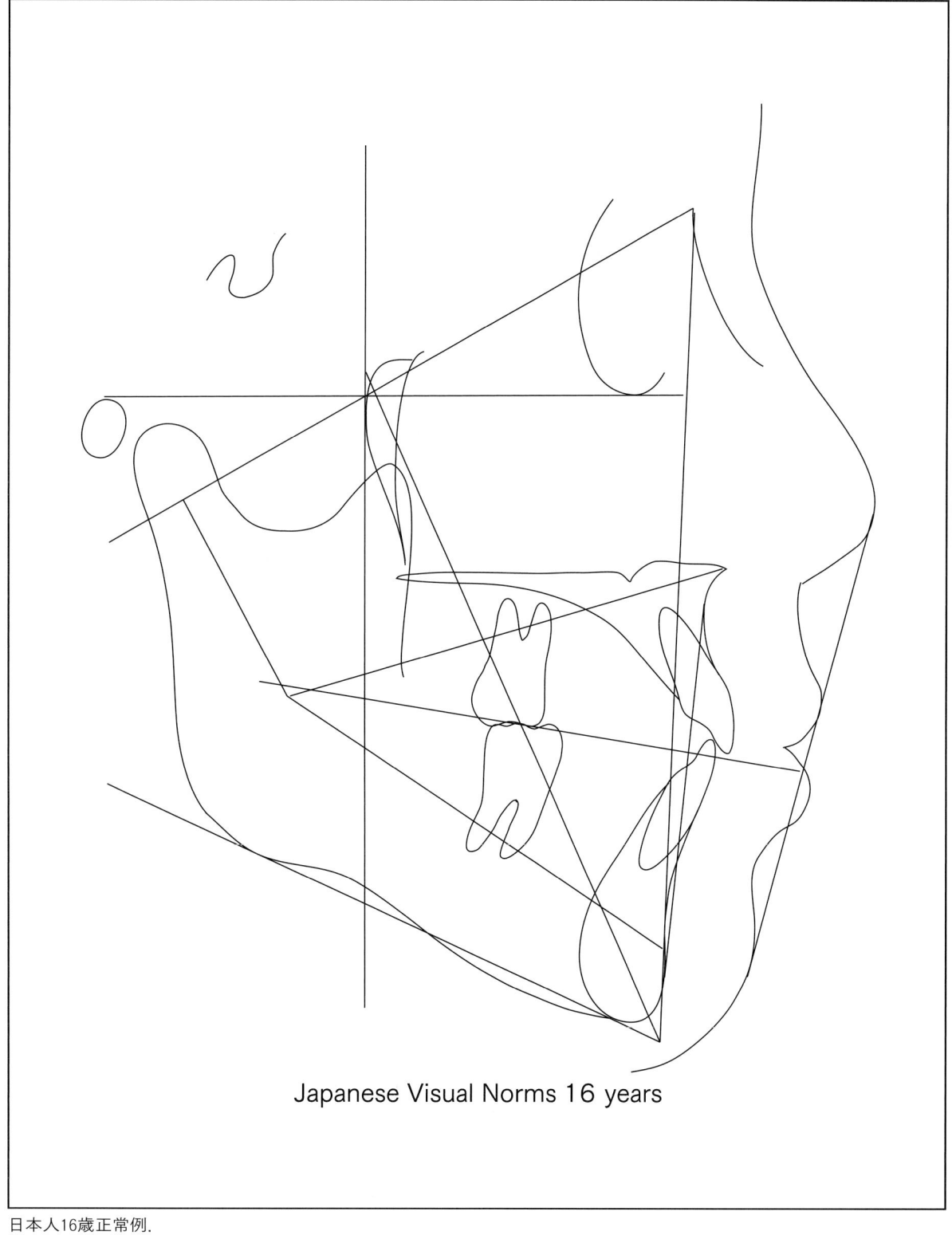

Japanese Visual Norms 16 years

日本人16歳正常例.